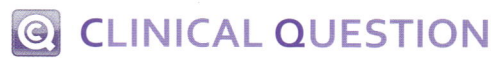

CLINICAL QUESTION

関節リウマチ
クリニカルクエスチョン
100

| 編集 | 筑波大学医学医療系内科（膠原病・リウマチ・アレルギー）教授
住田孝之

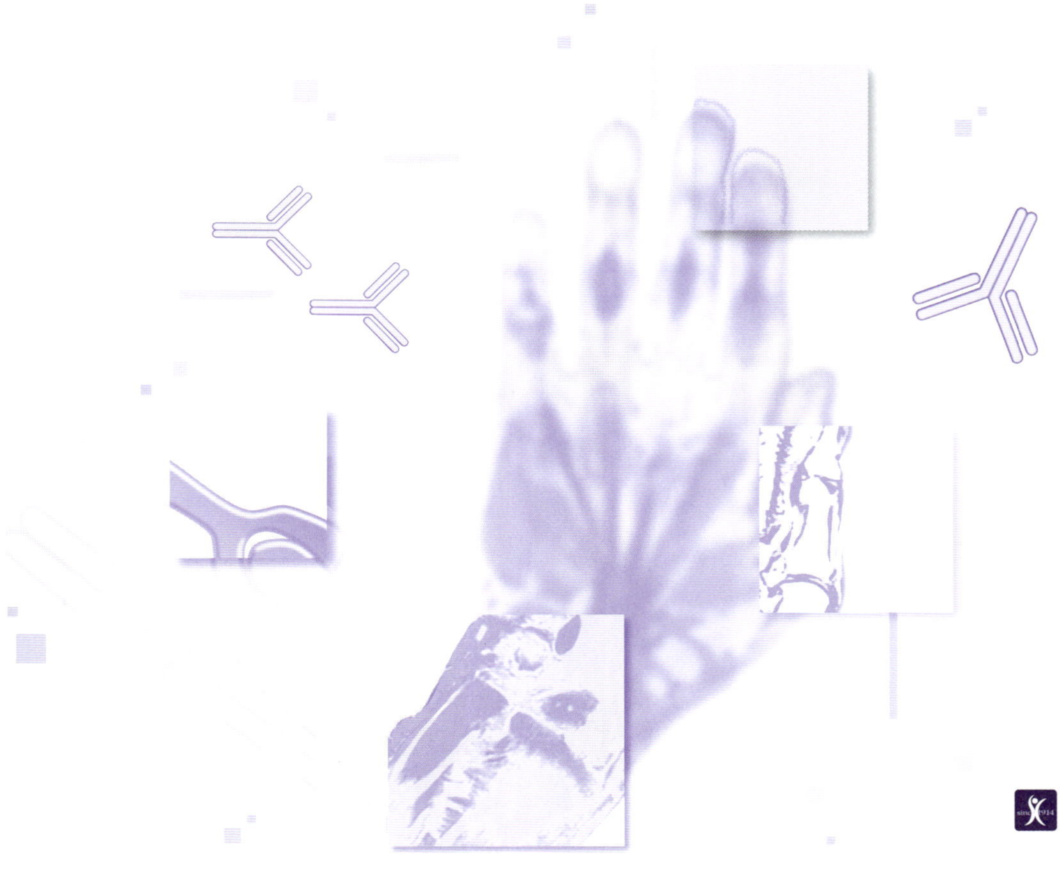

診断と治療社

発刊にあたって

　近年，関節リウマチの治療薬として，conventional synthetic DMARDs（メトトレキサートを中心とした古典的な DMARDs）に加えて，biologic DMARDs（生物学的製剤）や targeting DMARDs（JAK 阻害薬）が登場し，関節リウマチが，治る時代へとパラダイムシフトしてきた．しかし，骨がすでに破壊され関節の機能が制限されてからでは DMARDs の有効性は低い．つまり，早期診断，早期治療が非常に重要であると言える．

　早期に関節リウマチを診断するために EULAR/ACR による診断基準（鑑別基準）（2010 年）が汎用され，早期の関節炎や骨炎を検出するために，関節エコーや MRI 画像などの診断技術が必須となり，導入，汎用されるに至った．臨床的寛解，画像的寛解を目標として，疾患活動性の評価基準（DAS28，CDAI，SDAI，Boolean 法など）が提唱され，信頼できる指標のもとに治療コントロールを厳格化することが推奨されている（treat to target：T to T）．

　日進月歩の最新リウマチ医療の現場において，関節リウマチの診断根拠と治療方針に直結する Q&A が大いに有用であろう．本書は，日常診療の多忙な現場から求められる major な 100 個の questions に対して，ポイントを絞って簡潔，的確な answers の提供を目的とした．回答は，関節リウマチ診療をめぐるエキスパートにお願いし，図・表を多く駆使してわかりやすく概説いただいた．さらに，豊富な臨床経験に基づく診療のコツとピットフォールも付記していただいた．

　本書は，極めて実用的な書であり，臨床で頭をよぎる Q & A を一瞬で解決してくれる．実地医家にとって，必携の「関節リウマチ診療の手引き」となろう．

2014 年 10 月

　　　　　　　　　　　　　　　筑波大学医学医療系内科（膠原病・リウマチ・アレルギー）教授
　　　　　　　　　　　　　　　　　　　　　　　　　　　　　　　　　　　　　　住田孝之

CONTENTS

発刊にあたって ………………………………………………………… 住田孝之　iii

Chapter I 関節リウマチの基礎知識（概念，病因，病態）

- **Q1** 関節リウマチとはどういった病気ですか？ ……………………………… 2
- **Q2** 関節リウマチの特徴的症状を教えてください． ………………………… 3
- **Q3** 関節リウマチにおける免疫異常の特徴を教えてください． …………… 5
- **Q4** 関節リウマチの滑膜炎ではどういった病態がおきていますか？ ……… 7
- **Q5** 関節リウマチの有病率，好発年齢，性差を教えてください． ………… 8
- **Q6** 関節リウマチの発症に遺伝因子は関連しますか？ ……………………… 10
- **Q7** 関節リウマチの発症に環境因子は関連しますか？ ……………………… 12
- **Q8** 関節リウマチにおける関節破壊の特徴を教えてください． …………… 13
- **Q9** 関節リウマチの生命予後に及ぼす影響について教えてください． …… 15
- **Q10** 関節リウマチの関節外臓器病変について教えてください． …………… 17

Chapter II 関節リウマチの診断

- **Q11** どのような患者で関節リウマチを疑いますか？ ………………………… 20
- **Q12** 関節リウマチの関節所見のポイントは何ですか？ ……………………… 21
- **Q13** 関節の診察方法を教えてください． ……………………………………… 23
- **Q14** 関節リウマチの診断における血液検査のポイントは何ですか？ ……… 25
- **Q15** 関節リウマチの診断における画像検査のポイントは何ですか？ ……… 27
- **Q16** 関節リウマチの分類基準「アメリカリウマチ学会の分類基準（1987年）」について教えてください． ……………………………………………… 29
- **Q17** 関節リウマチの分類基準「アメリカ/ヨーロッパリウマチ学会の新分類基準（2010年）」について教えてください． ………………………… 30
- **Q18** 関節リウマチを早期に診断する意義は何ですか？ ……………………… 33
- **Q19** 関節リウマチの診断時に鑑別すべき疾患を教えてください． ………… 35
- **Q20** 悪性関節リウマチの診断はどのようにしますか？ ……………………… 37

Chapter III 関節リウマチの検査（自己抗体，画像等）

- **Q21** 関節リウマチが疑われたらどのような検査が必要ですか？ …………… 40
- **Q22** リウマトイド因子とIgG型リウマトイド因子の違いと意義について教えてください． …………………………………………………………… 42
- **Q23** 関節症状がない患者でのリウマトイド因子陽性はどのように対応すればよいですか？ … 43
- **Q24** リウマトイド因子は繰り返し測定する必要がありますか？ …………… 45
- **Q25** 抗環状シトルリン化ペプチド（CCP）抗体とは何ですか？ …………… 46
- **Q26** MMP-3とは何ですか？ …………………………………………………… 48
- **Q27** 関節リウマチでも抗核抗体は陽性になりますか？ ……………………… 50
- **Q28** 単純X線写真はどの関節を撮影し，何を評価すればいいのですか？ … 52
- **Q29** 関節超音波検査（関節エコー）の適応と評価方法を教えてください． … 55
- **Q30** 関節リウマチのMRI検査の適応と評価方法を教えてください． ……… 57

Chapter IV 関節リウマチの疾患活動性評価，身体機能評価

- **Q31** 関節炎の評価方法を教えてください. ………………………………………… 62
- **Q32** VAS の評価法を教えてください. ……………………………………………… 63
- **Q33** 関節リウマチの血清学的な活動性指標を教えてください. …………………… 64
- **Q34** 血清学的炎症反応だけで関節リウマチの疾患活動性を評価してよいのですか？ … 66
- **Q35** DAS44，DAS28 とは何ですか？ ……………………………………………… 68
- **Q36** ACR20，50，70 とは何ですか？ ……………………………………………… 71
- **Q37** SDAI，CDAI とは何ですか？ ………………………………………………… 72
- **Q38** 日常生活動作の評価はどのように行うのですか？ …………………………… 74
- **Q39** 寛解とはどのような状態をいうのでしょうか？ ……………………………… 76
- **Q40** 臨床的寛解であれば滑膜炎は消失していると考えてよいのでしょうか？ …… 77

Chapter V 関節リウマチの最新治療指針（ACR，EULAR リコメンデーション等）

- **Q41** ACR 2008 リコメンデーション 2012 改訂版の概略，改正点を教えてください. ……… 80
- **Q42** ACR 2008 リコメンデーション 2012 改訂版の治療アルゴリズムを教えてください. … 83
- **Q43** EULAR 2010 リコメンデーション 2013 改訂版の概略，改正点を教えてください. …… 86
- **Q44** EULAR 2010 リコメンデーション 2013 改訂版の治療アルゴリズムを教えてください. … 88
- **Q45** Treat to Target（T2T）の概念と，日常臨床における実践の方法について教えてください. … 91
- **Q46** 関節リウマチ治療指針における寛解の定義は？ ……………………………… 93
- **Q47** 日本リウマチ学会のメトトレキサート診療ガイドライン（2011 年版）のポイントを教えてください. ……………………………………………………………………… 95
- **Q48** 日本リウマチ学会の生物学的製剤使用ガイドライン（TNF 阻害薬，トシリズマブ，アバタセプト）のポイントを教えてください. ………………………………… 97
- **Q49** 免疫抑制・化学療法により発症する B 型肝炎対策ガイドライン（2013 年改訂版）のポイントを教えてください. ………………………………………………… 99
- **Q50** 生物学的製剤投与時の結核，悪性腫瘍，心不全，ワクチン接種に関する注意の指針はありますか？ ……………………………………………………………… 102

Chapter VI 関節リウマチの治療法 1（csDMARDs）

- **Q51** csDMARDs の種類と作用機序について教えてください. …………………… 106
- **Q52** メトトレキサートのスクリーニング検査について教えてください. ………… 108
- **Q53** メトトレキサートの用法・用量，増量の方法は？ …………………………… 110
- **Q54** メトトレキサートの副作用とその対処法について教えてください. ………… 113
- **Q55** メトトレキサート以外の免疫抑制薬（タクロリムス，レフルノミド，ミゾリビン）の特徴と使用法は？ ………………………………………………………… 115
- **Q56** 免疫調節薬（サラゾスルファピリジン，ブシラミン，アクタリット，イグラチモド）の特徴と使用法は？ ……………………………………………………… 116
- **Q57** 腎障害・肺障害・感染症を合併する症例に対する csDMARDs の使い方と注意点は？ … 118
- **Q58** 高齢者に対する csDMARDs の使い方と注意点は？ ………………………… 120
- **Q59** 妊婦・授乳婦に対する csDMARDs の使い方と注意点は？ ………………… 122
- **Q60** 寛解達成後の csDMARDs の休薬は可能でしょうか？ ……………………… 124

CONTENTS

Chapter VII　関節リウマチの治療法 2（生物学的製剤）

- **Q61** 生物学的製剤の概念，種類と作用点について教えてください. ……………… 128
- **Q62** 生物学的製剤開始前のスクリーニング検査について教えてください. ……… 129
- **Q63** TNF阻害薬（インフリキシマブ，エタネルセプト，アダリムマブ，ゴリムマブ，セルトリズマブ）の特徴と使用法は？……………………………………………… 131
- **Q64** TNF阻害薬以外の生物学的製剤（アバタセプト，トシリズマブ，リツキシマブ）の特徴と使用法は？…………………………………………………………………… 133
- **Q65** 生物学的製剤による寛解達成率と関節破壊の抑制効果について教えてください. …… 136
- **Q66** 生物学的製剤により寛解が達成できた場合，中止することはできますか？……… 138
- **Q67** 生物学的製剤とcsDMARDsの併用は有効ですか？………………………… 139
- **Q68** 生物学的製剤の副作用について教えてください. ……………………………… 142
- **Q69** 妊婦・授乳婦に対する生物学的製剤の使い方と注意点は？………………… 144
- **Q70** 生物学的製剤の使い分け，他の生物学的製剤への切り替えのポイントを教えてください. ………………………………………………………………………… 146

Chapter VIII　関節リウマチの治療法 3（ステロイド，NSAIDs，手術）

- **Q71** ステロイドに関節破壊抑制効果はありますか？………………………………… 152
- **Q72** ステロイドはどのような場合に使用すればよいですか？……………………… 153
- **Q73** ステロイドは感染症のリスクをどの程度上げますか？………………………… 155
- **Q74** ステロイドの関節注射の有効性と副作用について教えてください. ………… 157
- **Q75** 関節リウマチ治療における正しいNSAIDsの使い方を教えてください. ……… 158
- **Q76** COX-2選択的阻害薬を心血管イベントのリスクがある関節リウマチ患者に使用してもよいですか？…………………………………………………………… 160
- **Q77** 関節リウマチ患者に行われる手術療法にはどのようなものがありますか？……… 163
- **Q78** 頸椎，手，肘，股，膝，足関節，足に対する手術の効果と手術を考慮すべき時期を教えてください. ………………………………………………………………… 165
- **Q79** 生物学的製剤を使用している患者と使用していない患者で，手術に違いはありますか？…………………………………………………………………………… 168
- **Q80** 手術後の注意点と，再手術の必要性について教えてください. ……………… 170

Chapter IX　関節リウマチの治療法 4（新規低分子化合物，新規生物学的製剤，バイオシミラー等）

- **Q81** 今後，関節リウマチに対して，開発が期待される治療標的にはどういったものがありますか？…………………………………………………………………………… 174
- **Q82** JAK阻害薬（トファシチニブなど）の使い方と注意点は？……………………… 176
- **Q83** Syk阻害薬（Fostamatinibなど）の特徴と，期待される関節リウマチに対する有効性は？…………………………………………………………………………… 178
- **Q84** MAPK阻害薬の特徴と，期待される関節リウマチに対する有効性は？……… 180
- **Q85** 抗BAFF/APRIL抗体（Belimumabなど）の特徴と，期待される関節リウマチに対する有効性は？……………………………………………………………………… 181
- **Q86** 抗RANKL抗体（Denosumabなど）の特徴と，期待される関節リウマチに対する有効性は？……………………………………………………………………… 183

Q87	抗IL-17抗体の特徴と，期待される関節リウマチに対する有効性は？	185
Q88	バイオシミラーと後発医薬品(ジェネリック医薬品)の違いを教えてください．	186
Q89	インフリキシマブバイオシミラー(CT-P13)の有効性と安全性はインフリキシマブと同等ですか？	188
Q90	バイオシミラーの今後の展望について教えてください．	190

Chapter X　関節リウマチの臓器障害/合併症と治療

Q91	関節リウマチの関節外病変に対する生物学的製剤治療のエビデンスについて．	194
Q92	関節リウマチでみられる肺障害の特徴と治療法を教えてください．	195
Q93	関節リウマチでみられる腎障害の特徴と治療法を教えてください．	197
Q94	関節リウマチでみられる眼病変の特徴と治療法を教えてください．	199
Q95	悪性関節リウマチの治療法を教えてください．	200
Q96	関節リウマチでみられる二次性アミロイドーシスの特徴と治療法を教えてください．	201
Q97	関節リウマチと骨粗鬆症との関連はありますか？	204
Q98	関節リウマチと動脈硬化症との関連はありますか？	206
Q99	関節リウマチと他の膠原病の合併について教えてください．	207
Q100	Sjögren症候群を合併した関節リウマチの特徴は？	209

付録
- 主な臨床研究 … 212
- 主な略語 … 213
- 主な薬剤 … 217

索引 … 220

執筆者一覧

■編　集
住田　孝之　筑波大学医学医療系内科（膠原病・リウマチ・アレルギー）教授

■執　筆（執筆順）
小池　隆夫　NTT東日本札幌病院
伊藤　　聡　新潟県立リウマチセンター
山本　一彦　東京大学医学部アレルギーリウマチ内科
永渕　泰雄　東京大学医学部アレルギーリウマチ内科
松本　　功　筑波大学医学医療系内科（膠原病・リウマチ・アレルギー）
近藤　裕也　筑波大学医学医療系内科（膠原病・リウマチ・アレルギー）
石垣　和慶　東京大学医学部アレルギーリウマチ内科
堤　　明人　滝川市立病院
木村　友厚　富山大学医学部整形外科
後藤　大輔　筑波大学附属病院茨城県地域臨床教育センター膠原病リウマチ科
河野　通仁　北海道大学大学院医学研究科 内科学講座 免疫・代謝内科学分野
渥美　達也　北海道大学大学院医学研究科 内科学講座 免疫・代謝内科学分野
宮坂　信之　東京医科歯科大学
松原　　司　松原メイフラワー病院
橋本　　求　京都大学医学部附属病院リウマチセンター
藤井　隆夫　京都大学医学部附属病院リウマチセンター
川上　　純　長崎大学大学院・医歯薬学総合研究科医療科学専攻・展開医療科学講座（第一内科）
當間　重人　国立病院機構相模原病院臨床研究センターリウマチ性疾患研究部
江口　勝美　佐世保市立総合病院
髙崎　芳成　順天堂大学医学部附属順天堂医院膠原病・リウマチ内科
小林　茂人　順天堂大学医学部附属順天堂越谷病院 内科
三森　経世　京都大学大学院医学研究科臨床免疫学
田村　直人　順天堂大学医学部膠原病内科
藤尾　圭志　東京大学医学部附属病院アレルギーリウマチ内科第18研究室
平形　道人　慶應義塾大学医学部医学教育統轄センター
松下　　功　富山大学医学部整形外科
池田　　啓　千葉大学医学部附属病院アレルギー・膠原病内科
鈴木　　豪　筑波大学医学医療系内科（膠原病・リウマチ・アレルギー）
林　　太智　筑波大学医学医療系内科（膠原病・リウマチ・アレルギー）
松井　利浩　国立病院機構相模原病院リウマチ科
千野　裕介　筑波大学附属病院水戸地域医療教育センター膠原病リウマチ内科
保田　晋助　北海道大学大学院医学研究科 免疫・代謝内科学
浅島　弘充　筑波大学医学医療系内科（膠原病・リウマチ・アレルギー）
岸本　暢将　聖路加国際病院リウマチ膠原病センター
六反田　諒　聖路加国際病院リウマチ膠原病センター
金子　祐子　慶應義塾大学医学部内科学教室リウマチ内科

執筆者一覧

竹内　勤	慶應義塾大学医学部内科学教室リウマチ内科	
上阪　等	東京医科歯科大学大学院医歯学総合研究科膠原病・リウマチ内科学	
鈴木　康夫	東海大学医学部内科学系リウマチ内科	
三村　俊英	埼玉医科大学リウマチ膠原病科	
田中　みち	東京医科歯科大学大学院医歯学総合研究科薬害監視学講座	
針谷　正祥	東京医科歯科大学大学院医歯学総合研究科薬害監視学講座	
東　直人	兵庫医科大学内科学講座リウマチ・膠原病内科	
佐野　統	兵庫医科大学内科学講座リウマチ・膠原病内科	
中島亜矢子	東京女子医科大学附属膠原病リウマチ痛風センター	
水品研之介	東邦大学医療センター大橋病院　膠原病リウマチ科	
亀田　秀人	東邦大学医療センター大橋病院　膠原病リウマチ科	
舟久保ゆう	丸の内病院膠原病内科	
野島　美久	群馬大学医学部附属病院腎臓・リウマチ内科	
金子　和光	群馬大学医学部附属病院腎臓・リウマチ内科	
村島　温子	国立成育医療研究センター周産期・母性診療センター	
石井　亘	信州大学医学部脳神経内科, リウマチ・膠原病内科	
佐藤　恵里	東京女子医科大学附属膠原病リウマチ痛風センター	
田中　栄一	東京女子医科大学附属膠原病リウマチ痛風センター	
山中　寿	東京女子医科大学附属膠原病リウマチ痛風センター	
西本　憲弘	東京医科大学医学総合研究所難病分子制御学部門	
田中　良哉	産業医科大学医学部 第1内科学講座	
齋藤　和義	産業医科大学医学部 第1内科学講座	
山田　秀裕	聖マリアンナ医科大学内科学(リウマチ・膠原病・アレルギー内科)	
天野　宏一	埼玉医科大学総合医療センターリウマチ・膠原病内科	
川合　眞一	東邦大学医学部医学科内科学講座膠原病学分野(医療センター大森病院)	
大島　久二	国立病院機構東京医療センターリウマチ膠原病内科	
久田　治美	国立病院機構東京医療センターリウマチ膠原病内科	
伊東　秀樹	国立病院機構東京医療センターリウマチ膠原病内科	
牛窪　真理	国立病院機構東京医療センターリウマチ膠原病内科	
川人　豊	京都府立医科大学附属病院膠原病・リウマチ・アレルギー科	
荻島　博	筑波大学医学医療系内科(膠原病・リウマチ・アレルギー)	
桃原　茂樹	東京女子医科大学附属膠原病リウマチ痛風センター整形外科	
勝呂　徹	一般社団日本人工関節研究所	
神戸　克明	東京女子医科大学東医療センター整形外科	
山岡　邦宏	慶應義塾大学医学部内科学教室リウマチ内科	
梅田　直人	筑波大学医学医療系内科(膠原病・リウマチ・アレルギー)	
田中　栄	東京大学医学部附属病院整形外科	
桑名　正隆	日本医科大学アレルギー膠原病内科	
坂本　透	筑波大学大学院人間総合科学研究科疾患制御医学専攻呼吸病態医学分野	
今田　恒夫	山形大学医学部附属病院腎臓膠原病内科	
西條裕美子	慶應義塾大学医学部眼科	
小川　葉子	慶應義塾大学医学部眼科	
坪田　一男	慶應義塾大学医学部眼科	
宗圓　聰	近畿大学医学部奈良病院整形外科・リウマチ科	
坪井　洋人	筑波大学医学医療系内科(膠原病・リウマチ・アレルギー)	

Chapter I
関節リウマチの基礎知識
（概念，病因，病態）

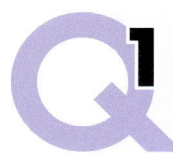 **関節リウマチとはどういった病気ですか？**

A 関節リウマチとは，"関節の滑膜を病変の主座とする慢性の炎症性疾患"と定義されています．患者は進行性の関節破壊により，日常生活が著しく制限を受けます．病変は関節にとどまらず，多彩な関節外症状や自己抗体の産生も認められる代表的な全身性の自己免疫疾患です．関節リウマチの病因はわかっていませんが，遺伝的要因，免疫学的要因，環境因子等が複合的に関与して病気が発症すると考えられています．

●臨床経過

関節リウマチ（rheumatoid arthritis：RA）は，人口の0.6～1.0%に認められるとされ，40～60歳代で発病することが多く，女性に3～4倍多く認められる．関節炎は，手指の小関節から生じることが多く，次第に多発対称性の持続関節炎となる．関節以外にも間質性肺炎，血管炎，皮下結節等の関節外症状とよばれる症状もしばしば認められる．RAの臨床経過および予後は，罹患関節の障害の程度や患者の身体機能状態，心血管疾患，感染症，悪性腫瘍などの合併症，精神的健康状態などにより規定され，また，治療によっても左右される．

●病因[1]

RAは遺伝的要因，免疫学的要因，環境因子等が複合的に関与して発症する．詳細は各項を参照頂きたいが，HLAクラスⅡのHLA-DR遺伝子多型は最大の遺伝要因である．なかでもDRB1分子上のβ鎖の超可変領域の共通配列（shared epitope）がRAの発症のリスクとなることが知られている．全ゲノム関連解析（genome-wide association study：GWAS）によりHLAクラスⅡ以外にも，100以上のRAのリスク遺伝子が同定されている[2]．T細胞受容体からのシグナル調節分子PTPN22遺伝子多型（欧米白人）や蛋白のシトルリン化を担う酵素の1つであるPADI4遺伝子多型（おもにアジア人）等が特に注目されている．

リウマチ因子，抗環状シトルリン化ペプチド（CCP；cyclic citrullinated-peptide）抗体等の自己抗体産生やT細胞，マクロファージ（Mφ）を主体にした免疫異常と上述した遺伝要因，さらには喫煙等の環境因子が複合的に関与してRAが発症する．

●病態形成

RAの病態は，関節局所での炎症細胞の活性化，血管新生，滑膜細胞の増殖，破骨細胞分化ならびに軟骨の破壊により形成される．正常な滑膜組織はマクロファージ様の細胞と線維芽細胞様の間葉系細胞からなる1～2層の滑膜表層細胞である．一方，RAの滑膜表層細胞は多層化し絨毛状になり，表層細胞の下では，毛細血管が増殖している．リンパ球やマクロファージを中心とした高度な細胞浸潤が認められ，このような炎症性の肉芽は「パンヌス（pannus）」とよばれ，そのなかで破骨細胞の活性化により骨が吸収され，蛋白分解酵素が分泌されて軟骨も分解されることで関節破壊が進行する．

関節液中の細胞は90%以上が好中球であり，炎症性サイトカイン（IL-6，TNF-α，IL-1）や炎症性ケモカインが分泌されている．パンヌスを形成する主要な細胞はCD4陽性T細胞（特にTh17細胞）を中心としたリンパ球やマクロファージ，樹状細胞（dendritic cell：DC），マスト細胞等であり，これらの細胞から分泌される様々なサイトカインやケモカイン，プロスタグランジン，さらにはTNF-α，IL-6，IL-1等の炎症性サイトカインの過剰産生がRAの関節

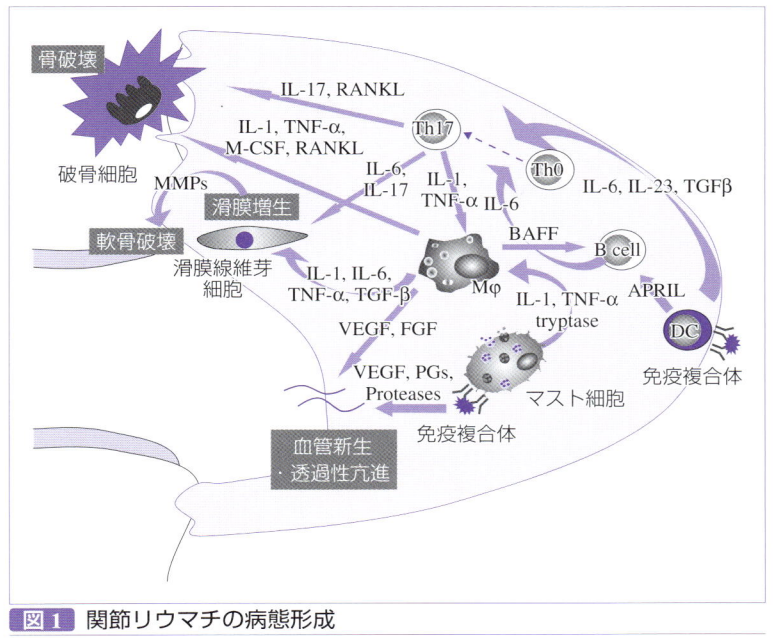

図1 関節リウマチの病態形成

病変の形成に関与している（図1）．

文献

1) Firestein GS：Etiology and pathogenesis of rheumatoid arthritis. In：Firestein GS, *et al.*（eds），*Kelley's Textbook of Rheumatology* 9th ed, Elsevier, Philadelphia, 2013；1059-1108.
2) Okada Y, *et al.*：Genetics of rheumatoid arthritis contributes to biology and drug discovery. Nature 2014；**506**：376-381.

（小池隆夫）

Q2 関節リウマチの特徴的症状を教えてください．

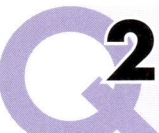発症初期からみられる症状として，手の朝のこわばり，関節腫脹，関節痛があります．進行すると関節破壊，関節変形が起こりますが，近年治療法が進歩し，関節破壊の予防が可能になってきました．

関節リウマチ（RA）の症状を表1にまとめた．

全身症状

　全身倦怠感，微熱，体重減少などの全身症状を呈することがある．また，活動性の高いときは，二次性貧血が認められる．血清鉄は低下しているが，フェリチンは正常から上昇する．鉄剤を使用しても改善せず，RAの治療で活動性が低下すると改善する．

表1 関節リウマチの症状
1. 全身症状
全身倦怠感，微熱，体重減少，貧血など．
2. 関節症状
発症初期からみられる症状： 　　手の朝のこわばり，関節腫脹，関節痛 　進行期に認められる症状： 　　関節可動域の制限 　　関節変形 　　Baker 囊胞の破裂
3. 関節外症状
リウマチ結節 　肺病変：間質性肺，胸膜炎，気道病変 　血管炎（悪性関節リウマチ） 　二次性 Sjögren 症候群 　反応性アミロイドーシス 　歯周病

●関節症状

　発症初期からみられる症状としては，手の朝のこわばり，関節腫脹，関節痛がある．朝のこわばりは，睡眠による不動性が原因の1つとして考えられており，RA に特徴的なものではなく，他の疾患でも認められる．こわばりの長さは，疾患活動性に関係があり，治療により改善する．手の関節腫脹は中手指(metacarpophalangeal joint：MCP) 関節，近位指節間 (proximal interphalangeal joint：PIP) 関節がおかされやすく，遠位指節間(distal interphalangeal joint：DIP) 関節に起こることはまれで，DIP 関節の腫脹があった場合は，乾癬性関節炎などを鑑別するべきである．RA の活動性滑膜炎による腫脹は，比較的柔らかいのが特徴で，変形性関節症などでの骨性の腫脹は硬いため，鑑別をする．特に，変形性関節症が DIP 関節に起こる Heberden 結節は，RA の関節症状と間違うことは稀であるが，PIP 関節に起こる変形性関節症(Bouchard 結節)は，RA との鑑別が問題になる．滑膜炎による柔らかい腫脹なのか，骨による硬い腫脹なのかを見極めなければならない．活動性滑膜炎により肘関節，膝関節，足関節などでは，関節腔内や，滑液包内などに液体の貯留が起こり，"ぷよぷよした感じ"の腫脹が起きる．特に膝関節の炎症により膝関節包が後方にヘルニアを起こした Baker 囊胞はよく遭遇する．この Baker 囊胞が破裂すると，突然下腿の腫脹，疼痛が出現する．関節痛のために，患者が関節を動かさないようになると，筋肉や腱の委縮，また関節包の収縮が起き，関節可動域の制限が起きる．さらに全身の筋力低下が起きる．RA の活動性が強い状態が長期間続くと，関節変形が起こる．RA によくみられる手の変形には，スワンネック変形，ボタン穴変形，尺側偏位，亜脱臼などがある．また，非常に高い疾患活動性が継続した場合，指のオペラグラス変形をきたす，ムチランス変形が起こることがある．足の変形では，扁平足，扁平三角変形，胼胝などがある．頸椎や腰椎の病変はまれだが，頸椎はおかされることがあり，環軸関節亜脱臼などを起こすことがある．また，のどの輪状披裂関節炎により，のどの痛み，嗄声，まれにのどの急性閉塞をきたすことがある．

●関節外症状

　関節外症状としては，活動性の高い時期にみられるリウマチ結節がある．男性，リウマトイド因子(rheumatoid factor：RF) 陽性例に多いという特徴があり，前腕伸側の肘関節に近い

部位が好発部位である．メトトレキサート（MTX）で結節が誘発されたり増大したりすることがあるので，注意する必要がある．間質性肺炎を合併すると，空咳が出現する．肺病変には，そのほかに胸膜炎や気道病変がある．最近はRAの治療が進歩し，あまり遭遇しなくなったが，血管炎を合併することがある．以前は非常に予後が悪かったため悪性関節リウマチとよばれている．この言葉はもともと海外で提唱されたものであるが，現在海外では悪性関節リウマチという言葉は使用されず"関節リウマチに伴う血管炎"などとよばれている．わが国では，血管炎によると思われる眼症状（強膜炎，上強膜炎，虹彩炎），末梢神経障害（多発単神経炎，多発神経炎），肺障害（間質性肺炎，肺線維症，胸膜炎），心障害（心膜炎，心筋炎），皮膚潰瘍などの臨床症状を呈し，RF異常高値，低補体血症などの強い免疫異常を伴う患者で，診断基準を満たすものを悪性関節リウマチとし，特定疾患として認定している[1]．またRA患者では二次性のSjögren症候群（Sjögren syndrome：SS）を合併することがあり，口渇やドライアイを呈することがあるが，原発性SSに比べると乾燥症状は軽いことが多い．RAの活動性が高い状態が長く継続すると，反応性アミロイドーシスを発症することがある．臨床症状としては，下痢や蛋白尿がある．最近RAと歯周病に関係があることが判明してきている．歯周病はRA発症の原因のひとつである可能性があり，またRA患者では歯周病を合併しやすいことが報告されている[2]．RAの治療による副作用にも注意をするべきである（**Q54**，**Q68**，**Q74**等参照）．

文献

1) 橋本博史, 他：悪性関節リウマチの改訂診断基準の提唱. リウマチ 1989；**29**：268.
2) Kobayashi T, *et al.*：The interleukin-1 and Fcg receptor gene polymorphisms in Japanese patients with rheumatoid arthritis and periodontitis. *J Periodontol* 2007；**78**：2311-2318.

（伊藤　聡）

関節リウマチにおける免疫異常の特徴を教えてください．

 関節リウマチの免疫異常は，抗CCP抗体やリウマトイド因子に代表される自己免疫反応と，炎症性滑膜炎に特徴づけられます．

●関節リウマチにおける自己免疫反応

関節リウマチ（RA）の代表的自己抗体は抗CCP抗体，リウマトイド因子（rheumatoid factor：RF）であり，アメリカリウマチ学会（American College of Rheumatology：ACR）/ヨーロッパリウマチ学会（The European League Against Rheumatism：EULAR）の新分類基準（2010年）でも採用された．

抗CCP抗体はシトルリン化蛋白に対する自己抗体である．RA患者に特異的に存在し，一部の患者ではRAを発症する数年前から存在することが知られている．シトルリン化は蛋白の翻訳後修飾の1つである．喫煙によって肺でシトルリン化が起こることが知られている．またRAと関連するHLA-DRB1遺伝子多型では抗原提示細胞上でシトルリン化ペプチ

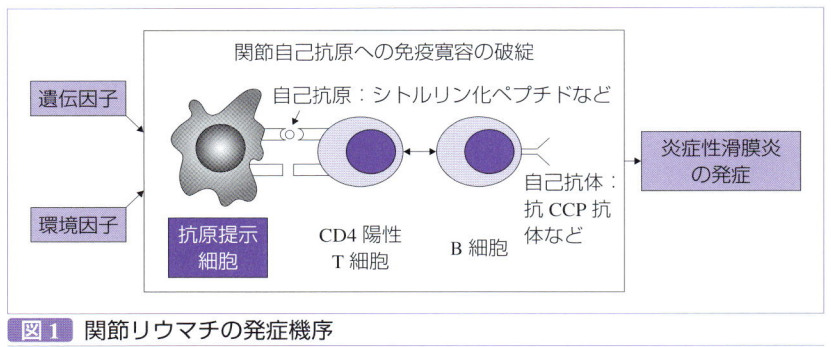

図1 関節リウマチの発症機序

　ドが提示されるため，抗CCP抗体の産生が引き起こされるという説がある．遺伝因子や環境因子を背景として，関節炎発症に先駆けてシトルリン化蛋白に対する免疫寛容の破綻が起こり，RA発症の一因になっていることが考えられる（図1）[1]．

　RFは免疫グロブリンIgG, Fc部分に対する自己抗体で，やはりRAの発症に先駆けて存在することが報告されている．

　RA患者の20〜30%は抗CCP抗体陰性である．抗CCP抗体陽性者とは異なる免疫異常が関与する可能性があるが，その詳細は明らかになっていない．近年，シトルリン化とは異なる翻訳後修飾であるカルバミル化（ホモシトルリン化）蛋白に対する自己抗体（anti-CarP-antibody）が，一部の抗CCP抗体陰性者にも存在することが報告され注目を集めている[2]．

● 滑膜炎の発症

　自己免疫反応がどのようにしてRAの滑膜炎を引き起こすのかについては不明な点が多い．滑膜炎の発症直前には，抗CCP抗体値の増加や抗体親和性上昇，認識抗原の増加（epitope spreading），T細胞の関節浸潤が生じることが観察されている．またRA患者の関節滑膜ではリンパ濾胞（様）反応が生じ，B細胞の体細胞変異やT細胞のクローン増殖が認められる．したがってシトルリン化蛋白などの関節自己抗原に対するCD4陽性T細胞，B細胞を中心とした獲得免疫反応が滑膜炎の引き金になると考えられる（図1）．炎症滑膜局所ではリンパ球・炎症細胞浸潤，滑膜繊維芽細胞の増殖，血管新生，破骨細胞の活性化が起こり，TNF-α, IL-6などの炎症性サイトカインが分泌される．これらが相互に正のフィードバックを起こし，持続的な炎症性滑膜炎に至ると考えられる．

● 生物学的製剤との関わり

　近年，数多くの生物学的製剤がRAを対象に開発されている．すでに炎症性サイトカイン（TNF-α, IL-6受容体, IL-1受容体）やT細胞，B細胞を標的とした治療が日本もしくは諸外国で臨床応用され高い有効性を示している．一方で乾癬の皮膚症状に対し高い有効性を示す抗IL-17抗体のRAへの効果は限定的である．したがって疾患・病態によって治療標的は異なると考えられる．今後，RAの免疫異常の病態解明が進むとともに，より有効性の高い新たな治療薬の開発も進展していくことが期待される．

文献

1) McInnes IB, et al.: The pathogenesis of rheumatoid arthritis. *N Engl J Med.* 2011；**365**：2205-2219.
2) Shi J, et al.: Autoantibodies recognizing carbamylated proteins are present in sera of patients with rheumatoid arthritis and predict joint

damage. *Proc Natl Acad Sci U S A*. 2011；**108**：17372-17377.

（山本一彦・永渕泰雄）

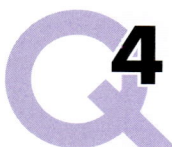関節リウマチの滑膜炎ではどういった病態がおきていますか？

血管新生に基づく関節滑膜局所への細胞や蛋白の浸潤，その後絨毛上の滑膜増殖が起きています．生物学的製剤の登場により，滑膜組織にも以前より多くの変化がみられています．

関節局所の炎症

関節リウマチ（RA）の滑膜炎に関しては，関節鏡下滑膜切除や手術などにより得られる滑膜組織や滑液から多くの検討がなされてきた．生物学的製剤の開発，臨床応用により滑膜炎自体にも大きな変化が認められ，手術件数や関節破壊の程度が軽くなってきたことは多くの報告がある．病気発症後のいわゆるエフェクター部位での関節局所の炎症（滑膜炎）メカニズムとは，血管新生に基づく関節滑膜局所への細胞や自己抗体を含む蛋白の浸潤，その後のパンヌスといわれる絨毛上の滑膜増殖が起き，関節内部に誘導されるサイトカインや蛋白分解酵素などのメディエーターにより軟骨破壊，骨融解などが誘導され，破骨細胞の活性化を介して最終的には関節破壊が起こると考えられている．

炎症のメカニズム

滑膜組織には多くの細胞が浸潤しているが，炎症の始まりは bare area（関節包付着部の軟骨，骨移行部）であると推定されている．この部位は毛細血管が密に存在しており，炎症細胞浸潤が起こりやすく，若い間葉系細胞の反応も起こりやすいと考えられている．滑膜浸潤細胞としては，CD3 陽性 T 細胞（CD4 陽性 T 細胞はしばしば CD20 細胞とリンパ濾胞様構造

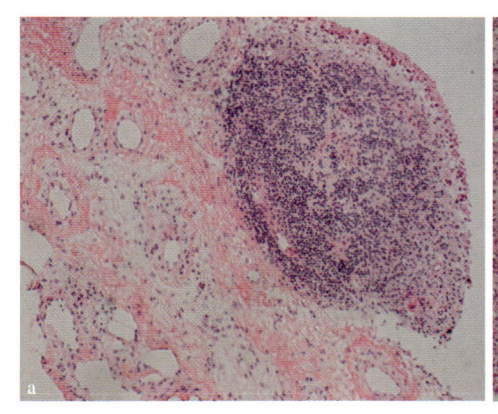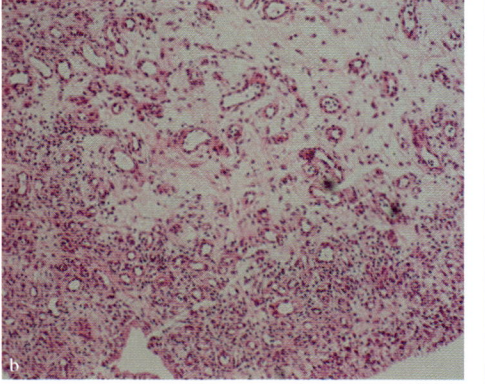

図1 関節リウマチ滑膜の HE 染色所見

（文献 3 より引用改変）

を呈し（図 1a），CD8 陽性 T 細胞は集簇しないでばらばらに存在するといわれている），CD20 陽性 B 細胞，マクロファージなどが浸潤してきている．これら浸潤細胞が線維芽細胞様滑膜細胞（fibroblast-like synoviocyte：FLS）とリンクし，腫瘍壊死因子（tumor necrosis factor：TNF）などの炎症性サイトカインが産生され FLS を多層化し，滑膜炎を司る[1,2]．FLS はマトリックスメタロプロテアーゼ，カテプシンなどの蛋白分解酵素を産生し，関節破壊を誘発する．滑膜表層細胞では毛細血管新生が起こり（図 1b），関節エコーでの power doppler でみられるような flow が認められる．滑膜細胞がおもに産生すると考えられる IL-8，C5a などの走化性因子により好中球は関節腔に遊走する．そのため好中球は滑液には非常に多く存在するが，滑膜深部にはほとんど浸潤がないと考えられ，感染性関節炎との鑑別に用いられる．好中球はエラスターゼなどのセリンプロテアーゼを多く分泌し，関節炎症を増幅すると考えられている．また，滑膜表面には IgG や C3 が沈着している病理像をみることが多く，関節局所での免疫複合体活性化も関節炎症の増幅トリガーとなりうると考えられる[3]．

生物学的製剤の登場により，滑膜組織にも多くの変化がみられる．投与後では炎症細胞浸潤の程度が明らかに軽減し，線維化が目立つ傾向がある．

文献

1) Bartox B, *et al.*：Fibroblast-like synoviocytes：key effector cells in rheumatoid arthritis. *Immunol Rev* 2010；**233**：233-255.
2) 澤井髙志, 他：骨破壊の病理学的特徴：概論 最新関節リウマチ学. 日本臨牀 2014；**72**：85-98.
3) Matsumoto I *et al.*：The exploration of joint-specific immunoreactions on immunoglobulins G of anti-glucose-6-phosphate isomerase antibody-positive patients with rheumatoid arthritis. *Int J Mol Med* 2005；**16**：793-800.

（松本　功）

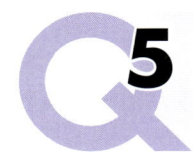

Q5 関節リウマチの有病率，好発年齢，性差を教えてください．

A 現在，日本における関節リウマチの有病率は 0.6 〜 1% であり，男女比は 1：3，好発年齢は 40 〜 60 歳と考えられます．

● 日本における関節リウマチの有病率，性差，好発年齢

従来，関節リウマチ（RA）の有病率については，人口 1,000 人対 3.3（女性 5.2，男性 1.1）と報告されていたが[1]，近年の正確な患者数などは明らかになっていなかった．山中らは，2010 年〜 2011 年の約 100 万人分の健康保険給付データをもとに日本における RA 患者数を推計し，報告している．処方データをもとに推計された日本の RA 患者数は 16 〜 75 歳において 124 万人（全人口の 1.0%）であり，このうち治療内容が非ステロイド性抗炎症薬貼付薬や 1 か月未満の治療のみの症例を除いた推計患者数は 70.6 万人（全人口の 0.6%）であったとしており，以上から推定された RA の有病率は 0.6 〜 1.0% と報告した（表 1）[2]．推定された RA 患者数の男性が 26%，女性が 74% であり，男女比は 1：3 であった[2]．年齢構成に関する検討では，16 〜 20 歳未満が 0.3%，20 歳代が 1.5%，30 歳代が 5.2%，40 歳代が 9.7%，50 歳代が 22.5%，60 歳代が 43.3%，70 〜 74 歳が 17.5% であった（図 1）[2]．50 歳代以降で患者

表1 関節リウマチの有病率の比較

		有病率(%)
Yamanaka, et al.(2014)[2]		0.6〜1.0
居村(1997)[1]		0.33
Alamanos, et al.(2006)[3]	北米	1.07
	北欧	0.50
	南欧	0.33
	開発途上国	0.35

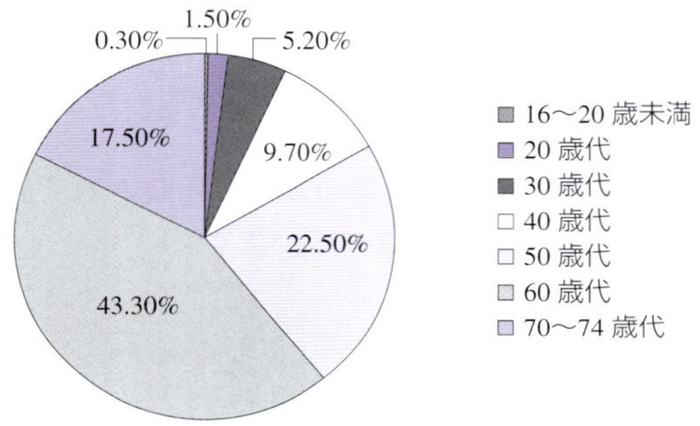

図1 関節リウマチ患者数の年代別割合

(文献2より引用改変)

比率が高くなるのはこの年齢付近に発病のピークがあることを示唆していると考えられ，一般的にRAの好発年齢が40〜60歳とされていることと矛盾しない．この検討におけるRA有病率は過去の検討に比較して若干高い結果となっており，解析方法の違いなどを反映している可能性が考えられるが，日本全体の高齢化や近年の治療内容の変化などの影響を受けているのかもしれない．またYamanakaらの報告の中では検討されていないが，高齢RA患者においては性差が小さくなるとされており，自己免疫病態の発症に関連する女性ホルモンの影響が年齢とともに小さくなることが要因と想定されている．

いずれにしても，代表的な膠原病である全身性エリテマトーデスの日本における有病率が10万人あたり10〜100人(0.01〜0.1%)であることと比較してもRAの有病率は明らかに高く，膠原病リウマチ疾患において最も重要な疾患であり，一般臨床において遭遇する可能性の高い主要疾患の1つと捉えるべきである．

海外の関節リウマチの有病率との比較

海外におけるRAの有病率に関するAlamanoらのレビューでは，米国において1.07%，北欧において0.50%であるのに対して，南欧において0.33%，開発途上国では0.35%とやや低いことが報告されている(**表1**)[3]．解析方法が異なるため直接的な比較は困難であるが，特に開発途上国においては医療機関への受診機会が少ないことなどが影響している可能性がある．また日本と海外，特に先進国におけるRAの有病率には大きな差はないと考えられ，発症における明らかな人種差はないと考えられる．

文献

1) 居村茂明：厚生省長期慢性疾患調査研究事業報告書．1997．
2) Yamanaka H, et al.：Estimates of the prevalence of and current treatment for rheumatoid arthritis in Japan using reimbursement data from health insurance societies and IORRA cohort（I）．Mod Rheumatol 2014；**24**：33-40．
3) Alamanos Y, et al.：Incidence and prevalence of rheumatoid arthritis, based on the 1987 American College of Rheumatology criteria：A systematic review. Semin Arthritis Rheum 2006；**36**：182-188．

（近藤裕也）

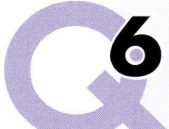

関節リウマチの発症に遺伝因子は関連しますか？

 関節リウマチは1800年代から遺伝的要素の関与が示唆されており，現在は全ゲノム関連解析により多くの遺伝子の関与が証明されています．

●遺伝因子が関与する証拠

　Hungthington病などの単遺伝子疾患は浸透率（原因遺伝子変異をもつ人の疾患発症率）が高くメンデル型遺伝形態に従うため，遺伝因子の関与は容易に証明できる．一方，関節リウマチ（RA）などの多因子疾患では1つひとつの寄与度の小さな「ありふれた」遺伝子多型（common variant）が疾患の発症に関与すると考えられており，単に家系図を眺めるだけではRAの遺伝因子の存在は見えてこない．遺伝因子が関与する証拠として，双子研究の報告がある．双子の一方がRAを発症した際にもう1人がRAを発症するかを確認すると，一卵性双生児（12.3～34％）のほうが二卵性双生児（0～6％）よりも有意に発症率が高かったと報告されている．一卵性双生児では遺伝子が100％共有され，二卵性双生児では約半分が共有される．双生児間で環境因子に差がないと仮定した場合，両者の発症率の差から遺伝要素の関与が証明できる．

●全ゲノム関連解析（genome-wide association study：GWAS）

　ゲノム上で一塩基だけが他のものに置き換わる変異のうち，集団の1％以上に認められるものは一塩基多型（single nucleotide polymorphism：SNPs）とよばれ，全ゲノム中に1,000万種以上存在する．全ゲノムに散在する代表的なSNPsをマーカーとして用いた関連解析がGWASである（図1）．ここ10年でRAにおけるGWASは精力的に進められ，101個もの感受性遺伝子座が同定されている[1]．

●代表的な疾患感受性遺伝子

1) *HLA-DRB1*

　1970年代に候補遺伝子解析によりHLA多型がRAに関連することが示された．現在でもHLA領域は最も寄与度の高い感受性遺伝子として認知されている．欧米では*HLA-DRB1＊04：01*や＊*04：04*，日本人を含む東アジア人では*HLA-DRB1＊04：05*が主要な感受性対立遺伝子である．これらの感受性遺伝子はペプチド結合溝のP4ポケットにshared epitopeとよばれる共通のアミノ酸配列をcodeする．shared epitopeをもつ感受性対立遺伝子は抗シトルリン化ペプチド抗体（anti-citrullinated peptide antibody：ACPA）の存在とも関連が強いことから，shared epitopeはP4ポケットを陽性に荷電し，シトルリン化により陽性荷電が解除さ

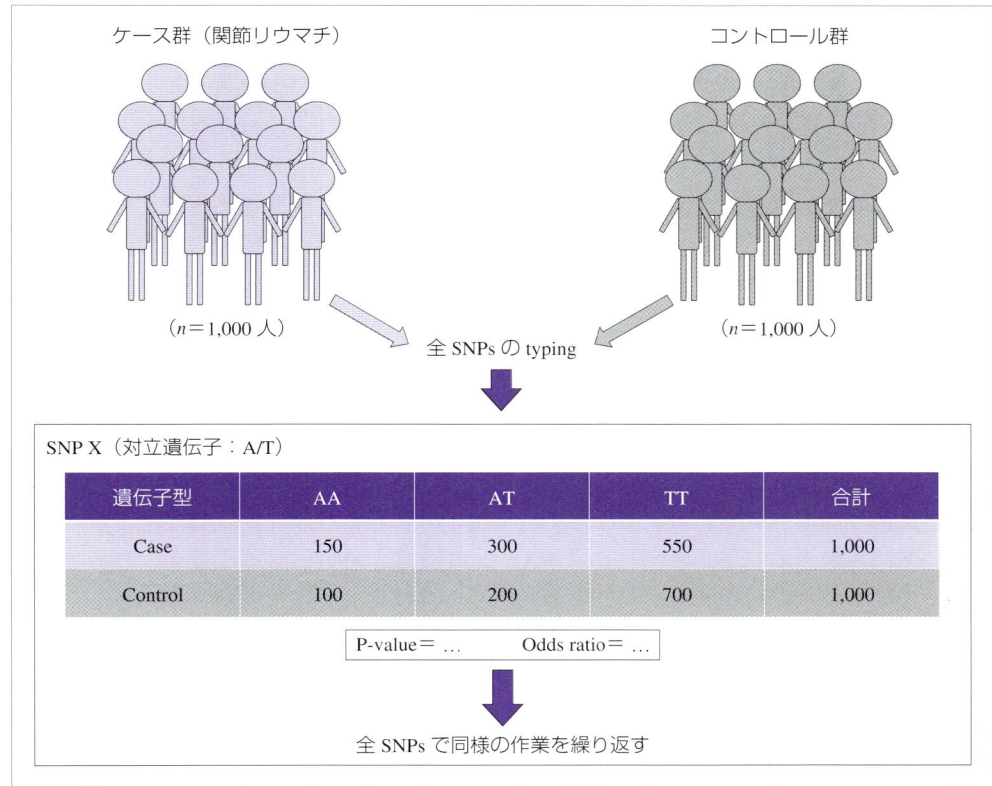

図1 GWASの模式図
ケース群，コントロール群において各個人がもつ遺伝子型を網羅的に調べ，遺伝子型の頻度は等しいとする帰無仮説に対して統計学的検定を行う．

れたペプチドを効率的に抗原提示し，ACPA産生に関与すると考えられている．

2) PADI4

日本人のGWASにより初めて報告された遺伝子である[2]．PADI4はアミノ酸のアルギニンをシトルリンに置換する酵素である．PADI4の感受性対立遺伝子ではmRNAの安定性が増し，結果として発現量が亢進し，シトルリン化ペプチドの増加を介してACPA産生に至る可能性が示唆されている．

● おわりに

各個人の遺伝因子を総合的に解釈し，発症リスク，疾患重症度，治療反応性を予測するには，新たな統計学的予測モデルの開発が必須である．このような知見の蓄積が個人毎の体質に応じたテーラーメード医療の開発に役立つものと思われる．

文献

1) Okada Y, *et al.*：Genetics of rheumatoid arthritis contributes to biology and drug discovery. *Nature* 2014；**506**：376-381.
2) Suzuki A, *et al.*：Functional haplotypes of PADI4, encoding citrullinating enzyme peptidylarginine deiminase 4, are associated with rheumatoid arthritis. *Nat Genet* 2003；**34**：395-402.

（山本一彦・石垣和慶）

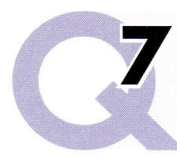 関節リウマチの発症に環境因子は関連しますか？

 関節リウマチの発症には遺伝的因子と環境因子が複合的に関与すると考えられています．環境因子の中では，特に喫煙と歯周病が対策もとれ，発症後の経過に悪影響があることも報告されているので患者指導において大切です．

●環境因子の関与の程度

関節リウマチ（RA）の病因は十分には解明されていないが，遺伝的因子，環境因子ともに関与していることが明らかになっている（図1）．それぞれがどの程度関与しているかについては諸説あるが，双生児を用いた研究などでは環境因子が40%程度関与しているとする報告が多い．環境因子の関与により，①遺伝的に疾患感受性がある状態，②無症状だが何らかの自己抗体やサイトカインの産生など免疫異常がみられる状態，③炎症反応の軽度の上昇や多少の関節痛がある状態，④明らかなRA，と段階的に発症に至ると考えられるが，どの段階でどの環境因子が関与するかなどの詳細については確立された見解はない．

●歯周病と関節リウマチ

歯周病はRAと同様，長期に慢性の炎症が持続する疾患である．疫学的な調査により，歯周病はRA発症の，またRAは歯周病発症の危険因子であることが示されている．慢性炎症によって産生されたIL-1，TNF-αなどの炎症性物質や，増殖した細菌自体が他の要因をもっているヒトのRA発症を後押ししている可能性が考えられる．また，アルギニンをシトルリン化させるpeptidyl-arginine deiminase（PAD）と抗CCP抗体はRAの病態に深く関係しているが，歯周病の起因菌として重要な*Porphyromonas gingivalis*も*Porphyromonas gingivalis* peptidyl-arginine deiminase（PPAD）を産生する．PPADはヒトのPADとは異なる構造や特異性をもつが，歯周病の病変部位で産生されたシトルリン化蛋白が抗CCP抗体の産生につなが

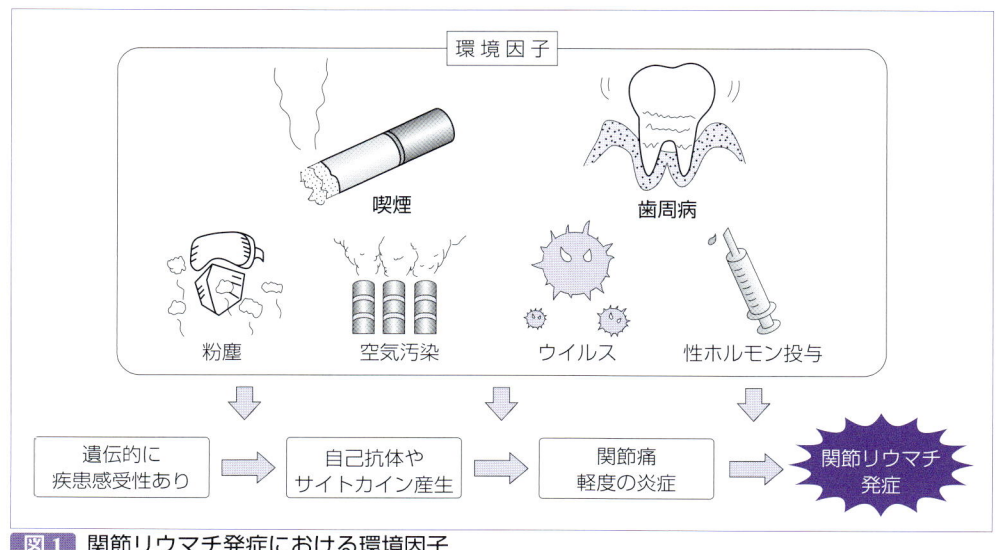

図1 関節リウマチ発症における環境因子

る可能性が指摘されている．歯周病治療により，RA が改善するとの報告もみられる[1]．

●喫煙によるリスク

喫煙は RA の発症リスクになることが示されている．Di Giuseppe らによるメタ解析では，非喫煙者に対して 1 〜 10 pack-years（1 日の喫煙箱数×年数）の喫煙者で 26%，20 〜 30 pack-years の喫煙者で 94% のリスク上昇があり，この傾向はリウマトイド因子陽性患者でより顕著であった[2]．喫煙により引き起こされる気道の慢性炎症がシトルリン化蛋白の産生や免疫反応の惹起につながること，前述の歯周病とも密接な関係があることが指摘されている．早期リウマチ患者において喫煙者では非喫煙者に比較して治療の有効性が劣るとする報告[3]や喫煙が関節破壊進行の独立した危険因子であるとする報告もみられている．

●病原体の関与の可能性

感染の関与も古くから考えられている．ヨーロッパで RA に関する記述が現れるのがいわゆる新大陸発見以降であることから，新大陸発見後に何らかの病原体がヨーロッパに持ち込まれて RA が広まったとする見解があるが，確立されたものではない．

多くの病原体と RA 発症の関連が検討されているが，Epstein Barr ウイルス（Epstein Barr virus：EBV）感染と RA の病態との関連は特によく研究されている．RA 患者の末梢血，関節液，関節滑膜より EBV DNA が検出されたとする報告が多くみられるほか，最近では RA 患者の関節滑膜に存在する抗 CCP 抗体産生形質細胞の多くが EBV に感染しているといった報告もなされている．

●その他の関与因子

その他の環境因子として，性ホルモン薬の投与，空気汚染，職業的な粉塵暴露などとの関連が示唆されている．

文献

1) Ortiz P1, *et al.*：Periodontal therapy reduces the severity of active rheumatoid arthritis in patients treated with or without tumor necrosis factor inhibitors. *J Periodontol* 2009；**80**：535-540.
2) Di Giuseppe D, *et al.*：Cigarette smoking and risk of rheumatoid arthritis：a dose-response meta-analysis. *Arthritis Res Ther* 2014；**16**：R61.
3) Saevarsdottir S1, *et al.*：Patients with early rheumatoid arthritis who smoke are less likely to respond to treatment with methotrexate and tumor necrosis factor inhibitors：observations from the Epidemiological Investigation of Rheumatoid Arthritis and the Swedish Rheumatology Register cohorts. *Arthritis Rheum* 2011；**63**：26-36.

（堤　明人）

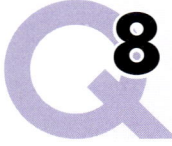

関節リウマチにおける関節破壊の特徴を教えてください．

 関節破壊は手指や手関節，足趾の関節に早期からみられやすく，さらに発症後 2 年以内に急速に進行します．

●関節破壊の好発部位

単純 X 線像で認められる関節破壊（関節裂隙狭小化，骨びらん）は，関節リウマチ（RA）の滑膜炎の好発部位である手指や手関節・足趾の関節で，早期からみられる．関節破壊の頻度

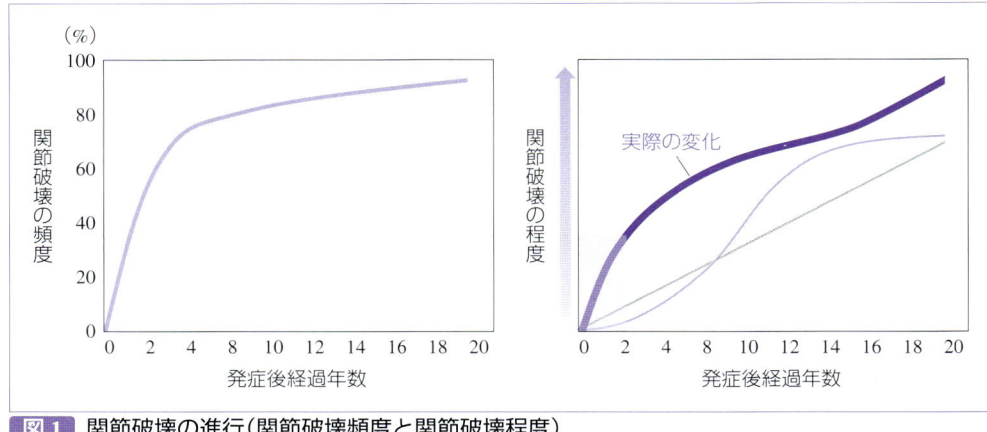

図1　関節破壊の進行(関節破壊頻度と関節破壊程度)

が特に高いのは，手関節，中手指節(MCP)関節，近位指節間(PIP)関節，中足趾節(MTP)関節で，さらに肘，膝，肩，足関節が続く．その一方，遠位指節間(DIP)関節破壊を呈するのは，長期罹患で重症例に限られる．

● 関節破壊の病理学的特徴と画像的特徴

関節破壊の病理学的特徴は，①滑膜組織の絨毛状の増殖(表層細胞の多層化)，②表層細胞下での血管新生，リンパ球，マクロファージ，形質細胞の浸潤，③進展・浸潤する滑膜の炎症性肉芽組織(パンヌス)による骨・軟骨破壊である．この破壊には，破骨細胞のほかに線維芽細胞様滑膜細胞(FLS)や単球もかかわっている．このようなパンヌス形成を伴った高度の骨・軟骨破壊は，RAの関節破壊に特徴的で，他の自己免疫疾患に伴う滑膜炎などではみられない．

一方，X線像の所見は，①関節裂隙狭小化，②骨破壊(骨びらん)，③骨萎縮であり，この中で骨びらんは特徴的である．病理学的な特徴であるパンヌスが関節のbare areaから浸潤し，辺縁びらん像(marginal erosion)や打ち抜き像(punched out)として現れる．また進行すれば軟骨下骨のびらんを呈する．骨内に侵入し巨大化した炎症性肉芽による囊包状の吸収像(geodes)が認められることもある．

● 関節破壊の進行の特徴

多数の臨床例の解析から，RAの関節破壊は発症後2年以内に出現することが多く，しかもこの間に急速に進行することが明らかになっている．

まずX線像上の関節破壊頻度からみると，関節破壊を呈するRA患者の率は，発症後2～3年間に急速に増え，その後10～20年の間にほとんどの患者に関節破壊が認められるようになる(図1左)．次に関節破壊程度からみると，発症後に期間を置いてから関節破壊が始まりS字状や直線的に進行増大するのではなく，やはり発症後2～3年間に急速に破壊程度が進行し，その後も次第に増大していく(図1右)[1〜3]．

このような関節破壊の頻度と程度の進行は，いずれも従来型DMARDs治療下のもので，またX線像上での手指や手，足指の破壊の評価である．最新のリウマチ診療下では，この関節破壊は大きく抑制され，破壊の進行パターンも変化してきていると考えられる．

文献

1) Fuchs HA, et al.：Evidence of significant radiographic damage in rheumatoid arthritis within the first 2 years of disease. *J Rheumatol* 1989；**16**：585-591.
2) Fuchs HA et al.：Radiographic damage in rheumatoid arthritis：description by nonlinear models. *J Rheumatol* 1992；**19**：1655-1658.
3) Salaffi F, et al.：Progression of Erosion and joint space narrowing scores in rheumatoid arthritis assessed by nonlinear models. *J Rheumatol* 1994；**21**：1626-1630.

〈木村友厚〉

Q9 関節リウマチの生命予後に及ぼす影響について教えてください．

A 関節リウマチ患者の生命予後は，健常人と比較して悪いことが知られています．影響する因子として，男性，高齢，合併症，関節外症状，身体機能低下，関節破壊，ステロイド内服があげられています．ただし，最近の早期発見・早期治療の考えに基づいた治療により，生命予後は改善してきています．

●関節リウマチ患者の生命予後と影響因子

世界中のいくつかの研究により，関節リウマチ（RA）患者の生命予後は，健常人と比べて悪いことが知られている．生命予後に影響する因子として，男性であること，高齢であること，種々の合併症を有すること，関節外症状があること，身体機能が低下していること，関節破壊が進行していること，ステロイド内服などがあげられている[1]．

●関節リウマチ患者の死因

RA 患者の死亡原因は，特に欧米では心血管系の障害が圧倒的に多く，日本においても長期間罹患していることが心血管系の障害の危険因子となるとされている．心血管系障害が生じるメカニズムとしては，RA が発症する過程で起こる炎症反応が寄与していると説明されている．わが国での研究では，悪性腫瘍や呼吸器系障害（感染性肺炎，間質性肺炎）も主たる死因であると報告[2]されている．

●治療が生命予後に及ぼす影響

治療により RA が改善したとしても，その副作用により生命予後がかえって悪化する可能性も考えられるが，実際にはどうなのであろうか．たとえば，副作用に十分に注意する必要があるとされるメトトレキサート（MTX）だが，実は無治療群と比較して MTX 投与群のほうが，生命予後が有意に改善するというデータがある．さらに，近年，RA 治療に革命をもたらした TNF 阻害薬は，感染症や悪性腫瘍の発症による生命予後への影響が懸念されたが，世界中の多くの研究により，TNF 阻害薬の使用の有無によって，生命予後は変化しないことが示されている．それどころか，TNF 阻害薬により心血管系の障害の発症を抑制し，死亡リスクが低下するという報告まである．

●早期発見・早期治療が生命予後に与える影響

最近の RA 治療は，早期発見・早期治療が基本となっており，治療薬も飛躍的に進歩してきている．こうした考え方によって，関節破壊を抑制し，機能低下を防ぎ，ステロイドを使用する必要もなく寛解を維持することが可能となってきている．つまりこのような診断・治

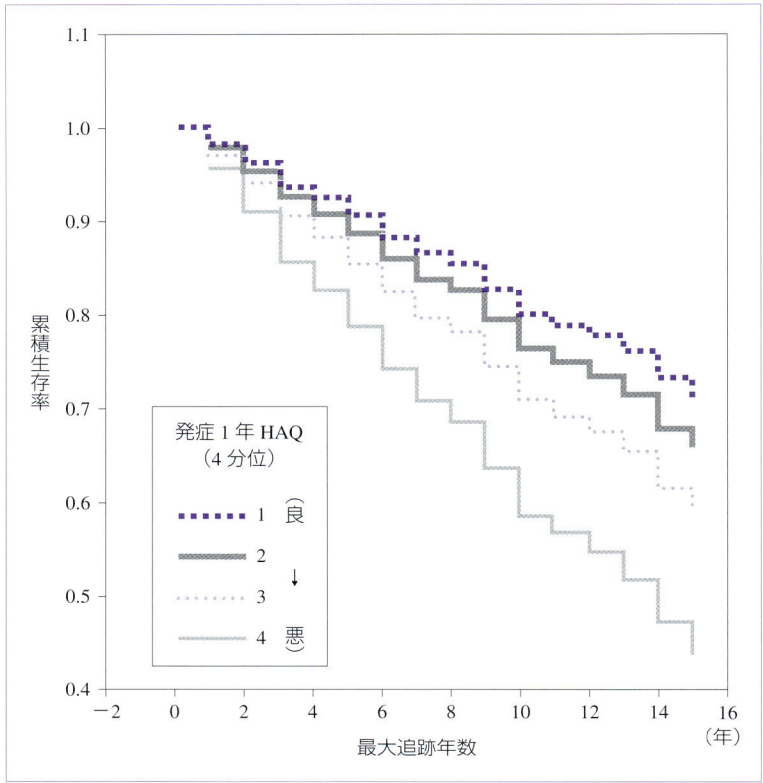

図1 発症1年のHAQ(Health Assessment Questionnaire)による累積生存率
発症1年のHAQを4分位(良い方から順番に4分割)で分け,それぞれのグループにおける累積生存率を示す.

(文献1より改変)

　療により,生命予後に影響する因子を排除し,生命予後を改善できるようにもなってきているということである.重大な死因の1つとされる二次性アミロイドーシスも,結局は慢性炎症の持続によって生じるものであり,炎症を早期に消失させることにより,発症そのものを防ぐことができる.本当に生命予後が改善されているのかということであるが,1970年から1980年代前半での死亡率と比較して,最近のRA患者の死亡率は低下してきているとの解析結果が報告されている.ただし,残念ながら,健常人と同程度というところまでは至っていないようである.

　ただ,生命予後の観点からも,早期発見・早期治療による寛解導入は重要で,イギリスでの研究から,発症後1年以内に寛解導入され,その後3年間寛解が維持された場合には,死亡リスクが半分近くまで低下すると報告[3]されている.すなわち,早期に発見・治療することで,早く寛解導入し,それを維持することは,生活するうえでの機能低下を防ぐばかりか,生命予後も改善することになるのである(図1).

文献

1) Young A, et al.: Mortality in rheumatoid arthritis. Increased in the early course of disease, in ischemic heart disease and in pulmonary fibrosis. *Rheumatology* 2007; **46**: 350-357.
2) Nakajima A, et al.: Mortality and cause of death in Japanese patients with rheumatoid arthritis based on a large observational cohort,

IORRA. *Scand J Rheumatol* 2010；**39**：360-367.
3）Scire CA, *et al.*：Early remission is associated with improved survival in patients with inflammatory polyarthritis：results from the Norfolk Arthritis Register. *Ann Rheum Dis* 2013.［Epub ahead of print］

（後藤大輔）

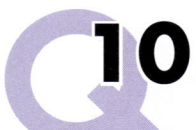関節リウマチの関節外臓器病変について教えてください．

関節リウマチの関節外臓器病変には，リウマチ結節，肺病変や，血管炎に伴う病変などがあります．

● 関節リウマチの関節外臓器病変

　関節リウマチ（RA）は関節滑膜の炎症や増殖により骨・軟骨が破壊される慢性多発性関節炎を特徴とする自己免疫性疾患であるが，患者によっては様々な関節外臓器病変を伴う[1]．
　悪性関節リウマチ（malignant rhumatoid arthritis：MRA）については **Q20**，**Q95**，二次性アミロイドーシスについては **Q96**，それぞれに対する治療法については Chapter X で詳細に解説しているので，あわせてご参照いただきたい．本項では RA の関節外臓器病変を臓器別に概説したい（表1）．

1）皮膚病変

　RA 患者では，リウマチ結節とよばれる直径 5 mm から数 cm の皮下結節が約 10 〜 30％ に認められる[1, 2]．肘関節など関節伸側にできることが多く，RA の活動性と一致して増大することも多い．血管炎を合併した場合には紫斑，皮膚潰瘍や指趾壊疽を合併することもある．

2）眼病変

　強膜炎，虹彩炎を伴うことがある．血管炎の一症状である可能性があるため，強膜炎が出現した場合には，悪性関節リウマチへの移行に注意すべきである．

3）肺病変

　間質性肺炎，気管支拡張症，細気管支炎，びまん性汎細気管支炎，結節性病変，胸膜炎などが認められるが，メトトレキサート（MTX）などによる薬剤性肺炎，結核やニューモシスチス肺炎などの感染症，肺癌などでも同様の CT 所見をとることがあり，鑑別が重要である．

4）心病変

　悪性関節リウマチの症状として，心筋炎や心筋梗塞などを合併することがある．また，二次性アミロイドーシスのため，心筋障害を呈することもある．

5）消化管病変

　血管炎によるびらん，潰瘍，虚血性腸炎や二次性アミロイドーシスによる蛋白漏出性胃腸症，吸収不良症候群などを合併する場合がある．

6）腎病変

　二次性アミロイドーシスによる糸球体病変をきたす場合があるが，薬剤性腎障害や原発性糸球体腎炎の可能性もあり，鑑別が必要である．

表1 関節リウマチのおもな関節外臓器病変

病変	疾患・症状など
皮膚病変	皮下結節，皮膚潰瘍，指趾壊疽
眼病変	強膜炎，虹彩炎
肺病変	間質性肺炎，気管支拡張症，細気管支炎，びまん性汎細気管支炎，結節性病変，胸膜炎
心病変	心膜炎，冠動脈炎，不整脈，伝導障害，心筋障害，心不全
消化管病変	虚血性腸炎，蛋白漏出性胃腸症，吸収不良症候群
腎病変	糸球体腎炎
神経病変	多発単神経炎，環軸椎亜脱臼による神経症状
造血器病変	貧血，Felty症候群，リンパ節腫脹

7）神経病変

環軸椎亜脱臼に伴う神経障害や血管炎に伴う末梢神経障害などを呈することがある．環軸椎亜脱臼は呼吸障害や四肢麻痺などのように重篤となることもあり，RA患者が後頸部痛や上肢のしびれなどを訴えた場合には特に注意が必要である．

8）造血器病変

慢性炎症や消化管出血に伴う貧血や脾腫と白血球減少を伴うFelty症候群[3]などを合併しうる．RA患者では軽度のリンパ節腫大を認めることがあるが，特にMTX使用中の患者ではEpstein-Barrウイルス（EBV）関連リンパ増殖性疾患や悪性リンパ腫の合併をきたすこともあり，注意が必要である．

RAに関節外臓器病変を合併した場合には，その原因により治療が大きく異なるため，原病によるものであるのか，あるいは薬剤，感染症やその他の原因によるものであるのかをしっかりと鑑別する必要がある．

文献

1) Prete M, et al.：Extra-articular manifestations of rheumatoid arthritis；An update. *Autoimmun Rev* 2011；**11**：123-131.
2) Sayah A, et al.：Rheumatoid arthritis；a review of the cutaneous manifestations. *J Am Acad Dermatol* 2005；**53**：191-209.
3) Balint GP, et al.：Felty's syndrome. *Best Pract Res Clin Rheumatol* 2004；**18**：631-645.

（河野通仁・渥美達也）

Chapter II
関節リウマチの診断

Chapter II 関節リウマチの診断

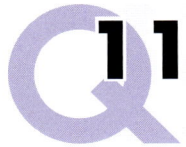 **どのような患者で関節リウマチを疑いますか？**

 30分以上続く朝のこわばりや多発性かつ対称性の関節炎などを有する場合には，関節リウマチを疑います．原因不明の微熱，貧血，全身倦怠感なども要注意です．

● 朝のこわばり

　関節リウマチ（RA）の初発症状でよくみられるのは，朝のこわばり（morning stiffness）である．RA患者は，朝起きたときに手や体のこわばりを訴える．ただし，朝のこわばりは，変形性関節症（osteo arthritis：OA）をはじめとする他の疾患でもみられる．このため，RAの新しい分類基準（**Q17** 参照）では，診断のための基準項目には取り入れられていない．RAにおける朝のこわばりは，起床後30分以上持続するのが特徴である．特に，朝のこわばりの持続時間は，RAの疾患活動性と比例する．

● 関節痛の鑑別

　RAでは多くの場合，関節痛からはじまる．ただし，患者が「関節が痛い」と言った場合，まずそれが関節の周囲なのか関節自体なのかを鑑別することが必要である（**図1**）．鑑別を要するのは，肩関節周囲炎，付着部炎，筋炎などである．もしも痛みが関節に起因することがわかれば，次は痛みが単一の関節のみに限局しているのか，多発性なのかを確認する．それ

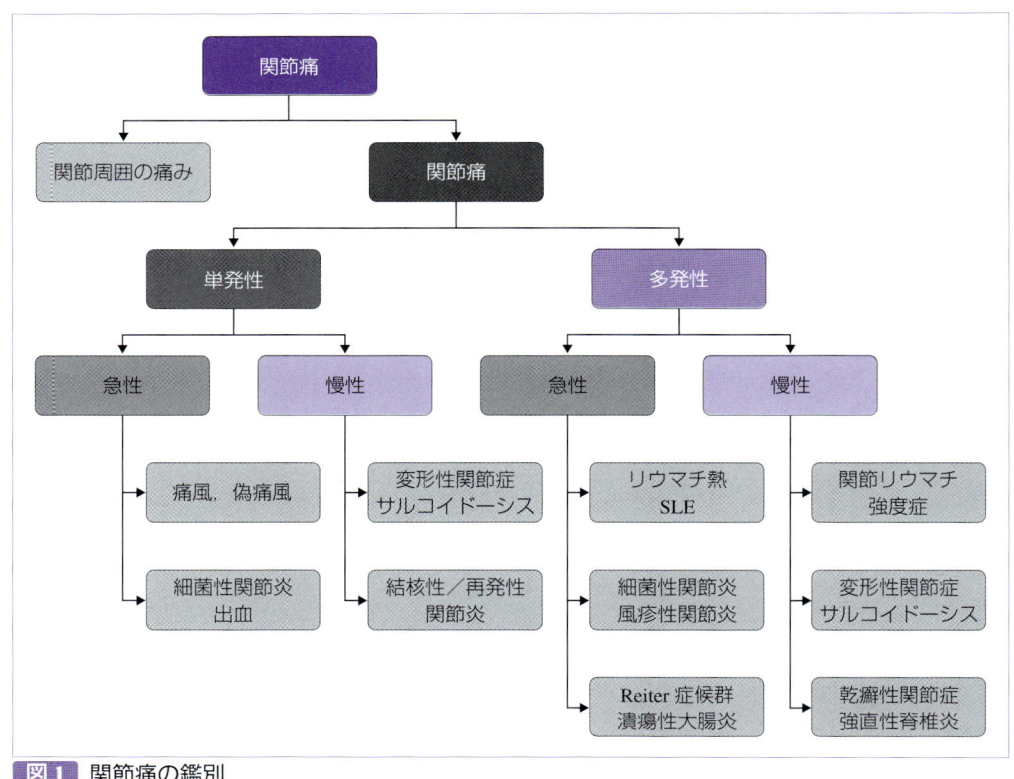

図1 関節痛の鑑別

と同時に，腫れを伴っているかどうかがポイントとなる．関節の腫れがなければ関節痛であり，関節の腫れを伴っていれば関節炎ということになる．そして，局所の発赤，熱感を伴えば急性関節炎，これらの症状がなければ慢性関節炎と診断する．

● RAにみられる特徴

RAの場合には，多発性かつ対称性の関節炎が特徴である．発赤や局所熱感を伴うことはほとんどない．症状は緩徐に出現し，改善と増悪を繰り返しながら慢性の経過をとる．また，関節炎はときに移動することもある．

RAの場合，関節炎の好発部位は，近位指節間（PIP）関節，中手指節間（MCP）関節，手関節などである．このほか，足趾，肘，中小関節，足関節なども侵されうる．ただし，高齢者では，肩，膝などの大きな関節からはじまることは珍しくない．

このほか，手掌腱膜の肥厚によって，ばね指などが先行してみられることもある．

関節変形が初期からみられることはない．関節炎が遷延すると，スワンネック変形，ボタンホール変形，尺側変形など，RA特有の関節変形がみられるようになる．

RAの活動期には，微熱，体重減少，易疲労感，貧血などの症状がみられる．多くの場合は関節炎が先に先行するが，高齢者では全身倦怠感，発熱などが関節炎と同時にみられることがある．

〈宮坂信之〉

12 関節リウマチの関節所見のポイントは何ですか？

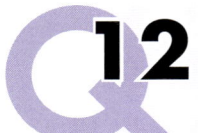 関節の解剖学的位置を正確につかみ，標準化された触診に精通することが重要です．

● 関節リウマチの評価法

関節リウマチ（RA）の治療のアウトカムは治療薬の進歩により大きく改善している．それに伴って，疾病の活動性を正しく評価するために数多くの評価法が開発されている．代表的なものにアメリカリウマチ学会（ACR）コアセット，disease activity score（DAS），clinical disease activity index（CDAI），simplified disease activity index（SDAI）やBoolean法などがある．これらを用いた低疾患活動性や寛解の基準は厳格なものであるだけに，関節の腫脹や圧痛を正確に評価できるようになる必要がある．また施設間あるいは評価者間のばらつきをできるだけ少なくするために，関節腫脹や圧痛の測定点の標準化をはかることが重要と考えられる．特に圧痛の評価においては均一な力で関節を押えられるよう練習が必要であろう（通常，母指あるいは示指で関節を押え，評価者の爪の母床が白くなる程度の力）．

● 関節所見の取り方のポイント

おもな関節の所見の取り方のポイントを以下に述べる（図1）．

顎関節は口の開閉により位置を確認し，側方より触診する．肩鎖および胸鎖関節は表在関節であるため解剖学的位置を知りさえすれば問題はない．肩関節は前方より触診する．腫脹があれば上腕二頭筋腱周辺に膨隆が認められ，圧痛も同時に存在する．肘関節は肘頭と上腕骨外上顆の間で触診し，腫脹と圧痛を評価する．上腕骨外上顆や上腕骨内上顆の圧痛はそれ

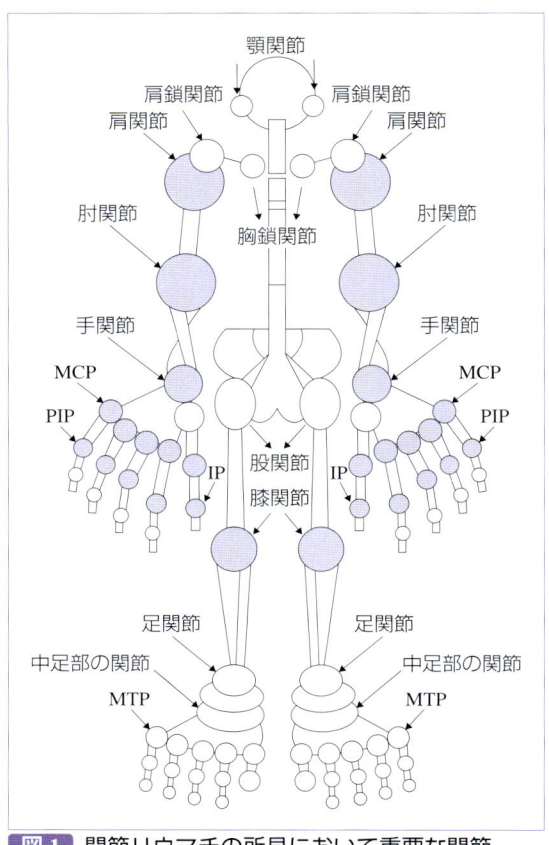

図1 関節リウマチの所見において重要な関節

ぞれの付着部炎(関節外)でも生じるので注意が必要である．手関節の圧痛は橈骨手根関節を背側から圧迫することにより評価する．手関節周辺には手根屈筋や伸筋の腱が走っており，腱の滑膜炎による腫脹と鑑別する必要がある．中手指(MCP)関節や近位指(PIP)関節は軽度屈曲位で腫脹圧痛を評価する．

　股関節は通常前方あるいは側方から触診するが，深部の関節であり，触診で腫脹を確認することが困難である場合が多い．このような場合，軽度屈曲位で内旋すれば腸腰筋が前方より股関節を圧迫するため，関節内腔圧が上昇し腫脹が存在すれば通常痛みが誘発される．間接的に腫脹を確認することができるわけである．膝関節は股関節と異なり容易に触診できる．膝蓋上包を片方の手で押え，他方の母指と中指で膝蓋大腿関節の内側と外側を押えて腫脹と圧痛を評価する．この時，関節液の貯留が存在すれば，膝蓋骨を前方より圧迫することにより膝蓋骨の浮遊感を確認することができる．

　足関節の腫脹と圧痛は，前方から長母趾伸筋と総趾伸筋の間で確認する．脛腓靱帯に損傷が存在している場合，前方外側に圧痛が生じるので，触診部位を間違えると誤診する可能性があるので注意が必要である．

　距骨下関節の触診は，まず片方の手で足関節を固定し，他方の手で軽度の内反外反をかけながら関節裂隙を押えて行う．また腫脹が存在すれば足根洞を圧迫することにより疼痛を誘

発できることが多く，参考にしていただきたい．中足部の関節は関節背側を評価者の両母指で圧迫して評価する．

中足趾（MTP）関節の触診は，示指と母指をそれぞれ背側と掌側の関節裂隙にあてがえ，つまむように触診し評価を行う．

疾病活動性の評価において関節所見を正確に取ることは重要であり，評価者は標準化した関節の評価法を身につけることが極めて肝要といえよう．

■文献
Piet. L. C. M. van Riel, et al.：EULAR Handbook of Clinical Assessments in Rheumatoid Arthritis. Van Zuiden Communications B.V. 2004.

（松原　司）

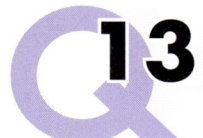 関節の診察方法を教えてください．

 関節の診察では，関節の視診および触診によって活動性関節炎の存在を示唆する腫脹や圧痛の確認や関節破壊に基づく関節変形，可動域制限を評価します．

●関節診察の重要性

関節リウマチ（RA）の診療における関節の診察は，活動性関節炎の有無，そして関節破壊に基づく関節変形や可動域制限を評価する上で最も簡便でかつ重要なものである．

通常，活動性関節炎を呈した関節は，滑膜の肥厚や周囲軟部組織の炎症，関節液の貯留を反映して紡錘状に腫脹しており（図1）[1]，触診上は「柔らかく」触れる．関節裂隙に沿って圧迫した場合に疼痛が誘発される圧痛も，活動性関節炎の所見として重要である．関節の腫脹および圧痛は，現在臨床の現場でRAの診断に広く応用されているアメリカリウマチ学会（ACR）/ヨーロッパリウマチ学会（EULAR）のRAの分類基準（2010年）における罹患関節の評価として重要である[2]．さらにRAの活動性評価に用いられているdisease activity score-28（DAS28），CDAI，SDAIは，第1～5近位指節間関節，第1～5中手指節間関節，手関節，肘関節，肩関節，膝関節の計28関節において腫脹関節数，圧痛関節数を計測してそれぞれ算出しており，腫脹および圧痛の評価が大きく影響する[3]．

●関節診察における注意点

関節診察における注意点としては，まず各関節の解剖学的特徴を理解した上で診察を行う必要がある点が挙げられる．圧痛を評価する際は，圧迫によって誘発された疼痛が滑膜炎に由来するのか，その他の関節支持組織（腱鞘，滑液包など）の異常に由来するのかなどに注意すべきである．また肩関節や股関節のように関節自体が深いところに存在することにより，腫脹や圧痛の評価が困難な場合があることも知っておくべきである．2点目として，RAは一般的に小関節優位の多関節炎を呈するなど，疾患によって罹患関節の分布が異なる点についても注意する必要がある．実際，上述したACR/EULARのRAの分類基準においては，小関節と大関節において評価の重みづけに差があり，また変形性関節症の罹患関節となりや

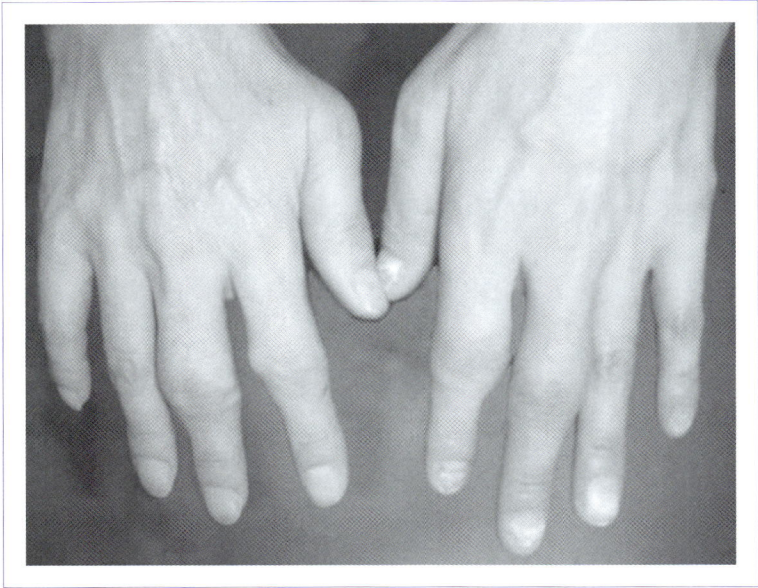

図1 関節腫脹
中手指節間関節などに紡錘状の関節腫脹が認められる.

（文献1より転載）

すい遠位指節間関節，第1手根中手関節，第1中足趾節間関節は評価すべき対象関節から除かれている[3]．

　関節の診察時には，関節の可動域や変形の有無についても評価する必要がある．活動性関節炎による関節腫脹によって関節の可動域制限がもたらされる．関節炎の進行による関節破壊によって関節可動域制限，関節変形が生じる．これらの有無は患者の日常生活動作（activities of daily living：ADL）に直接影響する可能性があり，治療方針を検討する上でも参考にすべき所見となる．

文献

1) 住田孝之：関節リウマチ，住田孝之（編），COLOR ATLAS 膠原病・リウマチ 改訂第2版．診断と治療社 2010；2．
2) Aletaha D, et al.：2010 Rheumatoid Arthritis Classification Criteria：An American College of Rheumatology/European League Against Rheumatism Collaborative Initiative. Ann Rheum Dis 2010；**69**：1580-1588/Arthritis Rheum 2010；**62**：2569-2581.
3) Shahouri SH, et al.：Remission of rheumatoid arthritis in clinical practice：Application of the American College of Rheumatology/European League Against Rheumatism 2011 remission criteria. Arthritis Rheum 2011；**63**：3204-3215.

（近藤裕也）

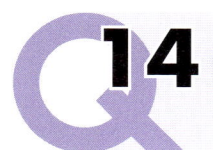

Q14 関節リウマチの診断における血液検査のポイントは何ですか？

A 2010年ACR/EULAR分類基準に含まれるリウマトイド因子，抗CCP抗体，炎症反応（CRP，ESR）の検査は必須です．さらに，関節リウマチ以外の関節疾患を鑑別するための検査を臨床症状に応じて付け加える必要があります．

●リウマトイド因子

リウマトイド因子（RF）とは，IgGのFc領域に対する自己抗体である．RFは関節リウマチ（RA）における代表的な自己抗体であり，RA患者の約80％で陽性となる．しかし，健常者（特に高齢者）でも5％以上で陽性となり，RA以外の膠原病では高頻度で陽性（特にsjögren症候群（SS）では半数以上が陽性となる），慢性肝炎や悪性腫瘍などでもしばしば陽性となる．それゆえ，RFはRAを疑う患者にまず行うべき必須の検査だが，偽陽性，偽陰性が存在するためにそれのみでは診断に至らない．

●抗CCP抗体

抗CCP抗体とは，環状化されたシトルリン化蛋白・ペプチドに対する自己抗体であり，RAの診断および予後予測のためにきわめて有効な必須の検査である．その理由として，
・RA診断における抗CCP抗体の特異度が，RFよりも高い（表1）[1]．
・RAの発症に先だって数年前から検出されることがある[2]．
・抗CCP抗体陽性のRAは陰性RAに比べて関節破壊が進みやすい．
などがあげられる．

抗CCP抗体はRAに対する特異性が非常に高い自己抗体であるが，RFもしくは抗CCP抗体のいずれかのみが陽性のRAや，または両者とも陰性のseronegative RAも存在するため注意が必要である．また，RA以外の疾患でもまれに抗CCP抗体が陽性になることがある（表2）[2]．

●炎症反応

サイクリックAMP受容蛋白質（cyclic AMP receptor protein：CRP）や赤血球沈降速度（erythrocyte sedimentation rate：ESR）は，RAの総合疾患活動性を算出する計算式に含まれており，関節炎活動性を評価するために必須の検査である．ただし，手指などの小関節のみに滑膜炎が限局している場合は，CRPやESRが上昇しない場合がしばしばあるため注意が必要である．そのような場合，増殖滑膜から産生され，細胞外基質を溶かす作用のあるマトリックスメタロプロティナーゼ（Matrix metalloproteinase）-3（MMP-3）の測定は，滑膜炎の程度を評価するために有用であるが，このマーカーは関節炎のみならず血管炎や腎障害，ステ

表1 各種文献にみる抗CCP抗体とRFのRAにおける感度・特異度

	抗CCP抗体	RF
感度	41〜77％	62〜87％
特異度	88〜98％	43〜96％

（文献2より引用改変）

表2 関節リウマチ以外の疾患における抗CCP抗体の陽性率

疾患名	患者数	陽性率(%)
乾癬性関節炎	1,343	8.6
SLE	1,078	8.4
Sjögren症候群	609	5.7
脊椎関節症	431	2.3
強皮症・CREST症候群	380	6.8
C型肝炎・クリオグロブリン血症	285	3.5
変形性関節症	182	2.2
B型肝炎	176	0.6
若年性特発性関節炎	169	7.7
リウマチ性多発筋痛症	146	0
血管炎症候群	107	4.7
結核	96	34.3
多発性筋炎・皮膚筋炎	75	0
繊維筋痛症	74	2.7
痛風・偽痛風	58	0

(文献1, 2より引用改変)

ロイドの使用などでも上昇するため，結果の解釈には注意が必要である．

● RA以外の関節疾患の鑑別に必要な検査

2010年のACR/EULAR分類基準を利用する場合の前提条件として，RA以外に関節炎を説明できる疾患が存在しないことがあげられている(**Q17 表1**参照)．そのため，RAの診断を確定するためには，RA以外の関節疾患の鑑別を確実にする必要がある．鑑別にあたっては，日本リウマチ学会(Japan College of Rheumatology：JCR)がホームページでRAと鑑別すべき疾患として公開している疾患(**Q19 表1**)や，EULARのリコメンデーション[3]などを念頭におき，患者の症状や身体所見から疑わしい疾患をリストアップし，それらの疾患の鑑別に必要な検査を行う(**表1**)．

たとえば，Raynaud現象があり，RA以外の膠原病が疑われる場合は，抗核抗体(特異自己抗体を含む)や，補体などによるスクリーニングが必要となる．口腔内や眼に乾燥症状がありSSが疑われる場合は，さらに抗SS-A(Sjögren syndrome A)抗体を測定する(RAはSSを高率に合併し，抗核抗体が陰性でも抗SS-A抗体は陽性となる場合がある)．あるいは，急性多発関節炎で，りんご病の子どもとの接触が疑われる場合は，パルボウイルス感染に伴う関節炎を疑い，抗パルボウイルスIgM抗体などを測定する．

RFや抗CCP抗体が陰性の場合は，seronegative RAと血清反応陰性脊椎関節症やリウマチ性多発筋痛症，RS3PE(remitting seronegative symmetrical synovitis with pitting edema)とを鑑別するため，臨床症状を注意深く観察する必要がある．

文献

1) Aggarwal R, et al.：Anti-citrullinated peptide antibody assays and their role in the diagnosis of rheumatoid arthritis. *Arthritis Rheum*. 2009；**61**：1472-1483.

2) Rantapaa S, et al.：Antibodies against cyclic citrullinated peptide and IgA rheumatoid factor predict the development of rheumatoid arthritis. *Arthritis Rheum* 2003；**48**：2741-2749.
3) Machado P, et al.：Multinational evidence-based recommendations on how to investigate and follow-up undifferentiated peripheral inflammatory arthritis：integrating systematic literature research and expert opinion of a broad international panel of rheumatologists in the 3E Initiative. *Ann Rheum Dis* 2011；**70**：15-24.

（橋本　求・藤井隆夫）

Q15 関節リウマチの診断における画像検査のポイントは何ですか？

A X線検査，超音波検査，MRI検査が有用ですが，常に鑑別診断を念頭に置き，総合的に判断する必要があります．

　関節リウマチ（RA）の関節破壊進行は，発症後2年が最も顕著である．単純X線で検出される関節破壊の程度は，RA患者の機能的予後に大きく影響するので，できるだけ早期に，かつ正確に，RAの関節傷害を評価することは非常に大切である．2013年のAnn Rheum Disの6月号に，"RAのマネージメントにおける関節画像診断の利用に関するEULARリコメンデーション"が掲載されたが[1]，本項ではそれを基本に，RAの診断および炎症と関節破壊の検出に関する画像検査のポイントを述べる．

●RAの診断に関する画像検査のポイント

　これらに関しては，2つのリコメンデーションが掲げられた．まず1つめに，①『診断に疑いがある場合，RA診断の正確性を向上させるために，臨床的診断基準に加えてX線検査，超音波検査やMRI検査を用いる』とある．臨床的診断基準とは2010 RA分類基準である．臨床的な判断に超音波検査あるいはMRI検査による滑膜病変の評価を加えることで，鑑別診断を含めたRA診断を向上させることができる．次に，②『超音波検査またはMRI検査で検出される炎症の存在によって，未分類炎症性関節炎が臨床的RAに進展する可能性を予測する』とある．未分類炎症性関節炎（undifferentiated inflammatory arthritis：UIA）からのRA進展予測に関する研究のシステマティック・レビューが報告され，MRI検査による骨髄浮腫（骨炎）（陽性尤度比4.5）あるいは滑膜炎と骨侵食（びらん）の両方（陽性尤度比4.8）が存在する場合はRAに進展する可能性が高く，MRI検査による滑膜炎を認めない場合はその可能性が低かった（陰性尤度比0.2）．超音波検査による滑膜炎の存在は，UIAのRA進展を予測しうる．当科ではRA早期診断にパワードプラ（PD）滑膜炎（特に中等度以上：grade2以上）の存在が重要であることを報告し（両側手指の22関節での評価）[2]，千葉大学からは（両側手指の22関節，両側肩関節，両側肘関節，両側膝関節，両側足関節，両側2～5 MTP関節の計38関節），感度ではグレースケール滑膜炎を，特異度ではグレースケール中等度以上（grade2以上）もしくはPD滑膜炎の存在が重要であることが報告されている[3]．これらを図1と図2に示す．

●炎症と関節破壊の検出に関する画像検査のポイント

　これらに関しても，2つのリコメンデーションが掲げられた．そこでは，③『超音波検査およびMRI検査は関節炎の検出に関して診察よりもすぐれており，より正確な炎症の評価

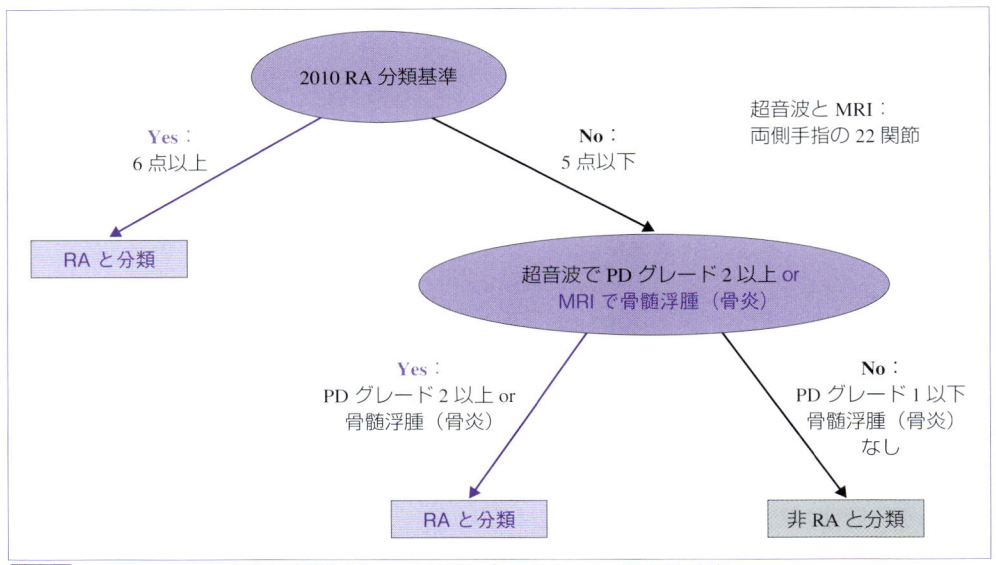

図1 2010 RA 分類基準と超音波/MRI を組み合わせた RA 分類基準案

（文献2より引用改変）

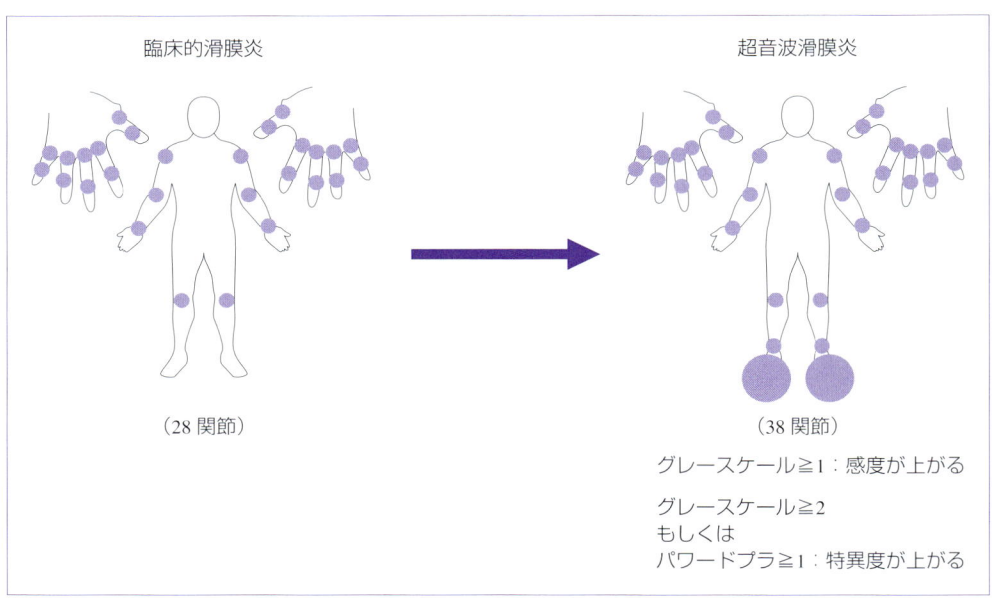

図2 2010 RA 分類基準：臨床的滑膜炎を超音波滑膜炎へ置換

（文献3より改変引用）

のためにこれらの画像技術を考慮すべきである』とある．すなわち，超音波検査および MRI 検査は診察所見よりも高頻度に関節の炎症を検出することができる．手・手指関節においては，診察と比べて超音波検査では2.18倍，MRI 検査で2.20倍高頻度に滑膜炎が検出される．ただし，偽陽性があることも念頭に置き，判断する必要がある．次に，④『手足のX線検査は，関節破壊を検出するために最初に施行すべき画像検査である．しかし，従来のX

線検査で関節破壊を描出できない場合には，超音波検査やMRI検査を考慮すべきであり，それにより関節破壊を早期に検出できる可能性がある（特に早期RA）』とある．これは当科のMRIを用いた解析でも，手指関節X線では骨侵食（びらん）を認めない早期RAでも，MRIでは高頻度に，滑膜炎，骨髄浮腫（骨炎），骨侵食（びらん）が検出されることが明らかとされた[4]．

　RA臨床診断の基本は身体診察での臨床的滑膜炎の評価であり，画像検査のゴールド・スタンダードはX線検査であるが，これらに超音波検査やMRI検査を上手に組み合わせることの重要性も明らかである．図1と図2に示すように，RAに認められやすい所見はあるが，超音波検査やMRI検査において，RAに特異的な画像所見はなく，常に鑑別診断を念頭に置き，総合的に判断する必要がある．

文献

1) Colebatch AN, et al.：EULAR recommendations for the use of imaging of the joints in the clinical management of rheumatoid arthritis. Ann Rheum Dis 2013；72：804-814.
2) Kawashiri SY, et al.：Musculoskeletal ultrasonography assists the diagnostic performance of the 2010 classification criteria for rheumatoid arthritis. Mod Rheumatol 2013；23：36-43.
3) Nakagomi D, et al.：Ultrasound can improve the accuracy of the 2010 American College of Rheumatology/European League against rheumatism classification criteria for rheumatoid arthritis to predict the requirement for methotrexate treatment. Arthritis Rheum 2013；65：890-898.
4) Tamai M, et al.：A prediction rule for disease outcome in patients with undifferentiated arthritis using magnetic resonance imaging of the wrists and finger joints and serologic autoantibodies. Arthritis Rheum 2009；61：772-778.

〈川上　純〉

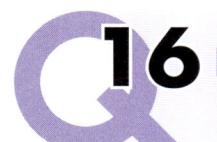

Q16 関節リウマチの分類基準「アメリカリウマチ学会の分類基準（1987年）」について教えてください．

A 「アメリカリウマチ学会の分類基準（1987年）」は，2010年に新分類基準が示されるまで関節リウマチの診断に応用されてきた基準です．

●アメリカリウマチ学会の分類基準（1987年）

　関節リウマチ（RA）の分類基準は，長年にわたって1987年に作成されたアメリカリウマチ学会（ACR）の基準が用いられてきた[1]．注意すべき点としては，本基準およびACR/EULARの新分類基準（2010年）は，診断基準ではなく分類基準ということである．つまり，あくまでも臨床研究を行うために患者を均一化するための基準であるが，実際の臨床においてはRAの診断に広く応用されてきた．

　本基準は，表1の7項目中4項目以上を満たすことによってRAと判定するものである．本基準の作成は，平均罹病期間が約7.7年のRA患者のデータの解析を基にしており，発表当初その感度は91～94%，特異度は89%と報告された．2010年にACR/EULARの新分類基準が示されるまで長期にわたってRAの臨床研究への患者組み入れ基準のみならず，RAの診断にも利用されてきた．しかし，上述の通りRAに長期罹患した進行期の患者のデータを用いて作成された本基準は，発症早期のRA症例の判定には不向きであることが問題と

> **表1** 関節リウマチの分類基準（アメリカリウマチ学会，1987年）
>
> ① 朝のこわばり（少なくとも1時間以上続くこと）[*1]
> ② 少なくとも3関節領域以上の同時腫脹，または関節液貯留[*1, *2]
> ③ 手指 PIP 関節，MCP 関節，または手関節の関節腫脹[*1]
> ④ 対称性関節腫脹[*1, *3]
> ⑤ 皮下結節（リウマトイド結節）
> ⑥ リウマトイド因子陽性
> ⑦ 手指・手の骨びらん，骨脱灰像といった関節リウマチに典型的な X 線変化
>
> 上記7項目のうち4項目以上が認められる場合，RA と診断される．
>
> [*1] 最初の4項目は少なくとも6週間持続していなければならない．
> [*2] 関節領域は，近位指節間（PIP）関節，中手指節間（MCP）関節，手関節，肘関節，膝関節，足関節，中足趾節間（MTP）関節の14領域を指す．
> [*3] PIP，MCP，MTP の関節炎は，完全に左右対称でなくともよい．
>
> （文献1より引用改変）

なってきた．つまり RA における関節破壊は発症早期の進行が最も早く，早期診断・早期治療が極めて重要であることが明らかにされたことや，RA において感度・特異度にすぐれた検査項目である抗環状シトルリン化ペプチド抗体（抗 CCP 抗体）が臨床応用されたことなどを受けて，2010年に ACR と EULAR が共同で作成した新たな分類基準が発表されるに至った．実際に早期関節リウマチコホートを用いた比較においては，本基準と比較して新分類基準が発症早期の RA 患者の同定にすぐれていることが報告されている[2]．また日本リウマチ学会（JCR）における新分類基準の検証においては，早期，進行期，治療コホートのいずれにおいても本基準と比較して新基準の診断感度が優れることが明らかにされたが，同時に特異度がやや低下することが報告されている[3]．以上の点から，現時点で RA の研究および診療においては，「ACR の分類基準（1987年）」を用いるよりは，「ACR/EULAR の新分類基準（2010年）」を用いるべきである．

文献

1) Arnett FC, et al.：The American Rheumatism Association 1987 revised criteria for the classification of rheumatoid arthritis. *Arthritis Rheum* 1988；**31**：315-324.
2) van der Linden MP, et al.：Classification of rheumatoid arthritis：comparison of the 1987 American College of Rheumatology criteria and the 2010 American College of Rheumatology/European League Against Rheumatism criteria. *Arthritis Rheum* 2011, **63**：37-42.
3) 日本リウマチ学会新基準検証委員会：日本リウマチ学会新基準検証委員会コホート解析作業部会報告書 2011

（近藤裕也）

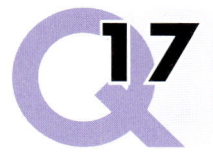

Q17 関節リウマチの分類基準「アメリカ/ヨーロッパリウマチ学会の新分類基準（2010年）」について教えてください．

A 関節リウマチを早期に分類するために作成された新しい分類基準です．

関節リウマチ診断/分類基準の歴史

1) 1958年，アメリカリウマチ協会（ARA）から初めて提示された診断基準

一般臨床現場で用いるには有用性の低い基準であった．すなわち，複雑な項目立てであっ

Q17 関節リウマチの分類基準「アメリカ／ヨーロッパリウマチ学会の新分類基準（2010年）」について教えてください．

たこと，診断の確からしさを4段階に分けるというものであったこと，さらには多数の除外項目（診断名，臨床像，検査所見）をあげていたからである（これでは合併例を認めないことになってしまう）．そもそも，この診断基準は，施設間における関節リウマチ（RA）の研究成績を比較検討するため，あるいは疫学的調査のために作成されたものであったのだから，無理からぬことではあった．

2）1987年，アメリカリウマチ学会（ACR）は新たなRA分類基準を示した（Q16表1参照）．

これは臨床の現場で有用性の高いものであった．項目が単純化され，かつ除外項目の確認が不要になっていたからである．この分類基準は長期に渡り，RAの診断あるいは臨床研究への組み入れ基準として参考にされてきたが，問題点も指摘されていた．すなわち，早期症例の診断／分類には適していなかったからである．そもそも，この分類基準は平均罹病期間7.7年のRA患者と他疾患とを鑑別すべく作成されたものであったのだから，早期分類に適していないことは当然といえよう．骨関節破壊が生じる前に診断／分類すべきであるという流れは，ごく自然なことであった．

3）2010年，アメリカ／ヨーロッパリウマチ学会（ACR/EULAR）の新分類基準が発表された．

これは発症早期のRAを分類しようとするものであるが，同時にRAの新しい疾患概念を提唱したものでもある．すなわち，「関節の骨びらん・骨破壊を伴う末梢性関節炎」という従来の疾患概念を広げ，「持続的関節炎または骨びらんを伴う関節炎に進展する可能性が高い末梢性関節炎」と定義したのである．

● ACR/EULARの新RA分類基準（2010年）の特徴

上記の流れで作成された新分類基準の特徴を以下に列挙する．

① 1か所以上の関節腫脹が認められることが必須である．疼痛だけでは分類基準を適応することはできない（図1）．
② 次にRA以外の疾患による可能性を除外する必要がある（図1）．
③ RA以外の疾患が除外できた場合には，次にスコアリングを用いる（表1）．
④ スコアリングで6点以上であった場合，RAと分類できる（表1）．
⑤ スコアリングの特徴は，小関節に，より重きを置いている，変形性関節症鑑別目的に好発関節をスコアリングから除外している，炎症反応（CRP，赤沈）の有無を確認している，血清マーカーとしてRFのみならず抗CCP抗体を採用している，ことである（表1）．

● ACR/EULARの新RA分類基準（2010年）をどう使うか

① 日本リウマチ学会（JCR）は同会新基準検証委員会の検証結果を待って新分類基準の採用を決めた．
② しかしながら，新分類基準によるRA診断感度の上昇とともに特異度の低下を鑑みて，JCRは，わが国独自の鑑別疾患リストを作成している（**Q19表1**参照）．
③ すなわち，わが国においては，新分類基準とJCR作成の鑑別疾患リストを併用することが推奨されている．

（當間重人）

Chapter Ⅱ　関節リウマチの診断

図1 ACR/EULAR の新分類基準

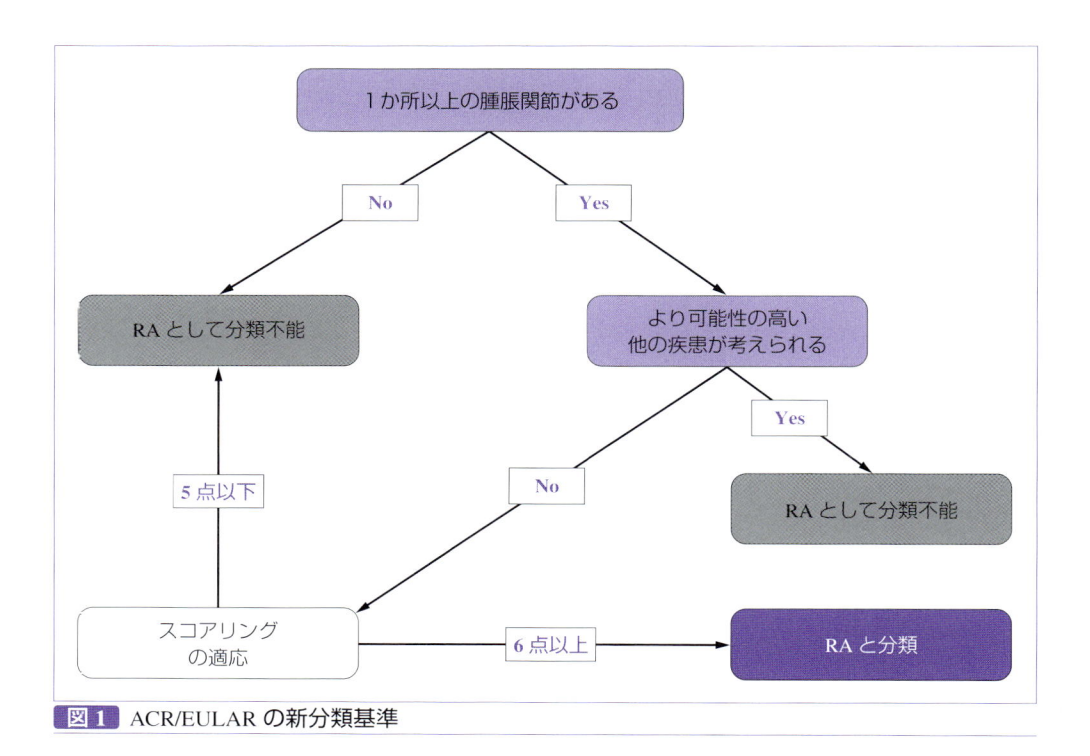

フローチャート：
- 1か所以上の腫脹関節がある
  - No → RA として分類不能
  - Yes → より可能性の高い他の疾患が考えられる
    - Yes → RA として分類不能
    - No → スコアリングの適応
      - 5点以下 → RA として分類不能
      - 6点以上 → RA と分類

表1 ACR/EULAR の新分類基準

Joint Involvement（腫脹または圧痛のある関節数）	0〜5点
中・大関節に1か所	0
中・大関節に2〜10か所	1
小関節に1〜3か所	2
小関節に4〜10か所	3
少なくとも1つ以上の小関節を含む11か所以上	5
Serology（血清学的因子）	0〜3点
RF，抗CCP抗体ともに陰性	0
RF または抗CCP抗体が低値陽性（＜正常値3倍）	2
RF または抗CCP抗体が高値陽性（≧正常値3倍）	3
Duration of Synovitis（滑膜炎持続期間）	0〜1点
6週間未満	0
6週間以上	1
Acute Phase Reactants（炎症マーカー）	0〜1点
CRP，ESR ともに正常	0
CRP，ESR いずれかが異常	1

合計6点以上で RA と診断

定義
① 除外：
　DIP，1st CMC，1st MTP
② 小関節：
　MCP，PIP，MTP 2-5，1st IP，手関節
③ 中・大関節：
　肩，肘，股，膝，足関節

Q18 関節リウマチを早期に診断する意義は何ですか？

A 関節リウマチを早期に診断する意義は，早期に治療すれば，包括的寛解，中には薬剤フリーの寛解も期待されるからです．

●関節リウマチの自然経過と理想的治療

関節リウマチ（RA）は生物学的製剤が登場して大変革をきたした．これらの薬剤は単独あるいは抗リウマチ薬と併用すると滑膜炎を鎮静化させ，関節破壊の進行を阻止することができる．

RA の関節破壊は徐々に進行すると考えられていたが，発症して 1〜3 年の早期に急速に進行することが明らかになった（図1）[1,2]．

いったん破壊された骨や軟骨は修復されず，関節の変形や拘縮をきたし，日常生活動作が障害され，生活の質（QOL）が低下する．すでに関節が破壊された時期に治療すると（遅れて治療開始），炎症は抑えられたとしても関節破壊は残ってしまい，身体機能改善は困難である．関節破壊が開始した早期に治療すると（早期治療開始），骨びらんや関節裂隙の狭小化は少なく，身体的機能の障害は残さない．朝のこわばりや関節痛が起こってもいまだに関節破壊が起こっていない時期に治療すると（理想的治療開始），臨床的，構造的，機能的寛解，すなわち包括的寛解をきたし，薬剤フリー寛解も期待される．図1 のような臨床経過から早期診断・早期治療が推奨されている．

●早期診断および早期治療の重要性と初期治療法の比較

多くの大規模臨床試験やそのサブ解析から，早期 RA 症例（発症して 1 ないし 3 年以内）に

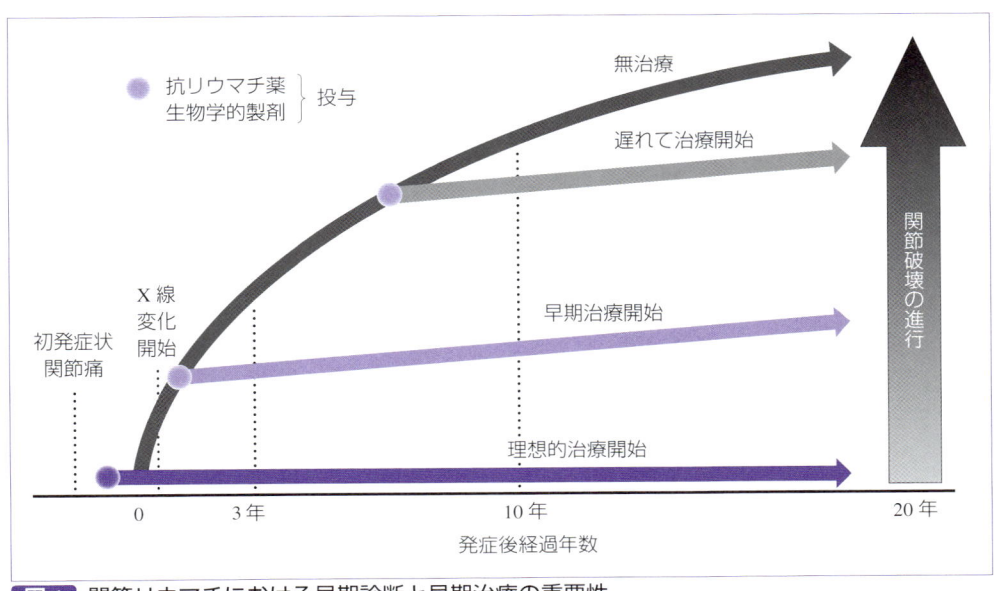

図1 関節リウマチにおける早期診断と早期治療の重要性

（文献 1, 2 より引用改変）

生物学的製剤を投与すると，疾患活動性の改善や関節破壊を阻止する効果が強く，寛解導入率も高いことが報告されている．この理由から，関節の変形や拘縮をきたすことはなく，日常生活動作(ADL)の障害を残さず，QOLが維持される．また，進行期・晩期の症例に比較して，早期RA症例は合併症(肺，腎，心血管障害など)が少なく，薬の副作用の出現率が低く，より安全に薬剤を投与できる．

まず，早期症例で進行が予測されるRAにメトトレキサート(MTX)とインフリキシマブ(IFX)を投与した併用群とMTX単独群を比較すると，1年目にはIFXとMTXの併用群は関節破壊の進行が阻止される．2年目にIFXを中止しても，MTX単独投与群と比較して疾患活動性，関節破壊には差を認めなかったが，機能障害は改善したままだったと報告された[3]．

BeSt研究は罹病期間が発症2年以内の早期RA患者を対象とし，治療方法を比較検討した試験である．そのサブ解析[4]ではIFXとMTXを最初から併用した群と抗リウマチ薬でコントロールできずに遅れて両薬剤を併用した群を比較した．3年目までの結果では，最初から併用した群は遅れて併用した群と比較し，健康評価質問票(health assessment questionnaire：HAQ)による評価が改善し，関節破壊の進行が少なく，IFXを中断できる率が高かったとしている．

Tanakaら[5]はRA症例にIFXを投与し，低疾患活動性を達成できた症例にIFXを中止して再燃するか検討した(RRR試験)．IFXを中止して1年後も低疾患活動性を維持できた症例は55%であり，中止できる症例の特徴は年齢が若く，罹病期間が短く，関節破壊がまだ少ない症例であった．

2008年アメリカリウマチ学会(ACR)から発表されたRA治療のリコメンデーション[6]では，発症6か月以内の早期RA症例に対して，高疾患活動性で予後不良徴候(身体機能障害，関節外所見，自己抗体，単純X線写真で骨びらん)があれば，保険診療が可能ならば最初から生物学的製剤と抗リウマチ薬で開始し，速やかに寛解導入することを推奨している．

一方，2013年ヨーロッパリウマチ学会(EULAR)からのRA治療リコメンデーション[7]では，RAと診断されたら，まず抗リウマチ薬を単独あるいは併用して開始し，6か月で寛解もしくは低疾患活動性が達成できなければ生物学的製剤を使用することを推奨している．

OPTIMA試験[8]は早期RA(1年以内)患者にアダリムマブ(ADA)とMTXを併用する群とMTX単独群に分け，半年後に低疾患活動性を達成できたかどうかで分けている．ADAとMTX併用群で達成できた群をさらにADAを中止する群とADAを維持する群に，達成できなかった群はADAを投与する．一方，MTX単独群でも半年後に低疾患活動性を達成できた群はそのままMTX単独で，達成できなかった群はADAを併用して，78週まで経過を観察している．

最初からADAとMTX併用した群が6か月後に低疾患活動性を達成する率はMTX単独群と比較して高く，6か月後にADAを中止しても，併用を持続した群と臨床的活動性や関節破壊においても大きな差はみられなかったとしている．これらの結果を踏まえ，早期から抗リウマチ薬と生物学的製剤を併用して，速やかに寛解もしくは低疾患活動性を導入し，目標が達成できたら，生物学的製剤を中止するあるいは抗リウマチ薬も中止する，薬剤フリー寛解が模索されている[9]．医療経済的にどの方法がよいのか，大規模な臨床研究結果が期待される．

文献

1) Smolen JS, et al.：The need for prognosticators in rheumatoid arthritis. Biological and clinical markers：where are we now ?. *Arthristis Res Ther* 2008；**10**：208.
2) Fuchs HA et al.：Evidence of significant radiographic damage in rheumatoid arthritis within the first 2 years of disease. *J Rhenmatol* 1989；**16**：585-591.
3) Quinn MA, et al.：Very early treatment with infliximab in addition to methotrexate in early, poor-prognosis rheumatoid arthritis reduces magnetic resonance imaging evidence of synovitis and damage, with sustained benefit after infliximab withdrawal：results from a twelve-month randomized, double-blind, placebo-controlled trial. *Arthritis Rheum* 2005；**52**：27-35.
4) van der Kooij SM, et al.：Clinical and radiological efficacy of initial vs delayed treatment with infliximab plus methotrexate in patients with early rheumatoid arthritis. *Ann Rheum Dis* 2009；**68**：1153-1158.
5) Tanaka Y, et al.：Discontinuation of infliximab after attaining low disease activity in patients with rheumatoid arthritis：RRR（remission induction by Remicade, in RA）study. *Ann Rheum Dis* 2010；**69**：1286-1291. *Arthritis Rheum.* 2005；**52**：27-35
6) Saag KG, et al.：American College of Rheumatology 2008 recommendation for the use of nonbiologic and biologic disease-modifying antirheumatic drugs in rheumatoid arthritis. *Arthritis Rheum* 2008；**59**：762-784.
7) Smolen JS, et al.：EULAR recommendations for the management of rheumatoid arthritis with synthetic and biological disease-modifying antirheumatic drugs：2013 update. *Ann Rheum Dis* 2014；**73**：492-509.
8) Smolen JS, et al.：Adjustment of therapy in rheumatoid arthritis on the basis of achievement of stable low disease activity with adalimumab plus methotrexate or methotrexate alone：the randomised controlled OPTIMA trial. *Lancet* 2014；**383**：321-32.
9) van Vollenhoven RF, et al.：Early start and stop of biologics：has the time come？. *BMC Med* 2014；**12**：25.

（江口勝美）

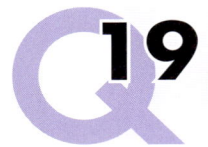

Q19 関節リウマチの診断時に鑑別すべき疾患を教えてください．

A 混合性結合組織病，全身性エリテマトーデス，Sjögren 症候群などの膠原病，パルボウイルスなどのウイルス感染症，そして乾癬性関節炎やリウマチ性多発筋痛などが早期の関節リウマチを診断するときに問題となります．

●新分類基準と除外診断

　従来，関節リウマチ（RA）の診断には1987年に改訂されたアメリカリウマチ学会（ACR）の分類基準が用いられていた[1]．この基準は以前の基準にくらべて特異性は向上したが，その高い特異性ゆえに，骨破壊が出現する以前の早期 RA の診断は困難であった．そこでこれまでの診断基準では難しかった早期 RA を的確に診断し，積極的にメトトレキサート（MTX）による治療を開始することにより，可能な限り RA における骨破壊を抑制することを目的とする新たな分類基準が ACR とヨーロッパリウマチ学会（EULAR）の共同作業で策定された[2]．

　この基準ではまず1個以上の関節炎を認めた場合には RA の存在を疑うことになるが，本基準ではここでこの関節炎が他の疾患により説明がつくものではない，つまり除外診断を行うことが求められている．したがって，この項目をクリアするためには全身性エリテマトーデス（SLE）や混合性結合組織病（mixed connective tissue disease：MCTD）などの膠原病や，痛風などの代謝性疾患などを的確に診断する能力が必要とされる．そしてもし除外できれば，すでに **Q16・Q17** で述べられたように新分類基準のスコアにより診断する．

●早期鑑別の有用性

　この基準の策定に関しては仮想的な症例で検討を加えてきたことから，実際の臨床や臨床

表1 新基準使用時のRA鑑別疾患難易度別リスト

	鑑別疾患
高	1. ウイルス感染に伴う関節炎（パルボウイルス，風疹ウイルスなど） 2. 全身性結合組織病（Sjögren症候群，全身性エリテマトーデス，混合性結合組織病，皮膚筋炎・多発性筋炎，強皮症） 3. リウマチ性多発筋痛症 4. 乾癬性関節炎
中	1. 変形性関節症 2. 関節周囲の疾患（腱鞘炎，腱付着部炎，肩関節周囲炎，滑液包炎など） 3. 結晶誘発性関節炎（痛風，偽痛風など） 4. 血清反応陰性脊椎関節炎（反応性関節炎，掌蹠膿疱症性骨関節炎，強直性脊椎炎，炎症性腸疾患関連関節炎） 5. 全身性結合組織病（Behçet病，血管炎症候群，成人still病，結節性紅斑） 6. その他のリウマチ性疾患（回帰リウマチ，サルコイドーシス，RS3PEなど） 7. その他の疾患（更年期障害，線維筋痛症）
低	1. 感染に伴う関節炎（細菌性関節炎，結核性関節炎など） 2. 全身性結合組織病（リウマチ熱，再発性多発軟骨炎など） 3. 悪性腫瘍（腫瘍随伴症候群） 4. その他の疾患（アミロイドーシス，感染性心内膜炎，複合性局所疼痛症候群など）

関節症状を主訴に受診する患者集団における頻度，RAとの症状・徴候の類似性，新分類基準スコア偽陽性の頻度などを総合して，新分類基準を用いる際にRAと鑑別すべき代表的疾患を鑑別難易度高・中・低の3群に分類した．疾患名は日本リウマチ学会専門医研修カリキュラムに準拠した．
鑑別難易度高：頻度もスコア偽陽性になる可能性も比較的高い
鑑別難易度中：頻度は中等または高いが，スコア偽陽性の可能性は比較的低い
鑑別難易度低：頻度もスコア偽陽性になる可能性も低い

試験の場でRAの早期鑑別に有効かどうか，十分な検証を行うことが求められていた．そこで，日本リウマチ学会（JCR）では新基準検証委員会を設立し，日本人関節炎患者における妥当性を種々のコホートを用いて検証した[3]．その結果，早期関節炎コホートにおける新分類基準の感度は73.6～76.3％，特異度は70.7～71.4％で，すでに治療を受けているコホートでは78.5～80.8％となることが明らかにされた．一方，1987年基準における早期関節炎コホートに対する感度は50％以下で，新基準の早期RAに対する感度がわが国の症例を用いてもすぐれていることが示された．また，血清反応が陰性で，罹患関節スコア低値の症例はRAに分類されにくいことに加え，RA以外にも種々の疾患の症例が6点以上のスコアになる実態も示された．このことから，この基準を適切に運用するために除外診断を確実に行うことの重要性が特に強調されている．委員会ではこの点に配慮し，この検討を行った際の結果に基づきRA鑑別疾患難易度別リスト（**表1**）を作成し，除外診断の際に参考にするように勧めている．

文献

1) Arnett FC, et al.：The American Rheumatism Association 1987 revised criteria for the classification of rheumatoid arthritis. *Arthritis Rheum* 1988；**31**：315-324.
2) Aletaha D, et al.："2010 rheumatoid arthritis classification criteri.：an American College of Rheumatology/European League Against Rheumatism collaborative initiative". *Ann Rheum Dis* 2010；**62**：2569-2581.
3) 日本リウマチ学会新基準検証委員会コホート解析作業部会報告（http://www.ryumachi-jp.com/info/news120115.html，2014.9.1現在）

（髙崎芳成）

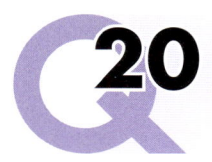

Q20 悪性関節リウマチの診断はどのようにしますか？

A 関節リウマチと診断され，厚生労働省による悪性関節リウマチの診断基準を満たすことが必要です．

その概念は，1973年に厚生省特定疾患調査研究班による「関節リウマチ（RA）のなかで，血管炎をはじめとする関節外症状を認め，難治性もしくは重篤な病態を呈するsubset」である．「悪性関節リウマチ（malignant rheumatoid arthritis：MRA）」と呼称し，その診断基準を提唱した[1, 2]．本疾患はわが国の「特定疾患治療研究事業」により，医療費の公費負担の対象疾患である[3]．

表1　悪性関節リウマチの重症度分類

1度	免疫抑制療法（ステロイド薬，免疫抑制薬の投与）なしに1年以上活動性の血管炎症状（皮下結節や皮下出血などは除く）を認めない寛解状態にあり，血管炎症状による非可逆な臓器障害を伴わない患者
2度	血管炎症状（皮膚梗塞・潰瘍，上強膜炎，胸膜炎，間質性肺炎など）に対し免疫抑制療法を必要とし，定期的な外来通院を要する患者，もしくは血管炎症状による軽度の非可逆的な臓器障害（末梢神経炎による知覚障害，症状を伴わない肺線維症など）を伴っているが，社会での日常生活に支障のない患者
3度	活動性の血管炎症状（皮膚梗塞・潰瘍，上強膜炎，胸膜炎，心外膜炎，間質性肺炎，末梢神経炎など）が出没するために免疫抑制療法を必要とし，しばしば入院を要する患者，もしくは血管炎症状による非可逆的臓器障害（下記①〜⑥のいずれか）を伴い，社会での日常生活に支障のある患者 ①下気道の障害により軽度の呼吸不全を認め，PaO2が60〜70 Torr ② NYHA2度の心不全徴候を認め，心電図上陳旧性心筋梗塞，心房細動（粗動），期外収縮又はST低下（0.2 mV以上）の1つ以上を認める ③血清クレアチニン値が2.5〜4.9 mg/dLの腎不全 ④両眼の視力の和が0.09〜0.2の視力障害 ⑤拇指を含む2関節以上の指・趾切断 ⑥末梢神経障害による1肢の機能障害（筋力3）
4度	活動性の血管炎症状（発熱，皮膚梗塞・潰瘍，上強膜炎，胸膜炎，心外膜炎，間質性肺炎，末梢神経炎など）のために，3か月以上の入院を強いられている患者，もしくは血管炎症状によって以下に示す非可逆的関節外症状（下記①〜⑥のいずれか）を伴い家庭での日常生活に支障のある患者 ①下気道の障害により中等度の呼吸不全を認め，PaO2が50〜59 Torr ② NYHA3度の心不全徴候を認め，X線上CTR60%以上，心電図上陳旧性心筋梗塞，脚ブロック，2度以上の房室ブロック，心房細動（粗動），人工ペースメーカーの装着のいずれかを認める ③血清クレアチニン値が5.0〜7.9 mg/dLの腎不全 ④両眼の視力の和が0.02〜0.08の視力障害 ⑤1肢以上の手・足関節より中枢側における切断 ⑥末梢神経障害による2肢の機能障害（筋力3）
5度	血管炎症状による重要臓器の非可逆的障害（下記①〜⑥のいずれか）を伴い，家庭内の日常生活に著しい支障があり，常時入院治療，あるいは絶えざる介護を要する患者 ①下気道の障害により高度の呼吸不全を認め，PaO2が50 Torr未満 ② NYHA4度の心不全徴候を認め，X線上CTR60%以上，心電図上陳旧性心筋梗塞，脚ブロック，2度以上の房室ブロック，心房細動（粗動），人工ペースメーカーの装着のいずれか2つ以上を認める ③血清クレアチニン値が8.0 mg/dL以上の腎不全 ④両眼の視力の和が0.01以下の視力障害 ⑤2肢以上の手・足関節より中枢側における切断 ⑥末梢神経障害による3肢の機能障害（筋力3），もしくは1肢以上の筋力全廃（筋力2以下）

RAの診断は，2010年のアメリカリウマチ学会/ヨーロッパリウマチ学会（ACR/EULAR）によるRAの分類基準（**Q17 表1**参照）に適合し，医師によって，RAと診断される必要がある．

MRAの診断は，**表1**に示す[3]．

●海外での概念の相違について

海外では，rheumatoid vasculitis（RV），rheumatoid arthritis with extra-articular manifestation（ExRA）などと記載されている[4]．その診断の根拠は，①RAの基準を満たす．②組織学的に血管炎が証明される．③血管炎の臨床症状を有するである．わが国のMRA症例を諸外国の定義に当てはめると75～97%に合致した[4]．このため，同様な疾患概念に立脚していることが理解できる．それぞれの診断基準によって重要となる臨床項目が異なり，イギリス，アメリカ，フランスの報告は，皮膚・神経症状，オランダでは腸管壊死・間質性肺炎・上胸膜炎が加わり，スウェーデンでは心膜炎・胸膜炎・臓器の血管炎に伴う症状が記載されている．このように国際的に確立されたMRA，RV，ExRAに関する診断基準はない．

文献

1) 橋本博史，他：悪性関節リウマチの臨床像と経過・予後の比較．リウマチ 1988；**28**：145-155．
2) 橋本博史，他：悪性関節リウマチの改定診断基準の提唱．リウマチ 1989；**29**：268-276．
3) 難病情報センター：悪性関節リウマチ　http://www.nanbyou.or.jp/entry/43（2014.7.10 現在）
4) 小林茂人，他：「悪性関節リウマチ（MRA）」と「rheumatoid vasculitis（RV）」，「rheumatoid arthritis（RA） with extra-articular manifestation（ExRA）」の概念・診断基準の比較・検討．難治性血管炎に関する調査研究　平成15年度総括・分担研究報告（主任研究者　尾崎承一），61-75．

〈小林茂人〉

Chapter III
関節リウマチの検査
（自己抗体，画像等）

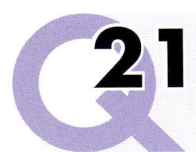

Q21 関節リウマチが疑われたらどのような検査が必要ですか？

A 関節リウマチの検査は，関節リウマチの診断のためだけでなく，鑑別診断，関節外症状や合併症の評価，疾患活動性の指標，治療効果の判定，薬剤副作用のチェックのために必要です（表1）．初診時の関節リウマチスクリーニング検査として，一般血液・尿検査，血清学的検査，関節X線検査は必ず行います．

●一般血液検査・尿検査

末梢血検査，血液生化学検査，一般尿検査，炎症反応（赤沈およびCRP）はスクリーニング検査として関節リウマチ（RA）の診断と鑑別診断に必要である．また，RAの診断確定後にも，RAの疾患活動性評価と合併症・薬剤副作用チェックのために経時的に測定する．赤沈値とCRPは同時に検査すべきである．

●免疫血清学的検査

RAの診断と鑑別診断上重要であり，1次スクリーニングとしてリウマトイド因子（RF）または抗CCP抗体，蛍光抗体法による抗核抗体（antinuclear antibodies：ANA）を行う．RFとANAは様々な疾患に広く出現するため，この結果のみで疾患を特定することはできないが，抗CCP抗体の特異性は高い．

1）リウマトイド因子

RFはRA患者の70〜80％に陽性となり，RAの診断上重要な検査所見である．しかし，RA以外の様々な疾患（SLE，強皮症，Sjögren症候群（SS）などの膠原病，慢性肝疾患，慢性感染症）でもRFは陽性となるため，診断的特異性は低い．健常人にも数％の陽性者があり，高齢者ほど陽性率は上昇する．RF陽性（seropositive）RAはRF陰性（seronegative）RAよりも骨破壊が進みやすいとされ，特に高力価ほどその傾向がある．

表1　関節リウマチを疑ったときに行うべき検査

一次検査：スクリーニングとして必ず行う検査
末梢血検査，血液生化学検査，赤沈値およびCRP，検尿
リウマトイド因子，抗CCP抗体（両方とも検査することが望ましい）
抗核抗体（蛍光抗体法）
関節X線検査（手，足趾，足関節，膝，肘など（両側2方向），頸椎（6方向））
胸部X線検査（2方向）

二次検査：鑑別診断や診断困難時に行う検査
疾患特異的自己抗体（抗核抗体高値陽性やRA以外の膠原病が疑われる場合）
関節MRI検査
関節エコー検査
関節液検査
感染症スクリーニング検査（MTX，生物学的製剤の導入時）

経過観察のために行う検査
毎月1回：末梢血検査，血液生化学検査，赤沈値およびCRP，検尿
3か月に1回：MMP-3，リウマトイド因子
半年から年に1回：関節X線検査，胸部X線検査

2）抗 CCP 抗体

　RA ではシトルリン化蛋白を認識する自己抗体が RA の診断的有用性や病因との関連性から注目されている．人工的に環状化させたシトルリン化ペプチド（CCP）を抗原に用いた抗CCP 抗体は国内外で広く利用され，RA での感度は RF とほぼ同等（60〜80％）であるが，特異度が 90〜95％ と極めて高い成績を示す．

　抗 CCP 抗体は RA の発症早期や発症前からも検出されることがある．さらに，抗 CCP 抗体は臨床経過や関節破壊進行の予測因子とする報告が多く，RA の診断とともに治療方針を決めるうえで極めて重要となるため，経過中 1 回は測定しておくべき検査である．

3）抗核抗体

　ANA は自己免疫疾患のスクリーニング検査として重要であり，RA でも 40〜50％ で陽性を認める．染色パターンは均質型が多いが，斑紋型も認められる．抗体価は大部分が低力価（160 倍以下）である．高値陽性の場合には特異的自己抗体を検討する．

4）疾患特異的自己抗体

　既知の膠原病自己抗体が検出されることは少ないが，抗 SS-A/Ro 抗体が RA の 20〜30％ に見出される．抗 SS-A/Ro 抗体陽性 RA は SS を合併する率が高い．抗 SS-B/La 抗体の陽性率は低い（5〜10％）が，陽性であれば SS は必発と考えてよい．

　他の疾患標識抗体は RA では検出されることはないので，陽性であれば RA 以外の疾患か，あるいは Overlap 症候群の可能性を示唆する．ただし，抗 ARS（aminoacyl-tRNA synthetase）抗体陽性例は RA と混同される関節炎を示すことがあり，抗 TNF 製剤で筋炎が誘発された症例が報告されているので，RA が疑われて間質性肺炎を合併している場合には筋炎症状がなくても抗 ARS 抗体を測定するのがよい．

5）マトリックスメタロプロティナーゼ -3

　マトリックスメタロプロティナーゼ -3（MMP-3）は炎症性関節滑膜より分泌され関節軟骨破壊に関与するとされる蛋白分解酵素であり，RA の活動性と相関して血清中で上昇する．ただし疾患特異性はなく，種々の炎症性疾患，腎機能障害時にも上昇するので，RA の診断ではなく，経過を観察するための指標として検査される．

● X 線検査

　関節 X 線撮影は RA の診断とステージ分類上，重要である．障害関節の典型的な骨びらんや関節裂隙狭小化が認められれば RA の診断は確定的である．X 線像は変形性関節症や乾癬性関節炎などの関節変形をきたす関節疾患との鑑別にも必要である．しかし早期には骨破壊像を認めないため，変化がなくとも RA を否定することにはならない．関節 MRI 検査や関節エコー検査は，X 線像で骨変化がない時期にも滑膜の増殖像と骨びらん像を確認できる．

　胸部 X 線撮影は，間質性肺炎などの RA 関節外病変と感染症のチェックのために初診時に施行すべきである．

● 関節液検査

　RA の診断に関節液（滑液）検査は必須ではないが，大関節の単（少）関節炎では鑑別診断のために関節穿刺と関節液検査が必要となることがある．白血球数，細菌学的検査（塗抹鏡顕と培養），結晶の有無は必ず行う．RA の関節液では炎症性関節液所見（白血球数が数千〜2 万 /μL 以下，ムチンクロット形成不良）を示し，RF および IgG-RF が高率に陽性となり，補体価は低下している．

〔三森経世〕

Q22 リウマトイド因子と IgG 型リウマトイド因子の違いと意義について教えてください．

A リウマトイド因子にはいくつかのサブクラスがあり，一般にいわれるリウマトイド因子は IgM 型です．IgG 型リウマトイド因子は，免疫複合体を形成し補体を活性化するため，関節リウマチに伴う血管炎と相関を示すことがあります．

● リウマトイド因子とは

リウマトイド因子（RF）とは，IgG の Fc 領域に対する自己抗体である．RF には，IgA，IgG，IgM 型などのいくつかのサブクラスがあるが，通常の検査（RA テストや RAPA，RF 定量検査）で測定される RF は，IgM クラスに属する RF（IgM-RF）をさす．

● IgG 型 RF とは

RF がおもに IgM クラスの RF を検出するのに対して，IgG 型 RF は，IgG クラスの RF のみを検出する（図 1）[1]．

関節リウマチ（RA）における IgG 型 RF の陽性率はおおむね 20 〜 55％であり，通常の RF（IgM 型 RF）の RA における陽性率（70 〜 90％）よりも感度が落ちる[1]．そのため，RF よりもさらに RA の診断に対する特異度の高い抗 CCP 抗体が測定されるようになった現在においては，RA の診断だけを目的として IgG 型 RF が測定されることはほとんどない．

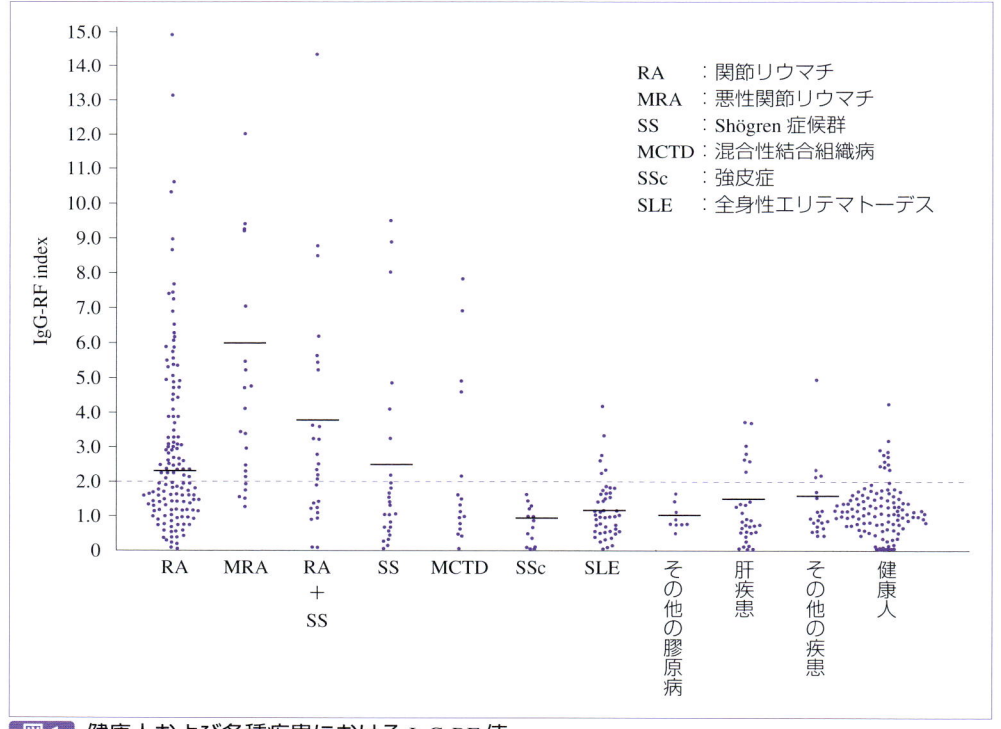

RA ：関節リウマチ
MRA ：悪性関節リウマチ
SS ：Shögren 症候群
MCTD ：混合性結合組織病
SSc ：強皮症
SLE ：全身性エリテマトーデス

図1 健康人および各種疾患における IgG-RF 値

（文献 1 より引用改変）

また，IgG型RFは関節炎局所に高濃度で存在するため，RFよりも疾患活動性を反映するとされ，以前は，関節炎の活動性モニタリングのために使用されることがあった．しかし，DAS28などの総合疾患活動性指標が汎用されるようになった現在では，関節炎の活動性評価目的でIgG型RFが測定されることもほとんどなくなった．

IgG型RFとリウマチ性血管炎

IgG-RFは，相互に自己会合（self-association）することで免疫複合体を形成し，補体を活性化する[2]．その強力な補体活性化作用のため，IgG型RFは関節炎そのものよりも，血管炎などの関節外病変の病態形成に関与しているとみなされている[1〜3]．

RAに合併する関節外病変として，皮膚病変（皮下結節，皮膚潰瘍），呼吸器病変（間質性肺炎，胸膜炎），心膜炎，多発単神経炎，心膜炎，二次性Sjögren症候群などが知られている．わが国では，血管炎を伴うRAを悪性関節リウマチと呼んでいるが，関節外病変を合併したRAにおいては，IgG型RFが比較的高率に認められ，補体が低下する症例も存在する（図1）[3]．

このように，抗CCP抗体や総合疾患活動性指標がRA臨床で使用されるようになってから，RAの診断や活動性評価目的でIgG-RFを測定することの臨床的有用性は薄まった感がある．しかし，IgG-RFが急性期に陽性で，血管炎や関節外症状を合併するRAにおいては，治療反応性の評価に有用である可能性がある．

文献

1) 小林茂人，他：酵素免疫法によるIgG-RF測定系の確立．リウマチ科 1990　**4**：112-124.
2) Mannik M, *et al*.：IgG rheumatoid factors and self-association of these antibodies. *Clin Rheum Dis* 1985；**11**：551-72.
3) 織部元廣，他：関節リウマチの個々の関節外症状とIgG-RFとの関係．*Prog Med* 1994；**14**：1674-1676.

（橋本　求・藤井隆夫）

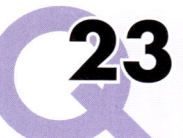

Q23 関節症状がない患者でリウマトイド因子陽性はどのように対応すればよいですか？

A リウマトイド因子が陽性でも関節リウマチを発症する頻度は高くないので，関節症状が出現した時点で診察を受ければ十分です．他の疾患，特に関節リウマチ以外の膠原病の有無について念のため診察を行います．

リウマトイド因子測定法とその意義

リウマトイド因子（RF）は，IgGのFc領域に対する自己抗体で，1940年にWaalerとRoseにより報告されて以来，関節リウマチ（RA）の血清マーカーとして用いられている．通常，測定されるのはIgMクラスのRFであるが，IgG，IgAクラスのRFも存在する．RFの測定は，ウサギIgG分画を結合させたヒツジ赤血球と患者血清を反応させて凝集をみる半定量法RAHA（RA hemagglutination）として確立され，その後，ヒツジ赤血球の代わりにゼラチン粒子を用いたRAPA（RA particle agglutination）や，ヒトIgGをラテックス粒子に付着させた定性法であるＲＡテストが開発された．現在はおもに免疫比濁法によるRF定量が行われて

表1 リウマトイド因子陽性者における関節リウマチ発症リスク

リウマトイド因子（IU/mL）	関節リウマチの発症（%）	ハザード比	95%信頼区間
＜25	147/9,294（1.58）	1	-
25～50	8/176（4.55）	3.6	1.7-7.3
＞50～100	14/187（7.49）	6.0	3.4-10
＞100	14/55（25.6）	26	15-46

（文献3より改変）

表2 関節リウマチ以外でのリウマトイド因子陽性となる疾患

疾患分類	疾患名
全身性結合組織病	Sjögren症候群 全身性エリテマトーデス 混合性結合組織病 強皮症 皮膚筋炎/多発性筋炎 結節性多発動脈炎
感染症	細菌感染症（感染性心内膜炎，結核症，梅毒） ウイルス感染症，風疹などのワクチン接種後 寄生虫感染症
慢性肝疾患	慢性B型肝炎 慢性C型肝炎 原発性胆汁性肝硬変
血液関連	クリオグロブリン血症 マクログロブリン血症 B細胞リンパ腫
肺疾患	サルコイドーシス 間質性肺炎 塵肺症

いる.

　RFはRA患者の60～80％で陽性となり，Nishimuraらによるメタ解析では感度69％，特異度85％と報告されている[1]．2010年アメリカリウマチ学会/ヨーロッパリウマチ学会（ACR/EULAR）の新分類基準において，RF陽性は抗環状シトルリン化ペプチド（CCP）抗体陽性とともに，他の疾患で説明ができない関節炎をRAと分類するスコアリングの項目の1つとして重みづけが大きいことからもわかるように，炎症性関節炎患者の鑑別診断においてその測定意義がある．さらに，RF陽性はRAにおける関節破壊の予測因子の1つとされているほか，血管炎や間質性肺炎を伴うRAで高力価を示すことが多い．

● 関節症状のないリウマトイド因子陽性

　人間ドックなどでRFが検査項目に含まれていることから，関節症状のないRF陽性者をときに経験する．RA患者の約30％ではRFが発症数年前から陽性であることが示されているため[2]，RA発症前である可能性がまったくないわけではない．海外の大規模長期コホートにおいて，RFの値が高力価だとRAを発症するリスクが高くなることが報告されている（表1）[3]．同コホートにおいて，最も高リスクであったのは，50～69歳の女性，喫煙者，RF 100 IU/mL以上，をすべて満たした場合で，32％が10年以内にRAを発症した．しか

し，それでも7割はRAを発症しないわけであり，実際にRF陽性者を長期間経過観察しても多くの場合はRAを発症しない．RFは健常人でも3～5%で陽性となり，特に高齢者では20%程度が陽性とされている．また，RA以外の疾患でも陽性となり（表2），その他の膠原病，特にSjögren症候群では陽性率が高く高力価であることが多い．クリオグロブリン血症でも高力価陽性がみられるほか，慢性B型・C型肝炎，原発性胆汁性肝硬変などの肝疾患，サルコイドーシスや，感染性心内膜炎，結核，梅毒などの細菌感染症，ウイルス感染症，寄生虫感染症など，陽性になり得る疾患は多岐にわたることを念頭におく．特にリウマチ医としては他の膠原病の可能性がないか診察をすべきである．

以上のことから，RFはRAのスクリーニング検査には向かず，陽性であっても関節症状が出現した時点でリウマチ医の診察を受ければよい．

文献

1) Nishimura K, et al.: Meta-analysis: diagnostic accuracy of anti-cyclic citrullinated peptide antibody and rheumatoid facto for rheumatoid arthritis. *Ann Intern Med* 2007; **146**: 797-808.
2) Nielen MM, et al.: Specific autoantibodies precede the symptoms of rheumatoid arthritis: a study of serial measurements in blood donors. *Arthritis Rheum* 2004; **50**: 380-386.
3) Nielsen SF, et al.: Elevated rheumatoid factor and long term risk of rheumatoid arthritis: a prospective cohort study. *BMJ* 2012; **345**: e5244.

（田村直人）

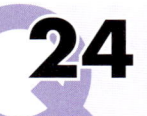

Q24 リウマトイド因子は繰り返し測定する必要がありますか？

A 診断がついていない炎症性関節炎では，しばらく間を空けてリウマトイド因子を再検査することがあります．しかし，関節リウマチ患者の疾患活動性のモニタリングには適さないため，定期的に検査する意義は高くありません．

●関節リウマチ診断のためのリウマトイド因子測定

リウマトイド因子（RF）を繰り返し測定する可能性があるのは，炎症性関節炎があり診断が確定しないとき，関節リウマチ（RA）と診断された患者における経時的測定，RAで血管炎の合併が疑われた場合，などである．

RFや抗CCP抗体はRA発症前から陽性であることが知られているが，発症以降に陽性化あるいは抗体価が上昇することもある．RAの約80%でRF陽性であるが，早期の陽性率は40%との報告もある．一方で，281例の早期炎症性関節炎において，3か月ごとに1年間RFを測定したところ，陰性から陽性になったのは5例のみでRAと診断された症例はなく，逆にRF低力価から中等度陽性の5例で陰転化がみられた[1]．早期炎症性関節炎症例のシステマティック・レビューにおいても，最長5年間の観察でRFの陽転・陰転化がみられたのは1.9～5.0%であった．以上より，RFが陽転化してRAと診断される例はさほど多くないかもしれないが，早期の炎症性関節炎で抗CCP抗体も陰性である場合には，診断のためにRFを繰り返し測定する意味はあると考えられる．

表1 関節リウマチ患者におけるリウマトイド因子の変動

$n=3,769$	前値	約1年後	陰性→陽性	陽性→陰性
IgM-RF	94 IU/mL (IQR：51-188)	81 IU/mL (IQR：41-178)	8%	17%
ACPA	74 AU/mL (IQR：25-252)	80 AU/mL (IQR：24-229)	4%	9%

(文献3より引用改変)

●関節リウマチ患者におけるリウマトイド因子測定

RF陽性のRAは陰性例に比べて関節予後が不良であり，血管炎や間質性肺炎の合併が多いことが知られているが，RAは不均一性が強い疾患であるため，個々の患者であてはまるとは限らない．リウマトイド血管炎では発症に伴ってRFが高力価となり治療後に低下することが経験される．また，生物学的製剤など効果が高い治療により疾患活動性の改善に伴ってRFの低下や陰性化がみられる[2]．しかし，全体としてRA経過中のRFの変動は必ずしも疾患活動性を反映しない．RA患者3,769例において約1年間隔でRFを測定したところ，1年後に中央値で低下がみられ，8%で陽転化，17%で陰転化が認められたが(表1)，炎症反応との相関性は低かった[3]．

以上より，RFは活動性のモニタリングや治療の評価には適さないため，定期的に検査する必要はない．

文献

1) Mjaavatten MD, et al.: Should anti-citrullinated protein antibody and rheumatoid factor status be reassessed during the first year of followup in recent-onset arthritis? A longitudinal study. J Rheumatol 2011；38：2336-2341.
2) Bruns A, et al.: Prospective cohort study of effects of infliximab on rheumatoid factor, anti-cyclic citrullinated peptide antibodies and antinuclear antibodies in patients with long-standing rheumatoid arthritis. Joint Bone Spine 2009；76：248-253.
3) Ursum J, et al.: Different properties of ACPA and IgM-RF derived from a largedataset：further evidence of two distinct autoantibody systems. Arthritis Res Ther 2009；11：R75.

(田村直人)

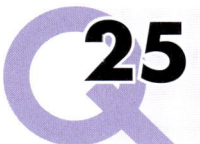

Q25 抗環状シトルリン化ペプチド(CCP)抗体とは何ですか？

A 抗CCP抗体はシトルリンを含むペプチド配列に結合する抗体で，リウマトイド因子と同様自己抗体ですが，関節リウマチに高い特異性をもっており診断や予後予測に有用です．

●抗CCP抗体の重要性

1999年に関節リウマチ(RA)患者の血清がラット食道の角化上皮に反応し，その際に認識される抗原がシトルリン化フィラグリンであり，この認識にはシトルリンが重要であることが報告された[1]．その後このシトルリン化フィラグリンペプチドを環状にしたペプチド，cyclic citrullinated peptide(CCP)がより高い抗原性を示すことが発見され，このCCPに対する

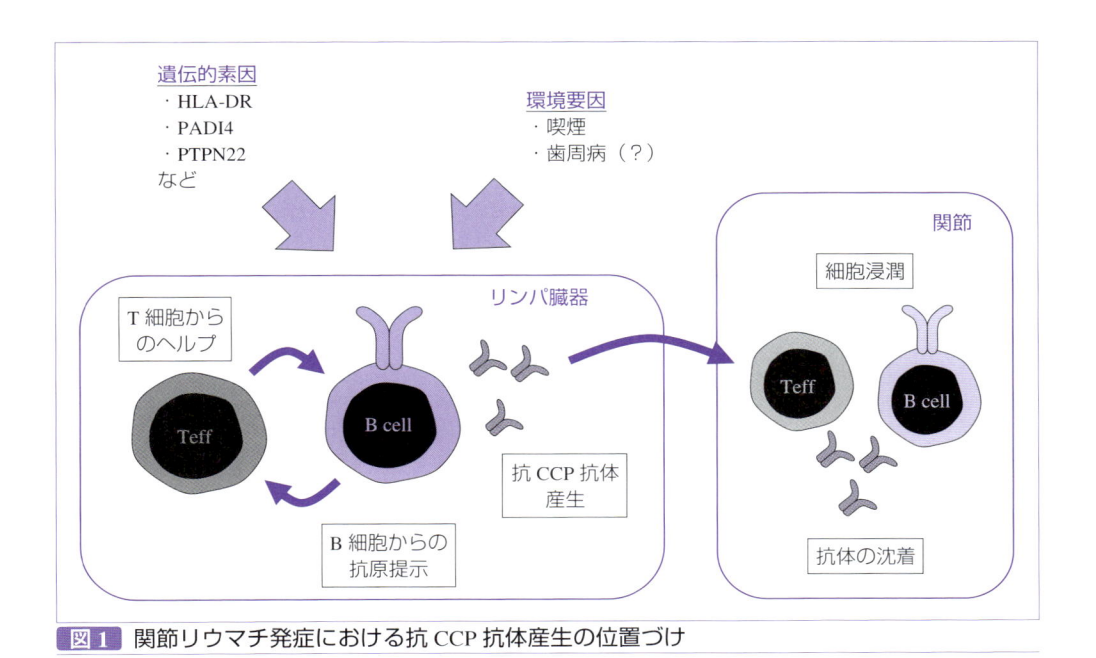

Q25 抗環状シトルリン化ペプチド(CCP)抗体とは何ですか？

遺伝的素因
- HLA-DR
- PADI4
- PTPN22
など

環境要因
- 喫煙
- 歯周病（？）

リンパ臓器：T 細胞からのヘルプ、Teff、B cell、B 細胞からの抗原提示、抗 CCP 抗体産生

関節：細胞浸潤、Teff、B cell、抗体の沈着

図1 関節リウマチ発症における抗 CCP 抗体産生の位置づけ

抗体は RA において 95% 以上の高い特異性を示すことが報告された[2]．現在はシトルリン化ペプチドのライブラリーから RA の診断の感度・特異度がよりすぐれた配列を選択し，第二世代の抗 CCP 抗体が測定されている．その後の研究により，RA の発症の数年前から血清中の抗 CCP 抗体が出現し，発症直前にその力価と親和性が増加することが明らかになった[3]．この事実は抗 CCP 抗体が RA 発症の結果ではなく，病態を形成する因子であることを示唆している．そして現在の RA の臨床においては，抗 CCP 抗体は必要不可欠となっている．

2010 年に改訂されたアメリカリウマチ学会/ヨーロッパリウマチ学会(ACR/EULAR)による RA の分類基準では 6 点以上で RA に分類されるが，抗 CCP 抗体が高値であれば 3 点が付与され，診断において非常に重要な位置づけである．また抗 CCP 抗体陽性は関節破壊のリスクファクターであり，ACR や EULAR の RA 治療ガイドラインでは，抗 CCP 抗体が陽性の場合には，早期からの生物学的製剤を含む十分な治療が推奨されている．また抗 CCP 抗体陽性例では，寛解を達成した後に生物学的製剤を中止すると再燃しやすいとされている．RA の遺伝子解析では抗 CCP 抗体陽性例と陰性例では遺伝的背景が異なると報告されており，抗 CCP 抗体の有無により病態自体が分類される可能性もある．喫煙は RA 発症のリスクファクターであるが，特に抗 CCP 抗体陽性例と関連しており，喫煙自体が蛋白のシトルリン化を誘導する可能性も指摘されている．

●蛋白のシトルリン化

CCP に結合する抗体が，実際に生体内でどのような蛋白に結合しているのかはあまりわかっていない．シトルリン化されたフィブリノゲン，ビメンチン，α-エノラーゼなどが生体内の抗原であると報告されている．またシトルリン化された BiP やグルコース-6-リン酸イソメラーゼも抗原であるとの報告もある．RA 関節内にはシトルリン化フィブリノゲンが存在しており，これに CCP に結合する抗体の一部が結合することにより関節炎が惹起され

るという説があるが，まだ証明はされていない．蛋白のシトルリン化はRAのみに認められるものではなく，RAに特異的ではないが，抗CCP抗体産生はRAに特異的である点は興味深い．生体内でアルギニンをシトルリンに変換する酵素はpeptidyl arginine deiminase（PAD）であるが，炎症部位で発現が亢進するとされる*PADI4*遺伝子の多型がRA発症の遺伝的要因の1つとして報告されている．現時点ではHLA-DR遺伝子や*PADI4*遺伝子の多型などを背景として，喫煙などの環境要因の影響下に自己反応性のT細胞とB細胞が活性化して抗CCP抗体産生につながると想定されるが（図1），今後のさらなる解明が期待される．

文献

1) Girbal-Neuhauser E. *et al*：The epitope targeted by the rheumatoid arthritis -associated antifilaggrin autoantibodies are posttranslationally generated on various sites of（pro）filaggrin by deimination of arginine residues. *J Immunol*. 1999；**162**：585-594.
2) van Venrooji, WJ. *et al*：Anticitrullinated protein/peptide antibody and its role in the diagnosis and prognosis of early rheumatoid arthritis. *Net J Med* 2002；**60**：383-388.
3) Nielen MM. *et al*.：Specific autoantibodies precede the symptoms of rheumatoid arthritis：a study of serial measurements in blood donors. *Arthritis Rheum* 2004；**50**：380-386.

（藤尾圭志）

Q26 MMP-3とは何ですか？

A 関節リウマチ患者の滑膜組織からは種々のサイトカインやプロテアーゼ（蛋白分解酵素）が分泌されます．MMP-3は，そのなかでも軟骨の破壊に重要な役割を果たすプロテアーゼであり，血中のMMP-3濃度を測定することにより，将来の関節破壊のリスクをある程度評価できるとされています．

● MMP-3と関節破壊

関節リウマチ（RA）患者の関節では，慢性の滑膜炎が持続し，増殖した滑膜細胞は種々の炎症性サイトカインやプロテアーゼ（蛋白分解酵素）を産生する．代表的なプロテアーゼがマトリックスメタロプロティナーゼ（matrix metalloproteinase-3：MMP-3）である．メタロプロティアーゼとは，活性中心に金属イオンが配座している蛋白分解酵素の総称で，MMPの場合に亜鉛イオンが配座している．MMPには分泌型や膜結合型の多くの種類が存在し，細胞外マトリックスや細胞膜上の蛋白の分解にかかわる．

MMP-3はMMPの1つで，IL-1，TNF-αなどに誘導され，酵素前駆型（proMMP-3）として線維芽細胞，滑膜細胞，軟骨細胞により産生，分泌される．その後，N末のプロペプチド部分が酵素的に切断されることにより活性化される．活性化されたMMP-3は軟骨プロテオグリカン，ラミニン，Ⅲ・Ⅳ・Ⅴ・Ⅵ・Ⅸ型コラーゲン，フィブロネクチン，ゼラチン等を分解し，軟骨破壊に関与する．また，MMP-3は前駆型のproMMP-1，proMMP-9などを活性化する．これらの点から，MMP-3はリウマチ患者における関節破壊に重要な役割を果たしているといえる．

関節滑膜で産生されたMMP-3は関節液内に貯留し，これが血中に移行することにより血

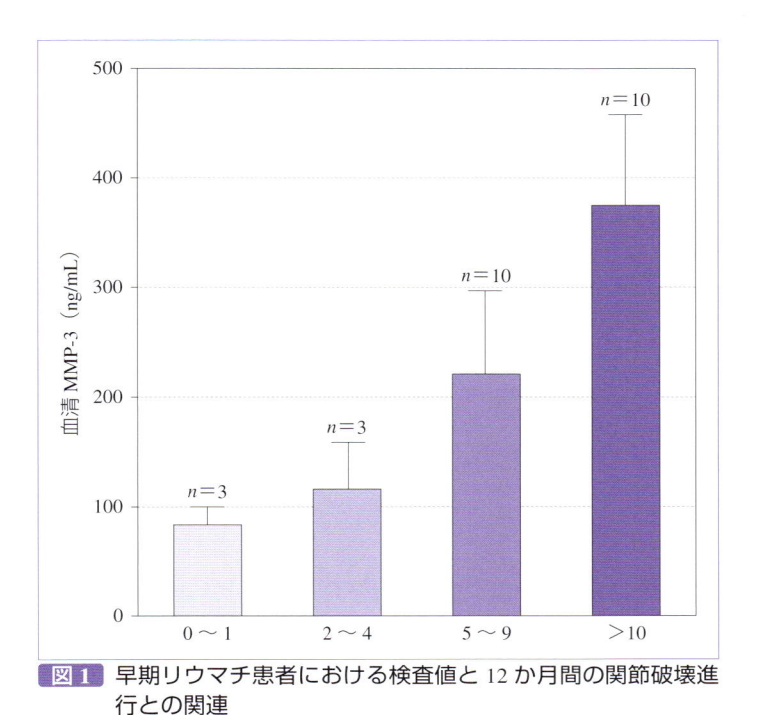

図1 早期リウマチ患者における検査値と12か月間の関節破壊進行との関連

(文献2より引用)

中の MMP-3 濃度が上昇する．したがって血中 MMP-3 濃度は全身の関節内での MMP-3 の程度，ひいては滑膜炎産生の度合いを反映する．また，感染症など他の要素が大きく関与する赤血球沈降速度（ESR）や CRP と比較して，血中 MMP-3 の値は関節病変の活動性を比較的忠実に反映していると考えられる．早期リウマチで血中 MMP の値が測定後 6〜12 か月間の関節破壊に関連するとする報告[1,2]や，血中 MMP-3 の値が長期間にわたる関節破壊進行の独立した予測因子であるとする報告がみられている（図1）[2]．

● **MMP-3 値の変動とその解釈**

治療により滑膜炎が沈静化すれば MMP-3 の産生は低下し，当然血中 MMP-3 の値も低下すると考えられる．ブシラミンやサラゾスルファピリジン投与では血中 MMP-3 の低下はあまりみられないが，メトトレキサート，TNF-α 阻害薬や IL-6 阻害薬の投与により血中 MMP-3 が低下することが示されている．MMP-3 の経時的な測定で薬剤投与後の治療効果の評価や予後予測がある程度可能であるが，どの程度の低下があればどの程度関節破壊抑制効果があるかといった詳細な報告は今のところみられていない．臨床の場では，実際の関節の所見，X 線所見の推移，可能であれば関節エコーなども組み合わせた判断が必要である．

なお，血中 MMP-3 は健常人では男性が女性より高い傾向があるほか，RA 以外でも，全身性エリテマトーデス，乾癬性関節炎，強直性脊椎炎，リウマチ性多発筋痛症，腎機能障害などでも上昇することがある．また，ステロイド投与によっても上昇するので注意が必要である．

診断時に重視されるリウマトイド因子や抗 CCP 抗体と比較すると，血中 MMP-3 の測定は RA の鑑別診断よりも，治療開始前の病勢の把握や関節破壊のリスクの推定，治療効果の

判定などに役立つものと考えられる．

文献
1) Yamanaka H *et al*.：Serum matrix metalloproteinase 3 as a predictor of the degree of joint destruction during the six months after measurement, in patients with early rheumatoid arthritis. *Arthritis Rheum*. 2000；**43**：852-858.
2) 大内栄子，他：関節リウマチにおける血清 MMP-3 測定の有用性．*Inflammation and Regeneration* 2004；**24**：154-159.

（堤　明人）

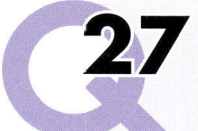

Q27 関節リウマチでも抗核抗体は陽性になりますか？

A 関節リウマチ患者の 50 ～ 60％ で，抗核抗体（間接蛍光抗体法）が陽性になります．しかし，抗体価は一般に低く，関節リウマチに特異的な抗核抗体は現在のところ見出されていません．そのため，全身性エリテマトーデスをはじめとする他の膠原病に比べ，その診断的意義は低いとされています．

● 抗核抗体とは
　抗核抗体（antinuclear antibodies：ANA）は，細胞の種々の核成分に対する自己抗体の総称である．Hargraves による LE 細胞現象の発見により，細胞核デオキシリボ核蛋白に対する抗核抗体がその血清因子であることが解明されて以来，リウマチ性疾患患者血清には種々の細胞成分（核や細胞質）に対する自己抗体（広義の抗核抗体）が明らかにされてきた[1,2]．これらの自己抗体は，リウマチ性疾患の診断，治療法の選択など臨床的に有用である[1,2]．

● 抗核抗体陽性の意味
　一般に，間接蛍光抗体法により検出された細胞核の可溶・不溶性成分に対する自己抗体（Fluorescent ANA：FANA）が「抗核抗体」とされ，膠原病を中心とする自己免疫疾患の一次スクリーニングに適している[1,2]．抗核抗体価は血清の希釈倍率により決められるが，ヒト培養細胞（上咽頭がん由来 Hep-2 など）を核材とする FANA では 20 ～ 40 倍希釈からはじめられる．しかし，国際抗核抗体標準化委員会の検討では，健常人血清での陽性率が 40 倍で 32％，80 倍で 13％，160 倍で 5％ と高いため，抗体価のカットオフ値が問題となる[3]．特に 10 歳代女性，高齢者での陽性率が高くなる．慢性肝疾患，感染症（伝染性単核球症など），悪性貧血，特発性間質性肺炎，橋本病など臓器特異的自己免疫疾患などでも検出されるが，低抗体価（40 倍以上 160 倍未満）のことが多い（表 1）．抗核抗体は何らかの自己免疫異常の存在を示している．したがって，40 倍以下は陰性，40 倍から 80 倍では臨床症状，他の検査結果を総合的に評価する必要がある．

● 関節リウマチ患者血清で抗核抗体が検出されたら
1）検査の進め方
　高抗体価（160 倍以上）の場合，FANA 染色パターン〔①均質（homogeneous）型，②辺縁（peripheral/shaggy）型，③微細斑紋（speckled）型，④核小体（nucleolar）型，⑤離散斑紋（discrete speckled）型，⑥細胞周期関連（cell cycle-related）型，⑦細胞質（cytoplasmic）型〕

表1 抗核抗体陽性を示す疾患

陽性疾患	陽性率
関節リウマチ	**50〜60%**
全身性エリテマトーデス	95〜99%
混合性結合組織病	100%
全身性硬化症(強皮症)	80〜90%
多発性筋炎・皮膚筋炎	50〜70%
Sjögren 症候群	60〜70%
自己免疫性肝炎	30〜50%
橋本病(慢性甲状腺炎)	20〜30%
重症筋無力症	20〜30%
その他(特発性間質性肺炎,Raynaud 病,伝染性単核球症,炎症性腸疾患,ウイルス性肝炎,原発性胆汁性肝硬変,特発性血小板減少性紫斑病,悪性貧血,など)	

(文献 2 より引用改変)

表2 間接蛍光抗体法による抗核抗体の染色型と対応抗原および関連疾患

染色型	対応抗原	関連疾患
均質型 (homogeneous or diffuse pattern)	DNA-ヒストン複合体 ヒストン	SLE,全身性硬化症(強皮症),RA,薬剤誘発性ループス
辺縁型 (peripheral or shaggy pattern)	二本鎖 DNA	SLE
微細斑紋型 (fine speckled pattern)	可溶性核抗原(U1 RNP,Sm,SS-B/La,Scl-70,Ku など)	SLE,MCTD,全身性硬化症(強皮症)Sjögren 症候群
核小体型 (nucleolar pattern)	核小体抗原(U3 RNP,7-2RNP,RNA ポリメラーゼ,PM-Scl など)	全身性硬化症(強皮症)
離散斑紋型 (discrete speckled pattern)	セントロメア	全身性硬化症(強皮症)(limited type,CREST),原発性胆汁性肝硬変
細胞周期関連型 (cell cycle-related pattern)	細胞周期関連抗原(PCNA など)	SLE など
細胞質型 (cytoplasmic pattern)	リボソーム P 蛋白 ミトコンドリア ゴルジ体 アミノアシル tRNA 合成酵素(Jo-1 など) シグナル認識粒子(SRP) 細胞内細線維	SLE 原発性胆汁性肝硬変 Sjögren 症候群 多発性筋炎 RA など

SLE:全身性エリテマトーデス,MCTD:混合結合組織病,CREST:クレスト症候群

(文献 2 より引用改変)

(表2)を参考に,二次スクリーニング検査(二重免疫拡散法,固相化酵素抗体法(enzyme-linked immunosorbant assay:ELISA),免疫ブロット法,免疫沈降法)で疾患特異抗核抗体(自己抗体)の同定を進める[1,2].疾患特異的な自己抗体を認めない場合,他の自己免疫性疾患,悪性腫瘍など抗核抗体陽性を示す疾患を鑑別疾患として,各種血液・尿検査,画像検査を慎重に検討する.なお,FANA の抗体価は疾患活動性と相関することは少なく,治療効果の指標には適さない[1,2].

2）高力価陽性例の診断

RA の FANA 陽性率は約 50% であるが，Sjögren 症候群あるいは他の膠原病を合併する症例で検出されることが多く，その鑑別を進める．RA と抗核抗体の関連性については，抗核抗体陰性かつリウマトイド因子（RF）陰性の症例は抗核抗体陽性例に比べ，皮下結節と骨破壊が少ないことが報告されている[4]．

3）生物学的製剤使用例における陽性化

近年の RA における TNF（tumor necrosis factor）阻害療法などの生物学的製剤の使用により，抗核抗体，抗 dsDNA 抗体などが陽性化することが注目されている．Caramaschi らは，治療抵抗性 RA 54 例に抗 TNF-α 阻害薬〔インフリキシマブ（43 例），エタネルセプト（11 例）〕を投与し，①両薬剤投与による抗核抗体陽性率の上昇（インフリキシマブ：37.2% → 95.3%；エタネルセプト：36.3% → 54.5%），②エタネルセプト投与例に比べ，インフリキシマブ投与例が抗核抗体の陽性率と抗体価が高いことを報告している[5]．さらに，インフリキシマブ投与 1 年後，抗核抗体の陽性化した 12 例中 10 例の対応抗原の特異性が不明であったことも示した[6]．TNF 阻害薬投与による抗核抗体，抗 dsDNA 抗体陽性化のメカニズムは，① TNF 阻害インフリキシマブの膜型 TNF-α への結合による，抗核抗体産生の原因となる細胞内核抗原の曝露につながるアポトーシス，②感染など他の要因，③ IL-10 の上昇，④自己反応性 B 細胞を一般的に抑制する細胞障害性 T 細胞の機能不全，などの仮説があげられているが，いまだ不明である．

文献

1) 平形道人：膠原病における自己抗体．臨床検査 2008；**52**：504-510．
2) 三森経世，他（編）：リウマチ基本テキスト 第 2 刷，日本リウマチ財団 教育研修委員会 東京，2002；185-196．
3) Tan EM, *et al.*：Range of antinuclear antibodies in "Healthy" individuals. *Arthritis Rheum* 1997；**40**：1601-1611．
4) Linn JE, *et al.*：A controlled study of ANA+ RF- arthritis. *Arthritis Rheum* 1978；**21**：645-651．
5) Caramaschi P, *et al.*：Anti-TNFalpha therapy in rheumatoid arthritis and autoimmunity. *Rheumatol Int* 2006；**26**：209-214．
6) Caramaschi P, *et al.*：Determination of ANA specificity using multiplexed fluorescent microsphere immunoassay in patients with ANA positivity at high titres after infliximab treatment：preliminary results. *Rheumatol Int* 2007；**27**：649-654．

（平形道人）

Q28 単純 X 線写真はどの関節を撮影し，何を評価すればいいのですか？

A 関節リウマチ診療において，両手（手指・手関節）および両足（足趾）の単純 X 線写真は必ず撮影します．疼痛，圧痛，腫脹などを認める関節についても評価が必要です．評価するポイントは関節裂隙の狭小化，骨びらん，関節面の破壊像などです．

● 読みとるべき所見[1]

初期病変として，関節周辺の軟部組織の腫脹，関節近傍の骨萎縮が確認される．病状の進行とともにポケット状骨びらん，関節裂隙の狭小化，関節表面の破壊像が出現し，さらに geode（骨小洞），関節変形，関節強直などが観察される．

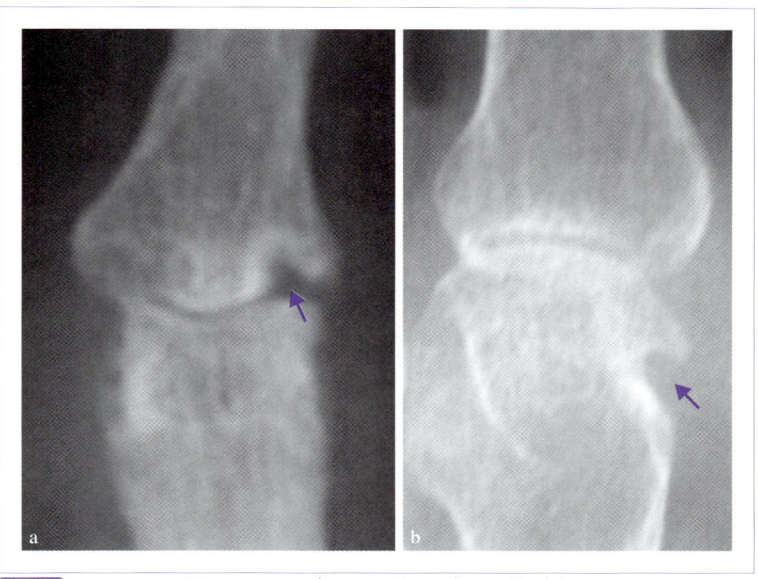

図1 bare area に認められるポケット状骨びらん(矢印)
a：近位指節間(PIP)関節　b：中手指(MCP)関節

(文献1から引用)

1) 関節裂隙の狭小化

関節軟骨が破壊されると，関節裂隙は減少する．関節裂隙の狭小化は，機能障害に強く関連することが報告されており[2]，重要な所見の1つである．

2) 骨びらん(図1)

早期には関節内で骨が軟骨に覆われていない bare area(関節面の辺縁にあたる)に骨びらんが生じることが多い．形態的にポケット状骨びらんと表現される．

3) 関節破壊・変形

関節裂隙の狭小化に引き続き，軟骨下骨が不鮮明となりやがて不規則な破壊像を呈する．この関節破壊に関節支持組織の破綻が加わると，それぞれの関節ごとに特徴的な変形が生じる．

● 関節破壊の評価

関節破壊進行度の評価には，Steinbrocker 分類[3]（表1）と Larsen 分類[4]（表2）がよく用いられる．前者は関節破壊の終末像を強直としてとらえているのに対し，後者は関節構造の消失を末期像としている．Steinbrocker 分類は最も破壊が進行した関節を評価し，患者全体の骨破壊の指標とする．関節ごとの評価には Larsen 分類が適している．臨床研究や薬効検定などでは modified total Sharp score[5]が使用されているが，スコアリングが煩雑で実臨床での使用は困難である．

● 各関節における撮影と読影のポイント[1]

1) 頸椎

環軸椎亜脱臼(環椎の前方への移動)は頸椎側面像で評価するが，前屈のみで出現する場合があるため前屈位での機能撮影は必ず行う．

表1 Steinbrocker 分類

病期 （Stage）	X線所見	筋萎縮	関節外病変 （皮下結節，腱鞘炎）	関節変形	強直
I（初期）	骨破壊なし 軽度骨萎縮	なし	なし	なし	なし
II（中等度）	骨萎縮 軽度の軟骨・骨の破壊	関節周囲	ときにあり	なし	なし
III（高度）	骨萎縮 軟骨・骨の破壊	広範	同上	亜脱臼 尺側偏位 過伸展	なし
IV（末期）	同上	同上	同上	同上	線維性または骨性強直

（文献3より引用改変）

表2 Larsen 分類

Grade 0	正常	変化があっても関節炎とは関係がないもの
Grade I	軽度	軟部腫脹，骨萎縮，軽度関節裂隙の狭小化
Grade II	初期	骨びらんと関節裂隙の狭小化，非荷重関節の骨びらんは必須
Grade III	中等度	骨びらんと関節裂隙の狭小化，荷重関節でも骨びらんは必須
Grade IV	高度	骨びらんと関節裂隙の狭小化，関節の骨破壊
Grade V	ムチランス変形	関節構造の消失

（文献4より引用改変）

2）肩関節

基本的には肩関節正面写真で評価する．関節裂隙の狭小化が出現する前に，大結節近位の腱板付着部に骨びらんを確認することがある．上腕骨頭の上方偏移は腱板破綻のサインである．

3）肘関節

2方向撮影が基本である．尺骨関節面の評価は正面像では困難であり側面像が必要である．

4）手関節・手指

正面像にて観察する．最も早期に骨びらんが生じやすい部位であり，症状の有無にかかわらず必ず撮影する．手根骨や中手骨基部まで十分に評価する必要がある．

5）股関節

正面写真が多くの情報を与えてくれる．骨梁構造の不鮮明化は骨萎縮の所見である．

6）膝関節

臥位正面像では関節裂隙の狭小化が過小評価されるため，立位での撮影が必須である．

7）足関節・距骨下関節・ショパール関節

足関節においては通常は2方向撮影が行われる．距骨下関節とショパール関節は側面写真で評価する．

8）足部・足趾

手指と同様正面像にて評価する．骨びらんが生じやすい部位であり，症状の有無にかかわらず必ず撮影する．

文献

1) 松下 功：ここまでみる単純 X 線所見．Knack & Pitfalls リウマチ診療の要点と盲点（木村友厚編）2010：81-85.
2) Aletaha D, et al：Physical disability in rheumatoid arthritis is associated with cartilage damage rather than bone destruction. Ann Rheum Dis 2011：**70**：733-739.
3) Steinbrocker O, et al：Therapeutic criteria in rheumatoid arthritis. J Amer Med Ass 1949：**140**：659-662.
4) Larsen A, et al：Radiographic evaluation of rheumatoid arthritis and related conditions by standard reference films. Acta Radiol Diagn 1977：**18**：481-491.
5) van der Heijde D.：Plain X-rays in rheumatoid arthritis：overview of scoring methods, their reliability and applicability. Bailliers Clin Rheumatol 1996：**10**：435-453.

（松下　功）

Q29 関節超音波検査（関節エコー）の適応と評価方法を教えてください．

A 関節リウマチの診断，あるいは疾患活動性評価の際，判断に迷う場合が関節エコーのよい適応と考えられます．グレースケールによる滑膜肥厚と，滑膜ドプラシグナルにより，おもに滑膜炎の有無と程度を評価します．

●関節エコーで評価できる病変

　関節リウマチ（RA）は滑膜の炎症と関節構造破壊を特徴とする炎症性疾患である．関節エコーは，RA に特徴的な骨および軟部組織の様々な病変を描出可能であるが，それらは現行の炎症自体による可逆的なものと，炎症によりもたらされた構造変化による非可逆的なものに分けられる（図1）．この中で，RA 診療における有用性が最も広く示されているのは，滑膜炎評価である[1~3]．

●関節エコーによる滑膜炎の評価

　滑膜組織が炎症をきたすと，異常血流（新生血管，血管拡張）が生じ，滑膜細胞の増殖，炎症細胞の浸潤，浮腫，および滑液の増加がみられる．それらは関節エコーで内膜下の異常低エコー領域（滑膜肥厚），関節腔の滑液貯留として描出され，ドプラモードではしばしば滑膜肥厚に一致する異常血流シグナルを認める（図2）．

　滑膜の炎症が悪化あるいは改善した場合，関節エコーの滑膜炎所見のなかで，滑膜ドプラシグナルが最も鋭敏に変化する．炎症が一定期間持続した後に消失した場合は，滑膜ドプラシグナルの消失後にもしばしば器質化した滑膜肥厚が残り，経過が長いほどエコー輝度が上昇し，等エコーから高エコーを示す場合が多い．また滑液も，ときに慢性の貯留として炎症消失後も長期にわたり残存する場合がある．つまり，明らかな現行の滑膜炎の活動性をあらわす関節エコー所見は滑膜異常ドプラシグナルであり，グレースケール所見とあわせることにより，新旧の滑膜炎の判断が可能である．

●関節エコーのよい適応

　すべての症例に繰り返し関節エコーを施行することは現実的ではなく，関節エコー所見が診療方針に影響を与える可能性の高い症例を効率よく選択したい．具体的には，診断あるいは疾患活動性評価の際，関節所見の解釈が難しい症例，関節診察所見と他の臨床情報の乖離がみられる症例，つまり臨床上判断に迷う場合が，関節エコーのよい適応と考えられる[2]．

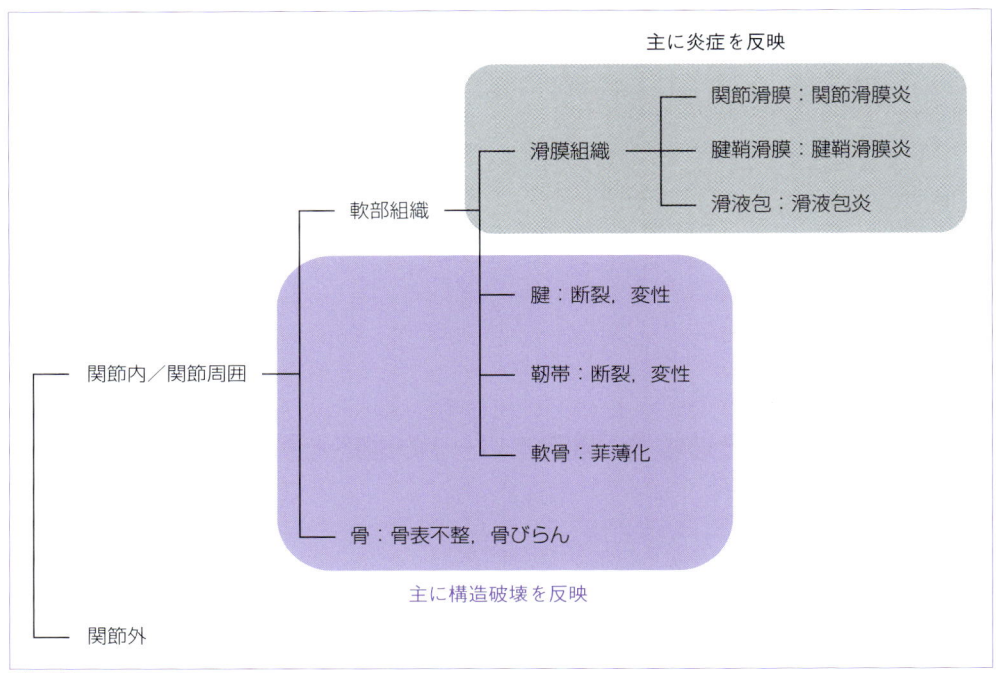

図1 関節エコーで評価できる関節構造
滑膜組織ではおもに炎症（関節滑膜炎，腱鞘滑膜炎，滑液包炎）が評価され，その他の軟部組織や骨ではおもに構造破壊（例：腱断裂，軟骨菲薄化，骨びらん）が評価される．

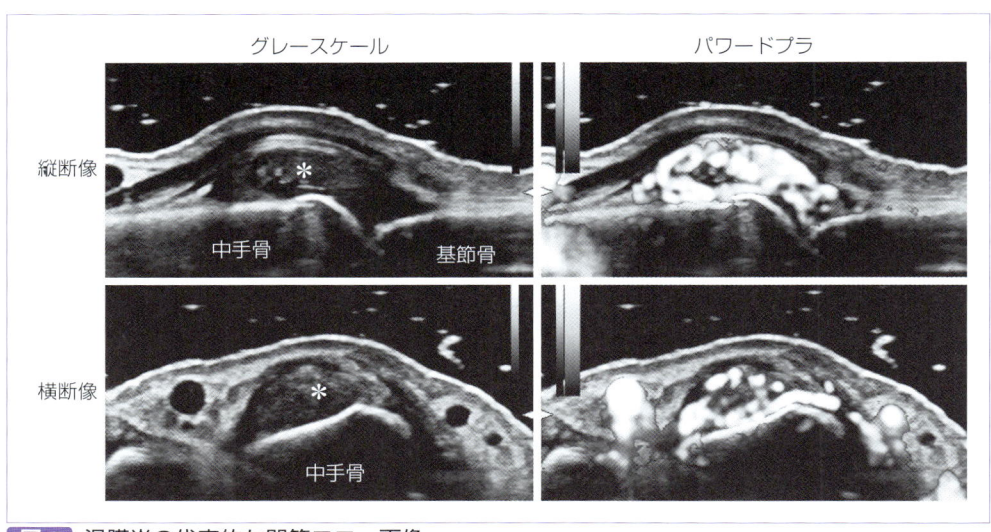

図2 滑膜炎の代表的な関節エコー画像
第2指中手基節（MCP）関節（背側）．縦断，横断の2平面で，グレースケール画像で低エコーを示す滑膜肥厚（＊印），パワードプラ画像で滑膜の異常血流シグナルが描出されている．

　また，関節破壊進行のリスクが高い症例は，軽度の滑膜炎が関節破壊を進行させる可能性が高く，関節エコーにより診察では捉えきれない滑膜炎を検出する意義がより高い．関節破壊進行のリスク評価には，広く認識されている，リウマトイド因子（RF）/抗CCP抗体以外

にも，使用薬剤を考慮したい．副腎皮質ステロイド使用下の症例では関節症状がマスクされている可能性があり，関節エコーによる正確な滑膜炎評価の意義が大きい．逆に生物学的製剤投与を継続する症例では，軽度の炎症が関節破壊を進行させるリスクは低く[1]，関節エコーにより無症候性滑膜炎を検出する意義が比較的小さい．一方，生物学的製剤中止時には，関節エコーにより検出される残存滑膜炎が，生物学的製剤中止後の再発を予測することが示されている[3]．

文献

1) Ikeda K, *et al.*：Correlation of radiographic progression with the cumulative activity of synovitis estimated by power Doppler ultrasound in rheumatoid arthritis：difference between patients treated with methotrexate and those treated with biological agents. *J Rheumatol* 2013；**40**：1967-1976.
2) Nakagomi D, *et al.*：Ultrasound can improve the accuracy of the 2010 american college of rheumatology/european league against rheumatism classification criteria for rheumatoid arthritis to predict the requirement for methotrexate treatment. *Arthritis Rheum* 2013；**65**：890-898.
3) Iwamoto T, *et al.*：Ultrasonographic assessment predicts relapse after discontinuation of biological agents in patients with rheumatoid arthritis in clinical remission - high predictive values of total gray-scale and power Doppler scores which represent residual synovial inflammation before discontinuation. *Arthritis Care Res*. in press.

（池田 啓）

Q30 関節リウマチのMRI検査の適応と評価方法を教えてください．

A 関節リウマチ（RA）の診断の際に身体所見だけでは滑膜炎と断定できない場合，また臨床的活動性の評価では検出することができない病変の評価を行う場合にMRIを用います．MRI画像評価法には，グローバルスタンダードとしてOMERACT-RAMRISが用いられています．

● MRI所見

代表的MRI所見は滑膜炎，骨びらん，骨髄浮腫，腱滑膜炎である（図1a，b）．

1）滑膜炎

MRIでは滑膜炎に伴った滑膜増殖，滑液貯留を描出可能である．肥厚した滑膜はT1強調画像で低信号，T2強調画像で低～高信号，STIR（short-TI inversion recovery）法で低～高信号（T2強調画像，STIR法での信号の違いは滑膜の線維化の程度に左右される．すなわち線維化が進行している滑膜では低信号として描出される）．T1・2強調画像では滑液と区別が困難であることがあり，そのような症例ではガドリニウム（Gd）による造影が有用で，炎症性の滑膜は造影効果を認める．

2）骨びらん

骨皮質無信号帯の途絶として認められる．境界明瞭でT1強調画像で低信号，T2強調画像で等～高信号，STIR法で高信号を示し，造影効果を認める．病理学的には，骨皮質の欠損部に隣接した増殖滑膜，炎症細胞浸潤，血管増生である[1]．

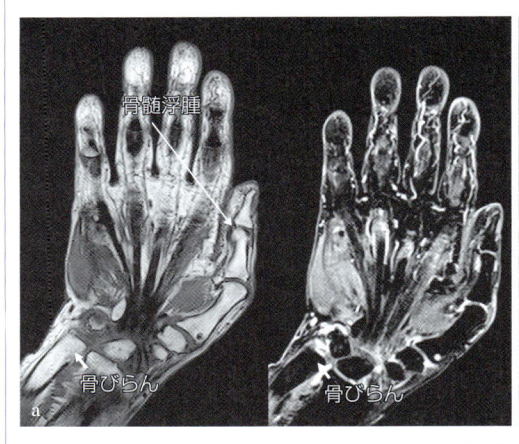

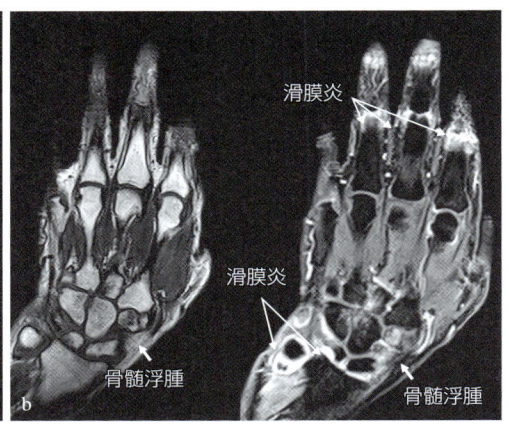

図1 脂肪抑制併用 Gd 造影画像（T1 強調画像）
a：骨びらん，b：滑膜炎，骨髄浮腫

3) 骨髄浮腫

　骨内部の所見でありX線や超音波検査では認識できない．MRIでは，境界不明瞭でT1強調画像で低信号，T2強調画像で等〜高信号，STIR法で高信号を示し，造影効果を認める．病理学的には骨びらんより軽度の炎症細胞浸潤，血管増生で骨びらんより骨髄の中心部に位置する[1]．

4) 腱滑膜炎

　腱鞘内の関節液貯留，腱鞘滑膜の肥厚所見である．T1強調画像で低信号，T2強調画像で等〜高信号，STIR法で高信号を示し，造影効果を認める．発症早期でも比較的多くの症例で認められる．

● RA 診断における適応

　近年，早期診断・治療の必要性から，病初期の滑膜炎を描出可能であるMRIが注目されている．MRIは感度の高い検査であるため，RA患者では身体所見上は異常が認められない関節であっても，MRIを用いた場合，高い確率で滑膜炎や骨髄浮腫が存在していることが報告されている．アメリカリウマチ学会/ヨーロッパリウマチ学会（ACR/EULAR）2010の分類基準に従って，罹患関節数のスコアリングを行う場合，身体所見では軽微な所見であり明らかな関節炎と断定することができない場合，疼痛の訴えがあるが診察だけでは関節炎と断定できない場合など，MRIを含めた画像診断で確認された滑膜炎もスコアリングの対象としてよいこととなっている．したがって，RAの診断において身体所見では罹患関節と断定できない場合であっても，MRIを用いることで滑膜炎の存在を確定することが可能となりRAの早期診断が可能となる．

● RA 活動性評価における MRI の適応

　RA患者では臨床的寛解が達成されても，滑膜炎や骨髄浮腫が残存することが報告されている．特に手関節では約9割と非常に高い確率で滑膜炎が残存していることが報告されている（表1）[2]．これらの病変は通常の診察や検査では検出することが不可能であり，subclinical inflammationと呼ばれる．また，これらのsubclinical inflammationがX線写真上の骨破壊へとつながることも報告されている[3]．したがって，臨床的寛解の患者であっても経過中にX

Q30 関節リウマチのMRI検査の適応と評価方法を教えてください．

表1 寛解患者における MRI 所見の残存

		手関節, n = 188			MCP 関節, n = 188		
		DAS28 < 2.6 n = 141	SDAI ≦ 3.3 n = 84	CDAI ≦ 2.8 n = 141	DAS28 < 2.6 n = 141	SDAI ≦ 3.3 n = 84	CDAI ≦ 2.8 n = 141
滑膜炎	残存率(%)	90	88	90	80	69	72
	RAMRIS スコア 中央値(IRQ)	2 (2〜4)	2 (2〜4)	2 (2〜4)	2 (1〜4)	1 (0〜3)	1 (0〜3)
骨髄浮腫	残存率(%)	32	24	23	13	8	8
	RAMRIS スコア 中央値(IRQ)	0 (0〜1)	0 (0〜0)	0 (0〜0)	0 (0〜0)	0 (0〜0)	0 (0〜0)

手関節は「遠位橈尺関節, 橈骨手根関節, 手根間・手根中手関節」の 3 領域，MCP 関節は「第 2〜5MCP 関節」を対象とし，それぞれの関節の対象領域に 1 カ所でも残存していた場合の残存率を算定

(文献 2 より引用改変)

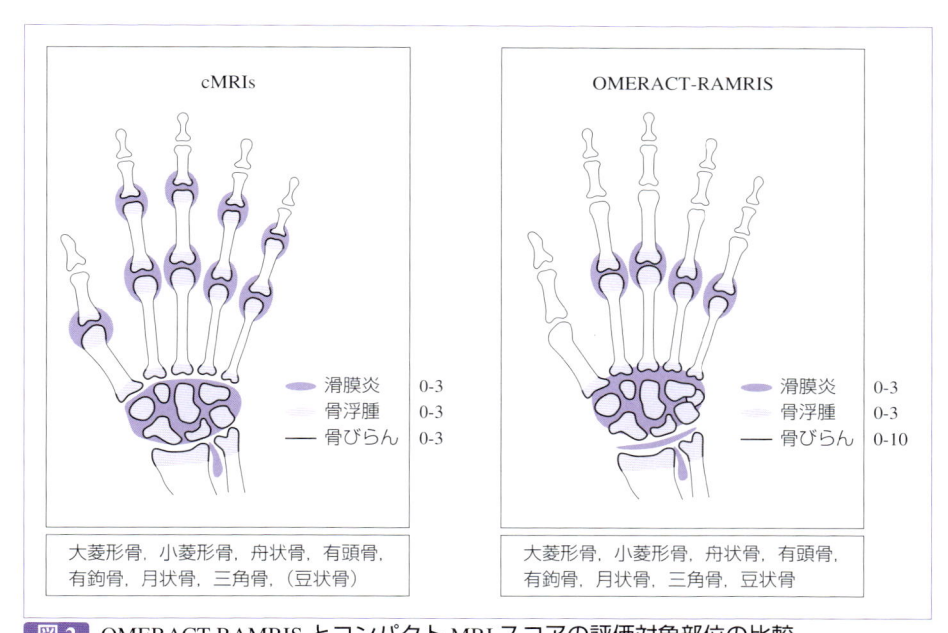

図2 OMERACT-RAMRIS とコンパクト MRI スコアの評価対象部位の比較
コンパクト MRI スコア(cMRIs)では，PIP 関節を評価対象に追加し，骨びらんを 11 段階から 4 段階評価へと簡易化した．

(文献 5 より引用改変)

線写真上の悪化が見られる場合，subclinical inflammation の存在を疑い MRI 検査を行う．

MRI 画像評価法

RA の MRI 画像評価には OMERACT-RAMRIS[4]がグローバルスタンダードで使用されている．評価部位は手関節から MCP 関節で評価対象は滑膜炎，骨髄浮腫，骨びらんである．画像上の体積によりそれぞれ点数化する．OMERACT-RAMRIS は詳細な評価法であり，特に骨びらんの評価方法が煩雑である．また，RA で罹患率の高い PIP 関節が評価対象から外れている．したがって，当科では OMERACT-RAMRIS を改変し骨びらんにおけるスコアリングを簡易化し PIP 関節も評価対象としたコンパクト MRI スコアを考案した[5]．図2に比較を示す．

文献

1) Jimenez-Boj E *et al.*：Bone erosions and bone marrow edema as defined by magnetic resonance imaging reflect true bone marrow inflammation in rheumatoid arthritis. *Arthritis Rheum*. 2007；**56**：1118-1124.
2) Gandjbakhch F, *et al.*：Synovitis and osteitis are very frequent in rheumatoid arthritis clinical remission：results from an MRI study of 294 patients in clinical remission or low disease activity state. *J Rheumatol*. 2011；**38**：2039-2044
3) Brown AK, *et al.*：An explanation for the apparent dissociation between clinical remission and continued structural deterioration in rheumatoid arthritis. *Arthritis Rheum*. 2008；**58**：2958-2967
4) McQueen F, *et al.*：OMERACT Rheumatoid Arthritis Magnetic Resonance Imaging Studies. Summary of OMERACT 6 MR Imaging Module. *J Rheumatol*. 2003；**30**：1387-1392.
5) Suzuki T *et al.*：A new low-field extremity magnetic resonance imaging and proposed compact MRI score：evaluation of anti-tumor necrosis factor biologics on rheumatoid arthritis. *Mod Rheumatol*. 2009；**19**：358-365.

〔鈴木　豪〕

Chapter IV
関節リウマチの疾患活動性評価，身体機能評価

Chapter Ⅳ　関節リウマチの疾患活動性評価，身体機能評価

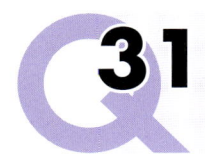

Q31 関節炎の評価方法を教えてください．

A 自覚症状，身体所見，炎症反応，画像所見を用いて総合的に評価します．

総合的評価の重要性

　疼痛などの自覚症状，身体所見による関節の腫脹・圧痛・熱感，血清学的炎症反応，X線・超音波・MRIなどの画像所見を組み合わせて総合的に評価を行う．関節炎の評価において難しい点は各々の評価が必ずしも一致しないという点である．関節炎に限らず，疾患活動性の評価にはまず患者自身の自覚症状を十分に聞くことが大切である．関節炎に最も関連した自覚症状は関節痛であるが，関節痛の自覚症状が強いからといって必ずしもその関節でDMARDsによる加療が必要となる炎症性関節炎が存在するわけではない．関節痛はすでに惹き起こされた構造的破壊による機械的な刺激でも認められる．したがって，関節リウマチ（RA）患者が関節痛の訴えを認めた場合，その関節で実際に炎症性関節炎が存在するか判断する必要がある．このためには身体所見上の腫脹や熱感といった身体所見を正しく評価することが重要であり，血清学的な炎症反応も補助診断として有用である．また，身体所見による腫脹や熱感を認めない関節であっても，MRIや超音波による画像検査で滑膜炎が認められる場合[1]や，炎症反応も陰性で自覚症状の訴えがまったくない関節であってもこれらの画像検査で滑膜炎が検出される場合もあるため，対象とする関節での関節炎の有無の判断が重要となる場合はMRIや超音波検査を試行する必要がある．

　RAは全身の多関節炎を特徴とする．単関節での関節評価も重要であるが，疾患活動性の評価・治療効果判定においては全体としての関節炎評価がより重要となる．したがって，RAの活動性評価には患者による疼痛の自覚評価，医師や患者による疾患活動性の全般的評価，腫脹・圧痛といった身体所見，血清学的炎症反応を組み合わせたdisease activity score 28

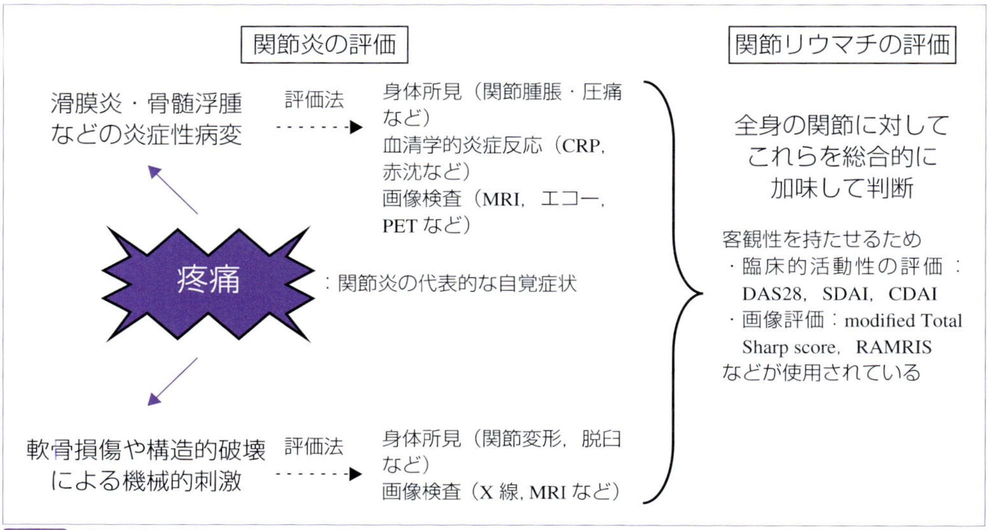

図1 関節炎と関節リウマチの評価

62

（DAS 28），clinical disease activity index（CDAI），simplified disease activity index（SDAI）などが使われている（図1）.

文献
1) Ogishima H, et al.：Analysis of subclinical synovitis detected by ultrasonography and low-field magnetic resonance imaging in patients with rheumatoid arthritis. *Mod Rheumatol*. 2014；**24**：60-68.

（鈴木　豪）

Q32 VASの評価法を教えてください.

A VASはVisual Analogue Scaleの略であり，関節リウマチのみならず，痛みや疾患全般の主観的評価によく用いられています．「最もよい（0），最も悪い（10）」の0〜10までの数値で記載されるのが一般的であり，数値が高いほど痛みや状態が悪いことを示します．VASをとる方法には様々な方法がありますが，一般には長さ10 cmの線の左端を「最もよい状態」，右端を「最も悪い状態」とした場合に，現在の状態がどの程度かを記し，その距離（cm）を点数とする方法が用いられています（図1）.

● VASの種類
関節リウマチ（RA）におけるVASには患者自身が評価するpatient global assessment（PtGA）VASと医師が評価するprovider global assessment（PrGA）VASの二つがある．前者では2以下，後者では1.5以下を低疾患活動性と評価するが，VAS単体での評価は通常行われず，疾患活動性総合指標の一要素としての役割が主となっている.

PtGAとPrGAはともにdisease activity score-28（DAS28），simplified disease activity index（SDAI），clinical disease acrivity index（CDAI），ACRコアセットなどの関節リウマチの疾患活動性総合指標の一項目となっている．また，ACRコアセットでは患者による疼痛の評価も必要であり，その評価にpatient pain VASもあわせて用いられている．一方，Boolean寛解の評価ではPtGA VASのみが用いられている.

● PtGA VASの問題点
さて，PrGA VASは，医師が関節炎の全般評価をして現在の患者の病状がどの程度かを記載するため，比較的問題は少ない方法であるが，PtGA VASは患者が自分の関節炎に関する全般状態を評価するため，その評価には十分な注意が必要である.

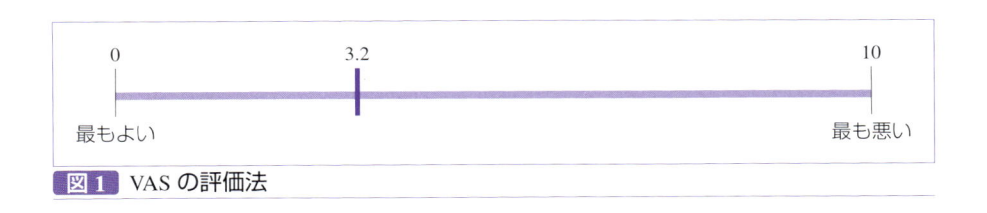

図1 VASの評価法

患者に，「関節炎を患っていることがあなたに及ぼしている状態を考えた際に，今の関節炎の状態はどのあたりにあたりますか．」といった質問を投げかけて示してもらうわけだが，高齢者や精神面に問題のある患者に，関節炎に関する症状に限った評価してもらうのは非常に難しく，脊柱管狭窄症などによるしびれや精神状態など関節炎以外の状態が評価に大きく影響してしまうことが少なからずみられる．また，この関節炎に関する全般評価であることを，患者に「常に」理解していてもらうという点も難しく，質問紙法で記載してもらう場合は特に注意が必要である．

したがって，昨今の寛解を目指すリウマチ治療においては，PtGA VAS の疾患活動性総合指標の一項目としての位置づけを疑問視する声が聞かれる．とはいえ，足趾の関節症状など見落としやすい関節の症状を反映する側面もあり，2014年現在で使用されている疾患活動性指標においてはやはり重要な項目の1つであるといえるだろう．

文献

1) Anderson JK1, et al.：Measures of rheumatoid arthritis disease activity：Patient(PtGA) and Provider(PrGA) Global Assessment of Disease Activity, Disease Activity Score(DAS) and Disease Activity Score with 28-Joint Counts(DAS28), Simplified Disease Activity Index(SDAI), Clinical Disease Activity Index(CDAI), Patient Activity Score(PAS) and Patient Activity Score-II(PASII), Routine Assessment of Patient Index Data(RAPID), Rheumatoid Arthritis Disease Activity Index(RADAI) and Rheumatoid Arthritis Disease Activity Index-5(RADAI-5), Chronic Arthritis Systemic Index(CASI), Patient-Based Disease Activity Score With ESR(PDAS1) and Patient-Based Disease Activity Score without ESR(PDAS2), and Mean Overall Index for Rheumatoid Arthritis(MOI-RA). *Arthritis Care Res*(Hoboken). 2011；**63**(Suppl 11)：S14-36.

(林　太智)

Q33 関節リウマチの血清学的な活動性指標を教えてください．

A 炎症マーカーである ESR や CRP，滑膜炎の活動性を反映する MMP-3 などがあげられます．

●各マーカーの特徴

1) ESR(赤沈)

erythrocyte sedimentation rate(ESR)は古くから関節リウマチ(RA)の活動性マーカーとして用いられてきたが，その背景には測定に特殊な機器を要さず，簡易に安価で測定できたことが大きい．ESR 測定は，ガラス細管(内径 2.5 mm，長さ 30 cm)に抗凝固剤である 3.2% クエン酸ナトリウム二水塩と血液を 1：4 の比率で混ぜたものを 20 cm まで入れ，18〜25℃の環境で直立させ 60 分後の血漿層と血球層との界面の移動距離(mm/時)を測定する Westergren 法(国際標準法)が一般的である．基準値は男性が 2〜10 mm/時，女性が 3〜15 mm/時とされ性差を認めるが，男女とも加齢により亢進する．ESR は血漿の粘度(特にフィブリノゲンや免疫グロブリン濃度)や赤血球数，循環血漿量などを反映して様々な病態で亢進や遅延をきたす(表1)．RA では活動性に伴い亢進するが，ESR は刺激に対して 24〜48 時間で変化し，数週間かけて回復すると考えられており[1]，病勢の素早い変化を反映しにくい．

表1 ESRが異常を呈する病態・疾患

亢進	赤血球数の減少	貧血 循環血漿量増加：妊娠
	フィブリノーゲン・α-グロブリンの増加	妊娠 炎症性疾患：感染症，関節リウマチ・膠原病活動期，悪性腫瘍など ストレス：大手術・外傷など
	免疫グロブリンの増加	多クローン性増加：肝疾患，慢性感染症，関節リウマチ・膠原病，悪性腫瘍など 単クローン性増加：多発性骨髄腫，原発性マクログロブリン血症，良性M蛋白血症など
	アルブミンの減少	ネフローゼ症候群
遅延	赤血球数の増加	血液濃縮状態：脱水 赤血球増多症
	フィブリノーゲンの減少	DIC 線溶亢進 無フィブリノーゲン血症
	免疫グロブリンの減少	無γグロブリン血症

2）CRP

C-reactive protein（CRP）は急性期反応蛋白の一種であり，炎症や急性組織障害により活性化された単球・マクロファージがインターロイキン（IL）-1，IL-6，TNF-αなどの炎症性サイトカインを分泌し，肝細胞でのCRP産生を誘導する．炎症をきたす刺激に際して2〜3時間程度で上昇し，12〜24時間でピークに達し，刺激が取り除かれた後は数日で正常に回復するため，炎症のプロセスを直接的に反映している．

3）MMP-3

マトリックスメタロプロティナーゼ（matrix metalloproteinase：MMP）-3は細胞外マトリックスを分解する酵素であり，20種類以上が同定されている．RAではIL-1，IL-6，TNF-αなどの刺激により関節の滑膜細胞が増殖・活性化をきたしてMMP-3産生が亢進し，軟骨の細胞外主成分であるプロオグリカンやIV型コラーゲンなどを分解し，関節軟骨の障害，関節裂隙の狭小化を生じる．さらに破骨細胞の活性化をきたし，骨びらんが生じて関節破壊をきたす[2]．Yamanakaらは，早期RAにおいて，血清MMP-3高値群は血清MMP-3低値群に比べ，X線写真上，関節破壊の進行を認めることを示し，MMP-3がRAの予後予測因子として有用であると報告している[3]．基準値は，男性で36.9〜121 ng/mL，女性で17.3〜59.7 ng/mLと性差を認める．

● 関節リウマチ活動性評価における各マーカーの問題点

1）ESR

様々な因子が影響するため，純粋にRAの活動性を表現しているとはいい難く，たとえば，Sjögren症候群を合併して高γ-グロブリン血症を有する場合にはRAの病勢にかかわらずESR高度亢進が持続してしまう．迅速な病勢の変化を捉えにくいことも時に問題となるが，逆に，貧血やγグロブリンの改善といった病勢低下に伴う全般的な改善を捉えるのにすぐれているともいえる[4,5]．

2）CRP

CRPはESRと異なり単一の炎症性物質であるため，ESRに比べRAの病勢をより正確に

リアルタイムに捉えるのに適しているともいえる．しかし，小関節で罹患関節数の少ない場合などはCRPも変化しない場合もあり，過信してはいけない．

3）MMP-3

血清MMP-3はRAにおける滑膜炎の存在のみならず，腎機能障害，血管内皮障害，ステロイド投与などでも高値となることを知っておく．ステロイドに関しては，ステロイド投与によりMMP-3の前駆物質（pro MMP-3）のクリアランスが低下する可能性が考えられており，ステロイド内服者のMMP-3濃度は高く出る可能性があるので結果の解釈に注意する．

文献

1) Kushner I, et al.：The acute phase response-general aspects. *Baillieres Clin Rheumatol* 1994；**21**：1227-1237.
2) McInnes IB, et al.：The pathogenesis of rheumatoid arthritis. *N Engl J Med* 2011；**365**：2205-2219.
3) Yamanaka H, et al.：Serum matrix metalloproteinase 3 as a predictor of the degree of joint destruction during the six months after measurement, in patients with early rheumatoid arthritis. *Arthritis Rheum* 2000；**43**：852-858.
4) Wolfe F.：Comparative usefulness of C-reactive protein and erythrocyte sedimentation rate in patients with rheumatoid arthritis. *J Rheumatol* 1997；**24**：1477-1485.
5) Ward MM.：Relative sensitivity to change of the erythrocyte sedimentation rate and serum C-reactive protein concentration in rheumatoid arthritis. *J Rheumatol* 2004；**31**：884-895.

（松井利浩）

Q34 血清学的炎症反応だけで関節リウマチの疾患活動性を評価してよいのですか？

A いけません．関節リウマチの疾患活動性は，関節所見（圧痛・腫脹），CRPやESRなどの血清学的炎症反応，患者および医師の主観的評価などを併せた複合的評価指標（DAS28, SDAI/CDAI）で評価します．

●複合的評価指標（composite index）

関節リウマチ（RA）は炎症性疾患であるため，血清学的炎症反応（CRP，ESR）で病勢を判断されがちであるが，実際にはそれらと関節所見（圧痛，腫脹の程度や罹患関節数），患者や医師の主観的評価（visual analogue scale：VAS）とが相関しているとは限らない．小関節が複数罹患していてもCRPが陰性のこともあれば，大関節1か所だけの罹患でもCRPが著しく上昇している場合もある．腫脹は疾患活動性の強弱と必ずしも一致しない場合もありうるし，疼痛は評価時の炎症ではなく過去の炎症の結果生じた変形に起因する場合もある．よって，RAの疾患活動性の評価には，これらの変数を単一で用いるのではなく，複合して評価する複合的評価指標（composite index）を用いることが推奨されている[1]．最近では，関節超音波やMRI検査による画像的関節炎評価が行われることも多い．

●複合的評価指標の歴史と問題点

これまで多くの複合的評価指標が提唱されてきたが，現状で重要なのはDAS28とSDAI，CDAIであろう（**表1**）．それぞれ変数の抽出方法や重みづけ，算出式の導き方に相違があり，その策定過程を比較するのは興味深いが，各指標についてはQ37で紹介されるので，ここでは開発の歴史と問題点について概説するにとどめる．

表1 DAS28-ESR/CRP と SDAI/CDAI の相違点と問題点

	DAS28-ESR	DAS28-CRP	SDAI	CDAI
構成項目	TJC28, SJC28, GH, ESR	TJC28, SJC28, GH, CRP	TJC28, SJC28, EGA, PGA, CRP	TJC28, SJC28, EGA, PGA
項目の抽出と算出式	統計学的に抽出し係数をかけ加算		任意に抽出して単純に加算	
計算	複雑（計算のためのデバイスが必要）		簡便	
炎症反応	ESR（貧血やγグロブリン量に影響される）	CRP		なし
正規分布	する		しない（SDAI/CDAIは左に偏った非正規分布となる．統計処理上要注意）	
その他	ACRコアセット（68関節評価）と異なりいずれも28関節評価であり，足趾MTP関節，足関節などは含まれていない			
	DAS28-CRPはDAS28-ESRに比べて疾患活動性を過小評価する			

TJC：圧痛関節数，SJC：腫脹関節数，GH：（患者による）全般的健康状態，EGA：評価者（医師）による疾患活動性全般評価，PGA：患者による疾患活動性全般評価，ESR：血沈

1）DAS28 の誕生

1990年，van Rielらのグループは，発症1年未満の早期RA患者の実臨床において，抗リウマチ薬（DMARDs）の開始（high activity）と継続もしくは中断（low activity）を区別する指標について統計学的手法を用いて解析した結果，Ritchie articular index（RAI：53関節において圧痛の程度を分類して合計点数で評価）[2]，腫脹関節数（44関節評価），ESR，全般的健康状態（global health：GH）の4因子を抽出し，各因子に重みづけを行って加算した複合的な疾患活動性指標（disease activity score：DAS）を提唱した[3]．各因子の重みづけはRAI＞腫脹関節数＞ESR，GHの順であり，検査データよりも関節所見がより重視された．その後，RA活動性評価における28関節評価の妥当性を示す発表が続き，1995年，DASの関節評価を28関節に置換するとともに圧痛のgradingを廃止したmodified DAS（のちのDAS28）が発表されたが[4]，圧痛には腫脹の2倍の重みづけがなされた．2003年にはESRをCRPに置き換えたDAS28-CRPも発表された[5]．

2）SDAI/CDAI の誕生

SDAIおよびCDAIは，Smolenらにより2003年および2005年にそれぞれ提唱された複合指標である[6,7]．算出には計算機を要する複雑な公式で定義されたDAS28とは対照的に，SDAI/CDAIは28関節評価の圧痛関節数，腫脹関節数，患者による疾患活動性全般評価，医師による疾患活動性全般評価，そしてESRではなくCRP（CDAIでは不要）を，あくまでも任意に抽出して単純に加算したものであり，簡便さを第一義的に考慮した結果であるとされている．

3）DAS28，SDAI/CDAI の問題点

いずれも28関節評価であり，それ以外の関節，特に足趾MTP関節が評価されていない点を問題視されることが多い．DAS28-CRPはDAS28-ESRに比べて疾患活動性を過小評価する傾向があるので注意する[8]．また，DAS28が正規分布するのに対して，SDAI/CDAIは

左方にシフトした非正規分布をとるため，統計学的解析時には留意する．

最も重要なのは，各複合的活動性指標が表現している RA 活動性の内容が異なるため，同一患者でも指標毎に評価が一致しない可能性があることを理解しておく．

文献

1) van der Heijde DM, et al.：Validity of single variables and composite indices for measuring disease activity in rheumatoid arthritis. *Ann Rheum Dis* 1992；**51**：177-181.
2) Ritchie DM, et al.：Clinical studies with an articular index for the assessment of joint tenderness in patients with rheumatoid arthritis. *Q J Med* 1968；**37**：393-406.
3) van der Heijde DM, et al.：Judging disease activity in clinical practice in rheumatoid arthritis：first step in the development of a disease activity score. *Ann Rheum Dis* 1990；**49**：916-920.
4) Prevoo ML, et al.：Modified disease activity scores that include twenty-eight-joint counts. Development and validation in a prospective longitudinal study of patients with rheumatoid arthritis. *Arthritis Rheum* 1995；**38**：44-48.
5) van Riel PL, et al.：A comparison of CRP and ESR to measure DAS28 in adalimumab clinical trials. *EULAR* 2003, abstract THU0199.
6) Smolen JS, et al.：A simplified disease activity index for rheumatoid arthritis for use in clinical practice. *Rheumatology*(Oxford) 2003；**42**：244-257.
7) Aletaha D, et al.：Acute phase reactants add little to composite disease activity indices for rheumatoid arthritis：validation of a clinical activity score. *Arthritis Res Ther* 2005；**7**：R796-806.
8) Matsui T, et al.：Disease Activity Score 28(DAS 28) using C-reactive protein underestimates disease activity and overestimates EULAR response criteria compared with DAS 28 using erythrocyte sedimentation rate in a large observational cohort of rheumatoid arthritis patients in Japan. *Ann Rheum Dis* 2007；**66**：1221-1226.

（松井利浩）

Q35 DAS44，DAS28 とは何ですか？

A 関節リウマチの活動性の評価方法で，圧痛関節数，腫脹関節数，ESR あるいは CRP 値，患者全般的健康状態の 4 因子を用いて計算します．治療効果判定にも用いられます．

● DAS の成り立ち

　関節リウマチ(RA)患者を管理するうえで，全般的な疾患活動性をきちんと評価する必要がある．そのためには，いくつかの活動性指標を組み合わせて評価することが適切である．そこで，いくつかの候補因子を多変量解析した結果，圧痛関節所見，腫脹関節数，炎症反応，患者による全般的健康状態が抽出された．そして，これらの 4 因子を用いて活動性の指標とする算式が欧州から報告されたのが disease activity score(DAS)である．

　ただ，DAS44 は，評価関節数が 44 関節と多い上，圧痛関節の程度をそれぞれ 0～3 点で評価する ritchie articular index が採用されていて，通常の診療で用いるには煩雑であった．そこで，後に評価関節を 28 関節(図1)に絞り，圧痛関節の評価も単に疼痛の有無で評価するだけの DAS28 が提唱され，頻用されている．DAS28 の最大の特徴は，下肢の関節評価を膝関節だけとされていることで，この点が問題視されることもあるが，いくつかの研究において DAS44 と DAS28 との間で，活動性の評価に特に大きな差を認めないと報告されている．

● DAS28 の計算と使い方

　現在は主として DAS28 が用いられるため，DAS28 に関して解説する．図1 の評価対象と

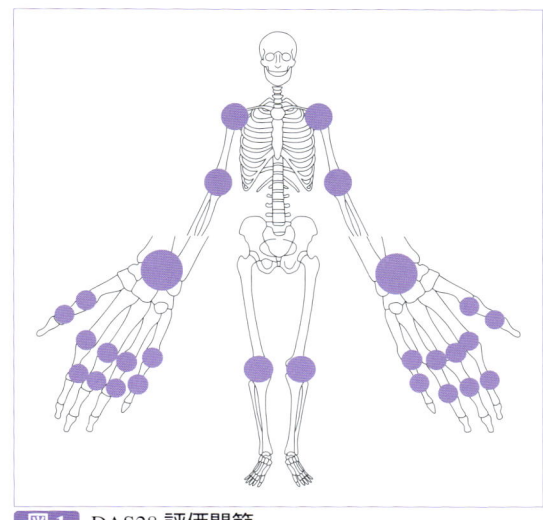

図1 DAS28 評価関節
●の関節が評価対象関節

表1 DAS28 計算法

4因子での計算	
DAS28-ESR	$0.56 \times \sqrt{(圧痛関節数)} + 0.28 \times \sqrt{(腫脹関節数)} + 0.17 \times \ln(ESR) + 0.014 \times (患者による全般健康状態)$
DAS28-CRP	$0.56 \times \sqrt{(圧痛関節数)} + 0.28 \times \sqrt{(腫脹関節数)} + 0.36 \times \ln(CRP \times 10 + 1) + 0.014 \times (患者による全般健康状態) + 0.96$
3因子での計算（患者による健康状態を含まない）	
DAS28-ESR（3）	$[0.56 \times \sqrt{(圧痛関節数)} + 0.28 \times \sqrt{(腫脹関節数)} + 0.17 \times \ln(ESR)] \times 1.08 + 0.16$
DAS28-CRP（3）	$[0.56 \times \sqrt{(圧痛関節数)} + 0.28 \times \sqrt{(腫脹関節数)} + 0.36 \times \ln(CRP \times 10 + 1)] \times 1.10 + 1.1$

（元の計算式のCRPの単位はmg/Lであり，日本でのCRPの単位はmg/dLのため，CRP値を10倍して補正した式としてある．）

　なる28関節中の①圧痛関節数，②腫脹関節数と，③ESR（1時間値）あるいはCRP値，④主観的評価（visual analogue scale：VAS 0 ～ 100 mm）の4因子を用いて，表1の計算式にて数値化する．ESRを用いる計算式に加えて，後にCRPを用いる計算式も発表され，どちらを用いるかによって計算式が異なるので注意する必要がある．また，CRP値の単位が海外とわが国では異なり，実際の計算はDAS計算機やインターネット上の計算サイトで行うことと思われるが，海外の計算機/サイトでCRP値を入力する際には，具体的にはわが国での値を10倍にする必要があるので，注意が必要である（表1はわが国用に補正）．

　算出した結果は，表2の通り，現在の疾患活動性が高いのか，中程度であるのか，低いのか，そして最近では，寛解基準も決められ，寛解の判定にも用いられる．また，ヨーロッパリウマチ学会（EULAR）により，治療効果判定に用いることも提唱され，治療後のDAS28値と治療前からのDAS28の改善度により，行った治療に対して，good response（反応良好），moderate response（中等度反応），no response（反応なし）の3評価に分けて判定される（表2）．

　また，患者の全般的健康状態を除く3項目での計算式も示されている（表1）が，4項目の

表2 DAS28 による活動性の分類と EULAR 改善基準

疾患活動性	治療後の DAS28	治療前の DAS28 からの改善度		
		改善度＞1.2	0.6＜改善度≦3.2	改善度≦0.6
寛解	DAS28-ESR＜2.6 DAS28-CRP＜2.3			
低疾患活動性	DAS28≦3.2	good response	moderate response	no response
中疾患活動性	3.2＜DAS28≦5.1	moderate response	moderate response	no response
高疾患活動性	5.1＜DAS28	moderate response	no response	no response

計算の場合と同等に有用であるかは不明だが，同一集団内で使用するには問題ないと考える．

なお，DAS28 の関節所見の取り方の動画など含めて "http://www.das-score.nl/" も参照していただきたい．

● DAS 評価の注意点

1) DAS を用いた寛解の評価

DAS28 を用いた寛解基準が決められ(表2)，しばらく用いられていたが，寛解を維持していた患者の中に，骨関節破壊が進行する例が少なからず含まれることが報告されるようになってきた．したがって，DAS28 を用いた寛解基準は緩い基準と考えられ，最近では，より厳密な寛解基準として Q37 にある CDAI，SDAI を用いることが推奨されている．

2) ESR を使うか，CRP を使うか．

DAS には，ESR を使う場合と CRP を使う場合がある．注意しなければならないのは，RA は Sjögren 症候群(SS)の合併率が高く，周知の通り，SS では持続的に免疫グロブリンが高値であることが多いため，ESR の測定原理から，必然的に ESR は亢進したままということになる．したがって，CRP は陰性であるにもかかわらず，ESR は依然として高値が持続するということが生じうる．この様な場合，ESR を用いた評価は慎重に行う必要があり，SS を合併し，免疫グロブリンが高値の患者の場合には，CRP を使用した方が活動性の評価方法としては適当と考える．

また，トシリズマブ(アクテムラ®)を使用している場合，IL-6 からのシグナルが抑制されることにより，CRP 産生が抑制され，実際の活動性と CRP 値の間に解離が生じることがあるので，CRP を用いた評価は推奨されない．

一般的に，CRP を用いた場合のほうが，疾患活動性を過少評価し，活動性の改善度を過大評価してしまう可能性があるとされおり，注意が必要である．ESR を用いた結果と CRP を用いた結果とを単純に比較することは避けるべきで，同一患者，比較すべき集団内では，計算方法を統一すべきである．

〈後藤大輔〉

Q36 ACR20, 50, 70とは何ですか？

A 関節リウマチの疾患活動性が，治療によりどれくらい改善したかを，比率によって表したものです．

● ACR20, 50, 70の由来

関節リウマチの疾患活動性は，症状，臨床検査値，画像などで総合的に判断するが，1993年アメリカリウマチ学会（ACR）がRAの疾患活動性に用いる指標として表1のようなコアセットを発表した．このコアセットを用いて治療効果判定を行う時，疾患活動性の改善比率が20%，50%，70%であったものがACR20，ACR50，ACR70と表記される．

具体的には評価前と後で各項目を比較し，表1の，①圧痛関節痛数および②腫脹関節数が20%以上減っていること，かつ③から⑦の項目のうち3項目以上で20%以上の改善が認められる時，ACR20を達成したと評価される（表2）．それぞれ改善比率を50%，70%で置き換えたものがACR50，70を達成したと評価される．

ヨーロッパリウマチ学会（EULAR）の改善基準と比較すると，満たすべき項目が多いことや，項目ごとの重みの配分が均等であるため，達成が厳しい基準であるということができる．

表1 ACRコアセット
① 圧痛関節数
② 腫脹関節数
③ 患者による疼痛評価（VAS）
④ 患者による疾患活動性の全般的評価（VAS）
⑤ 医師による疾患活動性の全般的評価（VAS）
⑥ 患者による身体機能評価（HAQ）
⑦ 急性期反応物質（ESR, CRP）
⑧ X線画像評価

VAS = visual analogue scale

表2 ACR20改善基準
① 圧痛関節数20%以上の改善
② 腫脹関節数20%以上の改善
　かつ以下の5項目のうち3項目以上において20%以上の改善
③ 患者による疼痛評価（VAS）
④ 患者による疾患活動性の全般的評価（VAS）
⑤ 医師による疾患活動性の全般的評価（VAS）
⑥ 患者による身体機能評価（HAQ）
⑦ 急性期反応物質（ESR, CRP）

● 実臨床での使い方

1） 患者さんの主観で決まるコアセット③，④，⑥に関しては，あらかじめ質問用紙を準備し，診察前に患者さんに記入しもらい日常診療でデータを蓄積する必要がある．③，④，⑥に関しては，多忙な診療の最中に説明しながらデータをとることは，非効率的であると思われる．

2） 日常診療でACR改善率を用いて治療効果判定を行うことは，ある程度の時間を要するため，通常DAS28やSDAI，CDAIといった指標が用いられることが多い．このためACR改善率は治験や学会発表で用いられることが多い．

（千野裕介）

Q37 SDAI, CDAI とは何ですか？

A 関節リウマチの疾患活動性を表す複合指標として，最も一般的な DAS28 をより単純化した指標が SDAI および CDAI です．SDAI は，腫脹関節数，疼痛関節数(28 関節中)，CRP 値(mg/dL)，患者全般評価，医師全般評価(0～10 cm)の合計で，CDAI は SDAI から CRP を除いたものです．

● SDAI, CDAI の由来

関節リウマチ(RA)の診療において，疾患活動性の評価や治療反応性の評価には DAS28 やアメリカリウマチ学会(ACR)反応率およびヨーロッパリウマチ学会(EULAR)改善基準が一般的に用いられてきた．しかし，ACR 反応率はあくまでも相対的な薬効の評価に適し，DAS28 は絶対的な疾患活動性の評価であるものの，その複雑な計算式から日常診療では即座に数値を得られない場合がある．こうした状況をふまえ，Smolen らは反応性関節炎に対する疾患活動性スコア(disease activity index for reactive arthritis：DAREA)をもとに simplified disease activity index(SDAI)を考案した[1]．SDAI は，以下の通り 28 関節評価に基づく疼痛関節痛数(TJC)・腫脹関節痛(SJC)・患者全般評価(PGA)(0～10 cm)・医師全般評価(MDGA)(0～10 cm)・CRP 値(mg/dL)の単純な和とした．

$$SDAI = TJC + SJC + PGA + MDGA + CRP$$

レフルノミド第Ⅲ相試験における 3 つの患者データベースを用いて SDAI の有効性を評価したところ，治療開始時，開始 6 か月後において SDAI と DAS28 は強く相関し，また DAS28 変化率ともよく相関した．SDAI 変化率は HAQ/MHAQ 変化率ともよく相関し，SDAI から CRP 値を取り除いても同様の結果であった．疾患活動性の区分けに関しては，本論文では SDAI ＜ 20：低疾患活動性，SDAI 20～40：中疾患活動性，SDAI ＞ 40：高疾患活動性とするのが妥当と考えられた(後に変更となる)．また，22 以上の SDAI 低下を大幅改善，10～21 の低下であれば中等度改善とした SDAI 改善基準は，骨破壊の進行度ともよく相関していた．

その後，RA 患者コホートの観察研究において，CRP が DAS28-CRP や SDAI に寄与する割合は 5% 程度でしかないことがわかり，下式のとおり SDAI から CRP を除いた指標を clinical disease activity index(CDAI)とした[2]．

$$CDAI = TJC + SJC + PGA + MDGA$$

CDAI は SDAI と同程度に DAS28 や HAQ スコアと相関することから，採血を行わない場合や採血結果が即日には出ない場合，病勢評価や治療の決定に有用である．

● 新たな疾患活動性評価基準としての SDAI および CDAI

治療の進歩にあわせて疾患活動性の定義が見直され，DAS および SDAI における寛解，低疾患活動性，高疾患活動性のカットオフ値が改訂された[3]．その後 CDAI に関しても，疾患活動性カテゴリーに属する患者の CRP 標準上限値を差し引いてカットオフ値が規定された(表1)．

表1 疾患活動性指標と寛解・疾患活動性評価の新旧カットオフ値

疾患活動性指標	疾患活動性	旧カットオフ値	新カットオフ値
SDAI	寛解	≦ 5	≦ 3.3
	低疾患活動性	≦ 20	≦ 11
	中等度疾患活動性	≦ 40	≦ 26
	高疾患活動性	> 40	> 26
CDAI	寛解	−	≦ 2.8
	低疾患活動性	−	≦ 10
	中等度疾患活動性	−	≦ 22
	高疾患活動性	−	> 22
DAS28	寛解	≦ 2.6	< 2.4
	低疾患活動性	≦ 3.2	≦ 3.6
	中等度疾患活動性	≦ 5.1	≦ 5.5
	高疾患活動性	> 5.1	> 5.5

（文献3より一部引用改変）

その後も一般にはDAS28 < 2.6という寛解基準が広く用いられてきたが，この基準では限定的な疾患活動性を含んでしまうことが明らかとなり，2010年にACR/EULAR新寛解基準が発表された．ここでは，TJC，SJC，CRP(mg/dL)，PGA(1 〜 10)がすべて1以下といういわゆるBoolean寛解基準が新たに採用されたが，SDAI ≦ 3.3との基準は従来のまま採用された[4]．

●実臨床での使い方

実臨床において，多くの患者において寛解を目指し，罹病期間の長い一部の患者では低疾患活動性を目標とした治療を行うが，診察室ですぐに答えが得られて次の治療ステップへの決断を行う際に有用なのがSDAI，CDAIである．特にSDAI ≦ 2.8およびCDAI ≦ 2.8という寛解基準に関しては，DAS28 < 2.6という寛解基準に代わってRAをタイトコントロールするためにより広く用いられるようになってきている．

文献

1) Smolen JS, *et al.*：A simplified disease activity index for rheumatoid arthritis for use in clinical practice. *Rheumatology*(Oxford)．2003；**42**：244-257.
2) Aletaha D, *et al.*：Acute phase reactants add little to composite disease activity indices for rheumatoid arthritis：validation of a clinical activity score. *Arthritis Res Ther* 2005；**7**：R796-806.
3) Aletaha D, *et al.*：Remission and active disease in rheumatoid arthritis：defining criteria for disease activity states. *Arthritis Rheum* 2005；**52**：2625-2636.
4) Felson D, *et al.*：American College of Rheumatology/European League Against Rheumatism Provisional Definition of Remission in Rheumatoid Arthritis for Clinical Trials. *Ann Rheum Dis* 2011；**70**：404-413/*Arthritis Rheum.* 2011；**63**：573-586.

（保田晋助）

Q38 日常生活動作の評価はどのように行うのですか？

A 患者本人に HAQ-DI を回答してもらい，身体機能障害を評価することが一般的です．HAQ-DI の改変版である mHAQ が使用されることもあります．

HAQ-DI および mHAQ について

近年メトトレキサート（MTX）および生物学的製剤の導入により，関節リウマチ（RA）の治療は疼痛コントロール（臨床的寛解）だけでなく，骨破壊の抑制（構造的寛解）および日常生活を支障なく過ごすための機能維持（機能的寛解）も目標となってきた．

日常生活動作の評価方法としては，一般的に health assessment questionnaire disability index（HAQ-DI）が用いられる．これは，Fri らが 1980 年に提唱した the Full HAQ とよばれる質問票のうち身体機能障害に関連する部分を抽出したものであり[1]，8 つのカテゴリー（dressing：衣服着脱および身支度，arising：起立，eating：食事，walking：歩行，hygiene：衛生，reach：伸展，grip：握力，activity：活動）で計 20 項目の質問から構成される．質問毎

表1 HAQ-DI および mHAQ スコア

(1) 衣服着脱および身支度	1. 靴ひもを結び，ボタンかけも含めて自分で身支度できますか？ 2. 自分で洗髪できますか？
(2) 起立	1. 肘かけのない背もたれが垂直な椅子から立ち上がれますか？ 2. 就寝，起床の動作ができますか？
(3) 食事	1. 皿の上の肉を切ることができますか？ 2. いっぱいに水が入っている茶碗やコップを口元まで運べますか？ 3. 新しい牛乳のパックの口をあけられますか？
(4) 歩行	1. 戸外で平坦な地面を歩けますか？ 2. 階段を 5 段登れますか？
(5) 衛生	1. 身体全体を洗い，タオルで拭くことができますか？ 2. 浴槽につかることができますか？ 3. トイレに座ったり立ったりできますか？
(6) 伸展	1. 頭上にある 5 ポンド（約 2.3 kg）のものに手を伸ばして掴み，下に降ろせますか？ 2. 腰を曲げ床にある衣類を拾いあげられますか？
(7) 握力	1. 自動車のドアを開けられますか？ 2. 広口のビンの蓋を開けられますか？ 3. 蛇口の開閉ができますか？
(8) 活動	1. 用事や買い物で出かけることができますか？ 2. 車の乗り降りができますか？ 3. 掃除機をかけたり，拭き掃除などの家事ができますか？　　何の困難もない：0 点／いくらか困難：1 点／かなり困難：2 点／できない：3 点

HAQ-DI：(1)〜(8)の各カテゴリー中の最高点をその点数とし，最高点総和／回答カテゴリー数を求める．
mHAQ：下線部の質問項目のみで回答を得て，同様の計算を行う．

図1 HAQ-DI の推移

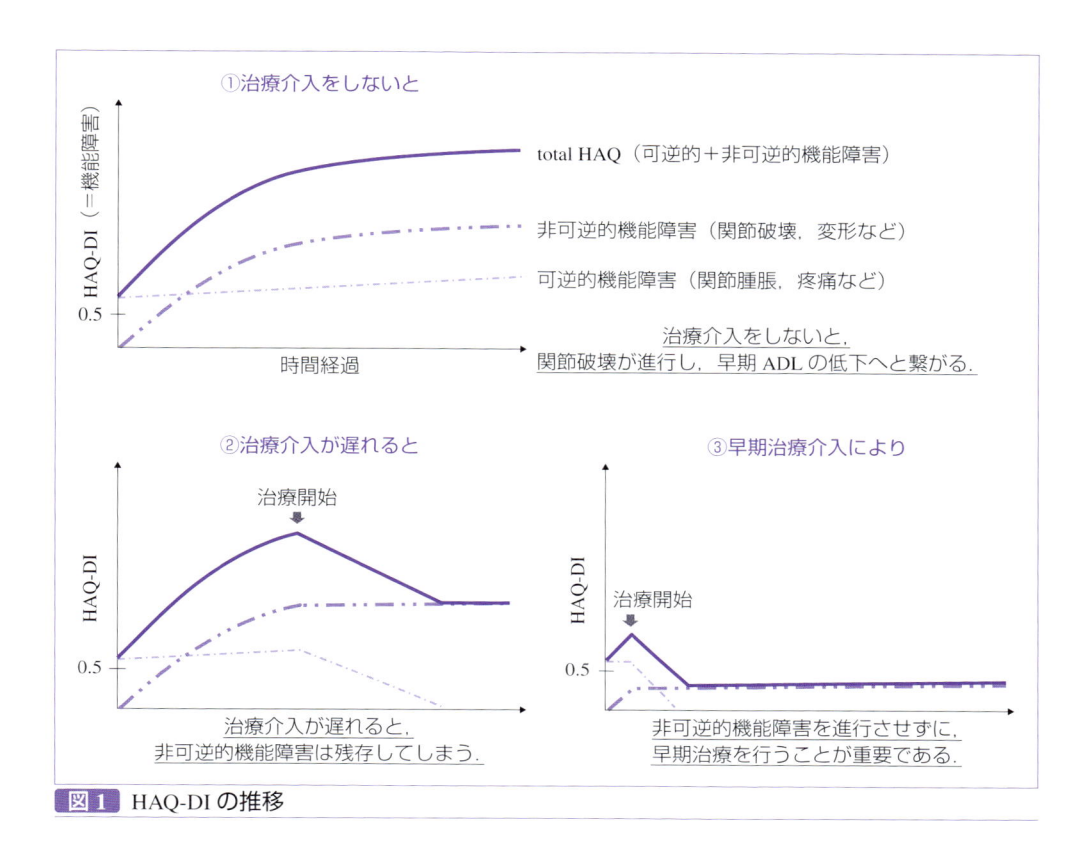

①治療介入をしないと：total HAQ（可逆的＋非可逆的機能障害）、非可逆的機能障害（関節破壊、変形など）、可逆的機能障害（関節腫脹、疼痛など）。治療介入をしないと、関節破壊が進行し、早期 ADL の低下へと繋がる．

②治療介入が遅れると：治療介入が遅れると、非可逆的機能障害は残存してしまう．

③早期治療介入により：非可逆的機能障害を進行させずに、早期治療を行うことが重要である．

に 0～3 点まで点数化(何の困難もない：0 点，いくらか困難：1 点，かなり困難：2 点，できない：3 点)し，各カテゴリー内の最高点をその点数とし，最高点の総和をカテゴリー数で割ったものがスコアとなる(**表1**)．

modified HAQ(mHAQ)は HAQ-DI を簡素化したものである[2](**表1**)．HAQ-DI の各カテゴリーの中から決められた各々1 つの質問項目のみ回答してもらい，HAQ-DI と同様に計算する．これは，疾患活動性評価法の 1 つであり ACR コアセットで使用される．

HAQ を用いた機能評価による治療目標

HAQ-DI を用いた治療指標は複数提示されているが，HAQ-DI ≦ 0.5 を機能的寛解と定義することが多い．機能障害は関節の疼痛・腫脹など疾患活動性に起因する可逆的要素と関節破壊に起因する不可逆的要素を両方含む．活動性病変により HAQ が増加し，これが維持されると将来固定した HAQ 高値(不可逆的機能障害)に繋がりうるため，早期の治療強化が必要である(**図1**)．

文献

1) Fries JF, et al.：Measurement of patient outcome in arthritis. *Arthritis Rheum* 1980；**23**：137-145.
2) Pincus T, et al.：Assessment of patient satisfaction in activities of daily living using a modified Stanford Health Assessment Questionnaire. *rthritis Rheum* 1983；**26**：1346-1353.

（浅島弘充）

Q39 寛解とはどのような状態をいうのでしょうか？

A 関節リウマチをはじめとする内科疾患は，罹患した疾患が「治癒」するわけではありません．そこで，見かけ上，疾患が消滅した状態を「寛解」と表現しています．

一般に「寛解」は，「症状がほぼ消失してコントロールされた状態」などとも表現されますが，英語の「寛解」が Remission（赦免）であり，「再燃の可能性を有しながらも，疾患の活動性が消失した状態」と定義されていることをあわせて考えると，「寛解」はむしろ「病気から免れた状態，つまり病気の影響がない状態」と考えるべきでしょう．

● 3つの寛解

さて，関節リウマチ（RA）の診療では，「臨床的寛解」，「構造的寛解」，「機能的寛解」の3つの寛解が定義されている．これは，症状を免れ，関節破壊を免れ，日常生活に支障のある状態から免れた状態を示し，これを，「導入」し，「維持」することが治療の目標とされる．

まず，腫脹・疼痛などの症状をはじめ炎症がほぼ消失した状態である「臨床的寛解」には，疾患活動性評価の指標ごとの定義があり，DAS 寛解（DAS28 < 2.6），SDAI 寛解（SDAI ≦ 3.3），CDAI 寛解（CDAI ≦ 2.8），Boolean 寛解（腫脹関節数（SJC），疼痛関節数（TJC），Patient global assessment（PtGA（1～10）），CRP（mg/dL）がすべて1以下）がよく用いられている（表1）．

一方，関節破壊進行が X 線検査上ほぼ止まることを意味する「構造的寛解」は，一般に，年間の総 Sharp Score の増加量（⊿TSS）≦ 0.5 と定義される．また，身体機能の低下がないことを意味する「機能的寛解」の代表的定義には，HAQ-DI ≦ 0.5 がある．これらは，「臨床的寛解」を補完するものであり，これらがすべて達成されることが，RA の「寛解」と考えられる．

●「寛解」評価の問題点

さて，ここで注意すべきことは，これらの「寛解」の定義は元来，臨床研究のために定義されているものであるということである．「臨床的寛解」をかろうじて達成したぐらいの状況では，しばしば関節炎が残存しており，症状が消失したとはいえないことが多い．「臨床的寛解」で最も厳しいとされる Boolean 寛解でさえ，1か所の関節炎が残っていても「寛解」と評価することが可能である．これはもちろん，見かけ上の症状が消失しているわけでもなく，

表1 よく用いられる関節リウマチの寛解の定義（2014年現在）

活動性指標	臨床的寛解				構造的寛解	機能的寛解
	DAS28-CRP/ESR	SDAI	CDAI	Boolean	⊿TSS	HAQ-DI
寛解の定義	< 2.6	≦ 3.3	≦ 2.8	SJC TJC PtGA （1～10） CRP （mg/dL） すべて1以下	≦ 0.5	≦ 0.5

その影響も免れていないため真の寛解とはいえないのはいうまでもない．臨床研究のうえでは，「構造的寛解」，「機能的寛解」がこれを補完するため，これらもあわせて達成されていれば問題はないわけだが，それもレトロスペクティブにしか評価できないため，臨床的寛解の定義を満たしながら，のちに構造的障害，機能的障害が進行する場合もあることが容易に推察できる．したがって，実臨床では，患者個々に真に寛解を達成しているかどうかを検討する必要があるといえる．その際，よりこれらの指標が改善した真の寛解に近いと考えられる状態を，便宜的に「深い寛解」と表現することがある．

　当然のことながら，構造的障害の予測の視点から臨床的寛解の定義の評価も試みられている．この点でDAS寛解の定義はそのカットオフ値にかかわらず予測妥当性が低いことが明らかとされており，2014年現在ではSDAI寛解を用いる頻度が増加している．

　わが国では「免疫学的寛解」，「精神的寛解」などという造語もしばしば耳にする．「免疫学的寛解」は炎症の基となっている免疫学的異常がどの程度消失しているかということである．現時点でその定義は難しく，汎用するにはさらなる知見が必要であるが，真の寛解を考えるうえで，またその予測という点で大切な考え方である．一方，「精神的寛解」は疾患に罹患したことによる精神的な影響を表現したものであろう．これもリウマチケアという点では大切な考え方である．

　こうした寛解を考えることは，十分な治療が可能となったRAの診療では非常に大切なことである．したがって，よりよい評価を求めて，今しばらくはその定義に改善が試みられていく可能性があると考えられる．

文献

1) Felson DT, *et.al.*：American College of Rheumatology/European League Against Rheumatism provisional definition of remission in rheumatoid arthritis for clinical trials. *Arthritis Rheum* 2011；**63**：573-586.
2) Felson D.：Defining remission in rheumatoid arthritis. *Ann Rheum Dis* 2012；**71** Suppl 2：i86-88.

（林　太智）

Q40 臨床的寛解であれば滑膜炎は消失していると考えてよいのでしょうか？

A 臨床的寛解でも滑膜炎，骨髄浮腫などの炎症性病変は高い確率で残存しています．

subclinical inflammation

　近年，MRIや超音波といった新しい画像診断のリウマチ診療への応用により，関節リウマチ（RA）患者では臨床的寛解が達成されても，滑膜炎や骨髄浮腫などの炎症性病変が残存していることが明らかとなった．特に手関節では約9割と非常に高い確率で滑膜炎が残存していることが報告されている（表1）[1]．また，身体所見上腫脹や圧痛が認められない関節であっても滑膜炎や骨髄浮腫が存在している場合もあり[2]，臨床的な活動性の評価だけではRAの真の活動性を評価しているとはいえない．これら通常の診察では検出することができない病変はsubclinical inflammationとよばれており近年注目されている．また，subclinical

表1 臨床的寛解患者における炎症性病変の残存率

		手関節, n = 188			MCP 関節, n = 188		
		DAS28 < 2.6 n = 141	SDAI ≤ 3.3 n = 84	CDAI ≤ 2.8 n = 141	DAS28 < 2.6 n = 141	SDAI ≤ 3.3 n = 84	CDAI ≤ 2.8 n = 141
滑膜炎	残存率(%)	90	88	90	80	69	72
	RAMRIS スコア 中央値(IRQ)	2 (2-4)	2 (2-4)	2 (2-4)	2 (1-4)	1 (0-3)	1 (0-3)
骨髄浮腫	残存率(%)	32	24	23	13	8	8
	RAMRIS スコア 中央値(IRQ)	0 (0-1)	0 (0-0)	0 (0-0)	0 (0-0)	0 (0-0)	0 (0-0)

(文献1より引用改変)

手関節は「遠位橈尺関節,橈骨手根関節,手根間・手根中手関節」の3領域,MCP関節は「第2～5MCP関節」を対象とし,それぞれの関節の対象領域に1か所でも残存していた場合の残存率を算定

inflammation により構造的破壊が引き起こされる症例も存在し,臨床的活動性の評価だけではなく MRI や超音波による subclinical inflammation を評価することの重要性が認識されてきている.特に,身体所見で腫脹を認めない関節であっても,疼痛の訴えが強い場合や骨破壊の進行が認められる場合には骨髄浮腫の存在を疑う必要がある.このように subclinical inflammation は臨床的寛解の達成とともに,骨破壊の進行を認めない構造的寛解をも目指した治療において必要不可欠なものとなってきている.しかし,subclinical inflammation の治療適応に関して確立したエビデンスは存在していない.最近の報告では片手の手関節から中手指節間(MP)関節の MRI 画像評価において RAMRIS スコアが5以下であった場合,X線骨破壊進行リスクが低いことが報告されている[3].すなわち,X線上の骨破壊防止を目標とした場合,subclinical inflammation には MRI 画像評価においてカットオフ値が存在することが示された.このカットオフ値は患者背景・使用薬剤をはじめとした様々な要因に影響されることが予想されるため今後さらなるエビデンスの構築が期待される.

文献

1) Gandjbakhch F, et al.：Synovitis and osteitis are very frequent in rheumatoid arthritis clinical remission：results from an MRI study of 294 patients in clinical remission or low disease activity state. *J Rheumatol* 2011；**38**：2039-2044.
2) Krabben A, et al.：Concordance between inflammation at physical examination and on MRI in patients with early arthritis. *Ann Rheum Dis* 2013. doi：10.1136/annrheumdis-2013-204005.［Epub ahead of print］
3) Gandjbakhch F, et al.：Determining a magnetic resonance imaging inflammatory activity acceptable state without subsequent radiographic progression in rheumatoid arthritis：results from a followup MRI study of 254 patients in clinical remission or low disease activity. *J Rheumatol*. 2014；**41**：398-406.

(鈴木　豪)

Chapter V

関節リウマチの最新治療指針
（ACR, EULAR リコメンデーション等）

Chapter Ⅴ　関節リウマチの最新治療指針（ACR，EULAR リコメンデーション等）

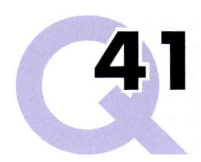

Q41 ACR 2008 リコメンデーション 2012 改訂版の概略，改正点を教えてください．

A Treat to Target（T2T）戦略によって形作られた骨組みに沿って，治療について実臨床レベルでより具体的な情報を提供するものが各治療ガイドラインおよび治療推奨（リコメンデーション）です．アメリカリウマチ学会が 2008 年に治療推奨を提案し広く知られていましたが，新たな TNF 製剤や TNF 阻害薬以外の生物学的製剤のエビデンスも蓄積され，2012 年に治療推奨の改訂が行われました．大まかに以下の 5 点が変更となりました．
①初期治療の導入（罹病期間の変更），②治療選択，③生物学的製剤の導入と無効時の変更，④生物学的製剤，⑤副作用の高リスク患者（悪性腫瘍の既往，ウイルス性肝炎，心不全）のある患者への生物学的製剤選択．

●初期治療の導入（罹病期間の変更）

2008 年アメリカリウマチ学会（ACR）治療推奨では罹病期間別に 6 か月未満（早期），6～24 か月（中期），24 か月以上（長期）の 3 つに分類されていたが，2012 年改訂（図 1，2）では，早期の定義は罹病期間 6 か月未満で変わらず，発症 6 か月以上または 1987ACR 分類基準を満たす症例を確立した（established）RA と定義し，それぞれに異なる治療戦略を推奨している．

たとえば，早期 RA（図 1）では中～高活動性の場合，予後不良因子があれば DMARDs の併用療法（2 剤または 3 剤）で治療を開始する．高疾患活動性かつ予後不良因子がある場合には TNF 阻害薬も選択肢となる．一方，確立した RA（図 2）では低疾患活動性かつ予後不良因子を伴わない場合に限って DMARDs 単剤治療となるが，それ以外はメトトレキサート（MTX）単剤または MTX を含んだ併用療法を行うことになる．

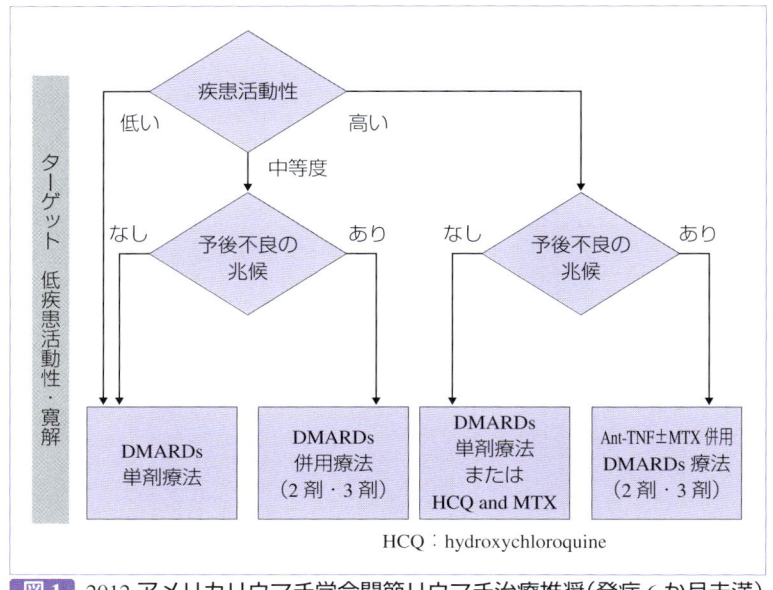

HCQ：hydroxychloroquine

図 1 2012 アメリカリウマチ学会関節リウマチ治療推奨（発症 6 か月未満）

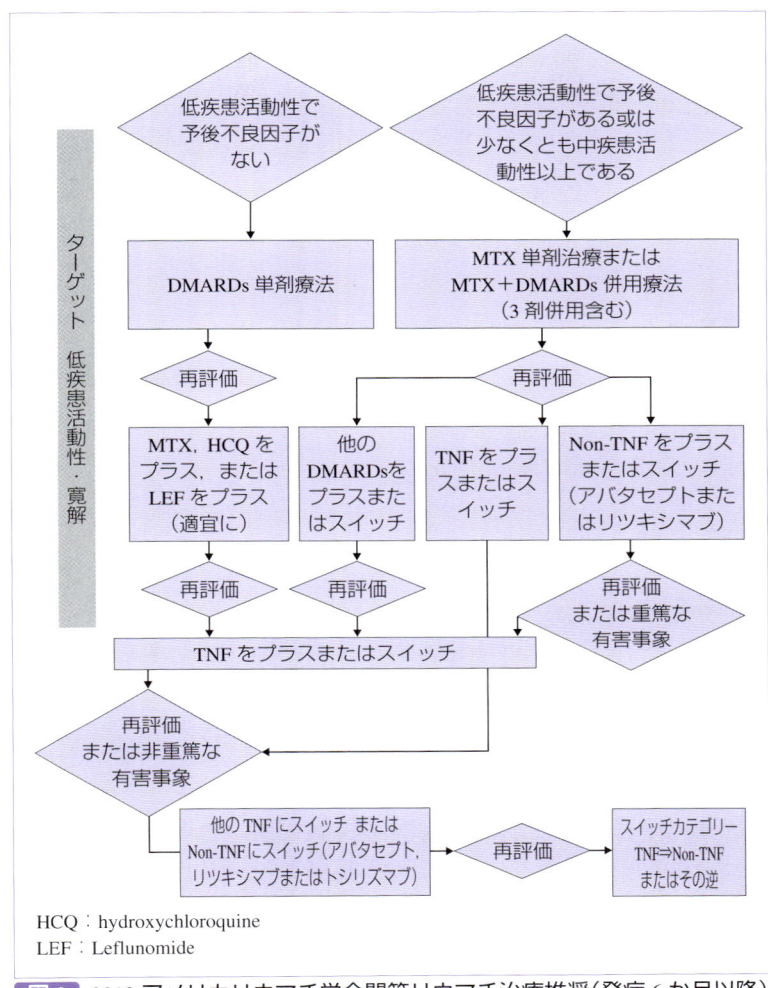

図2 2012 アメリカリウマチ学会関節リウマチ治療推奨（発症6か月以降）

HCQ：hydroxychloroquine
LEF：Leflunomide

● 治療選択

ACR 2008 では経口 DMARDs，生物学的製剤とそれぞれ治療推奨が分かれていたが，2012年改訂では早期 RA（early RA）と確立した RA（established RA）の治療アルゴリズムとしてまとまった．

● 生物学的製剤の導入と無効時の変更

早期 RA では，前述のように高疾患活動性かつ予後不良因子がある場合に生物学的製剤が適応となる．確立した RA では，MTX または DMARDs 併用療法を3か月行っても中〜高活動性が持続する場合には抗 TNF 製剤または非 TNF 生物学的製剤（アバタセプトやリツキシマブ）を検討する．

また，2008年治療推奨では生物学的製剤無効例に対するアルゴリズムは示されていなかったが，2012年では抗 TNF 製剤で3か月間の治療を行っても中〜高疾患活動性が続く場合には，他の抗 TNF 製剤または非 TNF 生物学的製剤へ変更する．非 TNF 生物学的製剤では効果発現にやや時間を要する場合もあるため，6か月間の治療を行い効果判定するよう推

表1 悪性腫瘍の既往患者　生物学的製剤選択

悪性腫瘍	推奨
治療後固形癌 or 治療後 NMSC ＞ 5 年	すべての生物学的製剤
治療後固形癌 or 治療後 NMSC ＜ 5 年	リツキシマブ
治療後メラノーマ ＞ 5 年	リツキシマブ
治療後リンパ増殖性疾患（時期問わない）	リツキシマブ

NMSC：non-melanoma skin cancer（非黒色腫皮膚がん）

表2 ウイルス性肝炎患者の生物学的製剤選択

肝炎	推奨される製剤	推奨されない製剤
HBc 抗体陽性の急性 B 型肝炎の既往のある患者	アバタセプト	なし
C 型肝炎（治療の有無に関わらず）	エタネルセプト	なし
未治療の慢性 B 型肝炎または治療を受けた慢性 B 型肝炎（いずれも Child-Pugh class B 以上）	なし	すべての生物学的製剤

上記治療推奨はエビデンスレベル C で主にエキスパートオピニオンによる

奨されている．

生物学的製剤

エビデンスの蓄積により，抗 TNF 製剤（アダリムマブ，エタネルセプト，インフリキシマブ）に，新たにセルトリズマブ，ゴリムマブが加えられ，非 TNF 製剤（アバタセプト，リツキシマブ）にトシリズマブが加えられた．

副作用の高リスク患者（悪性腫瘍の既往，ウイルス性肝炎，心不全）のある患者への生物学的製剤選択

2008 年にはなかった項目として表 1，2 のように生物学的製剤選択の候補を呈示している．また左室駆出率（ejection fraction）≦ 50% かつ NYHA（New York Heart Association）Class 3/4 の心不全患者では抗 TNF 製剤は禁忌とされている．

治療目標の明確化

疾患活動性の総合的指標である DAS28，CDAI，SDAI，RAPID3，PAS または PAS-II のいずれかを用いて疾患活動性を評価することは 2008 年にも記載があったが，2012 年では「治療目標」として低疾患活動性または寛解を目指すことが明確に記載された．

（岸本暢将）

COLUMN

2012 年改訂版作成時にはトシリズマブのファーストバイオまたはバイオスイッチングのデータが不十分と判断され，いずれもファーストチョイスとしては入れられていなかった．しかし，2012 年 10 月 FDA（米国食品医薬品局）は早期 RA への適応拡大を承認し，今後の ACR 治療推奨改定時には EULAR 治療推奨同様ファーストバイオの選択肢として加わることとなるであろう．　　　　　（岸本暢将）

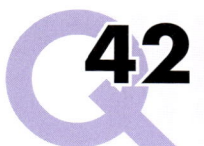

Q42 ACR 2008 リコメンデーション 2012 改訂版の治療アルゴリズムを教えてください．

A ACR2008 治療アルゴリズムは，表1の治療決定因子をもとに，大きく分けて図 1a～c の経口 DMARDs 治療推奨（図1）と図 2a～c の生物学的製剤治療推奨に分けられます．ACR2012 改訂版の治療アルゴリズムは Q41 の図1，2を参照してください．

表1 治療決定因子

罹病期間
＜6か月：早期　　6～24か月：中期　　＞24か月：長期
疾患活動性
DAS28 等の総合的指標により低，中等度，高疾患活動性の3群に分ける
予後不良因子（注）
・身体機能障害（HAQ の悪化） ・関節外症状（リウマトイド結節，続発性 Sjögren 症候群，RA 性血管炎，フェルティ症候群，リウマチ性肺疾患など） ・リウマトイド因子（RF）陽性 ・抗 CCP 抗体陽性 ・X 線写真上の骨びらん

注．予後不良因子：2008 年，2012 年ともに臨床的に重要な予後不良因子としては，関節外症状（血管炎，リウマチ肺など），X 線上の骨びらん，機能障害（HAQ の上昇など），血清反応陽性（リウマトイド因子，抗 CCP 抗体）が選ばれている．

（2008 年 ACR 治療推奨より引用改変）

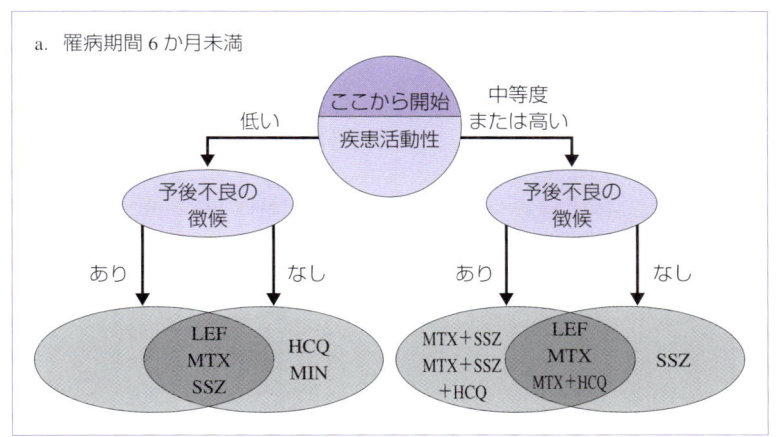

図1 経口 DMARDs 治療推奨(注)

a. 罹病期間6か月未満

[図：疾患活動性「ここから開始」から，低い→予後不良の徴候あり：LEF/MTX/SSZ，なし：HCQ/MIN；中等度または高い→予後不良の徴候あり：MTX+SSZ, MTX+SSZ+HCQ, LEF, MTX, MTX+HCQ，なし：SSZ]

注．経口抗リウマチ薬（DMARDs）選択には 2008 年，2012 年 ACR 治療推奨ともに，ヒドロキシクロロキン，レフルノミド，メトトレキサート，ミノサイクリン，サルファサラジンが経口 DMARDs として定義されている．日本の臨床の場で頻繁に用いられているブシラミン，タクロリムス，ミゾリビンなどは定義上含まれていない．

（次頁へ続く）

Chapter V 関節リウマチの最新治療指針（ACR, EULAR リコメンデーション等）

(前頁より続く)

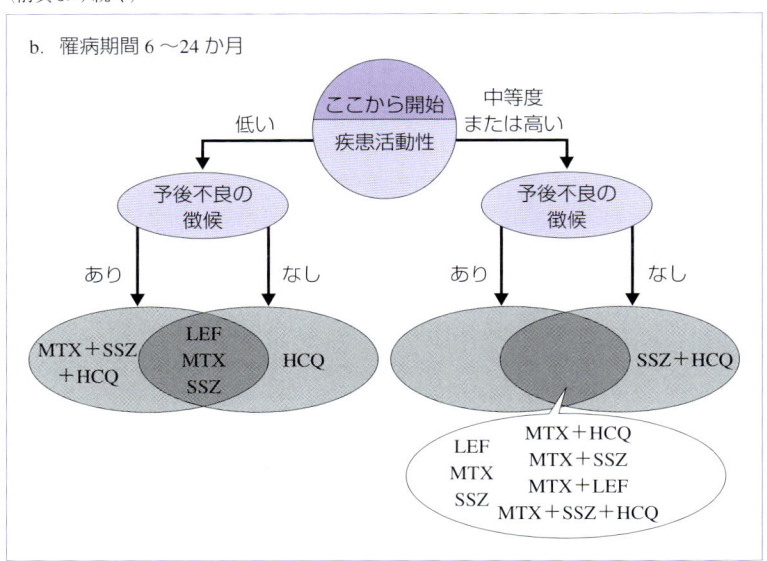

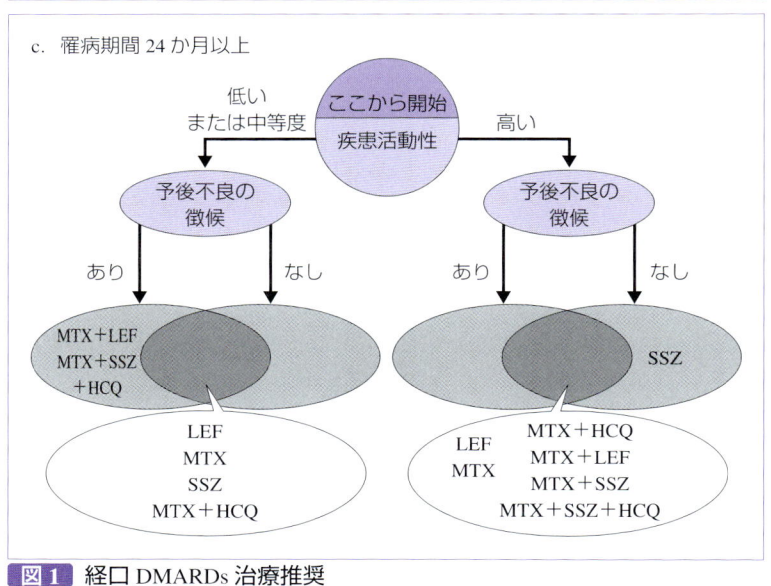

b. 罹病期間 6〜24 か月

```
          低い    ここから開始    中等度
                 疾患活動性    または高い
       予後不良の              予後不良の
        徴候                   徴候
     あり     なし          あり      なし

  MTX+SSZ  LEF              (venn)    SSZ+HCQ
   +HCQ    MTX   HCQ
           SSZ
                          LEF   MTX+HCQ
                          MTX   MTX+SSZ
                          SSZ   MTX+LEF
                                MTX+SSZ+HCQ
```

c. 罹病期間 24 か月以上

```
       低い          ここから開始
     または中等度     疾患活動性       高い
       予後不良の              予後不良の
        徴候                   徴候
     あり     なし          あり      なし

  MTX+LEF                             SSZ
  MTX+SSZ
   +HCQ
            LEF              LEF    MTX+HCQ
            MTX              MTX    MTX+LEF
            SSZ                     MTX+SSZ
          MTX+HCQ                   MTX+SSZ+HCQ
```

図1 経口 DMARDs 治療推奨

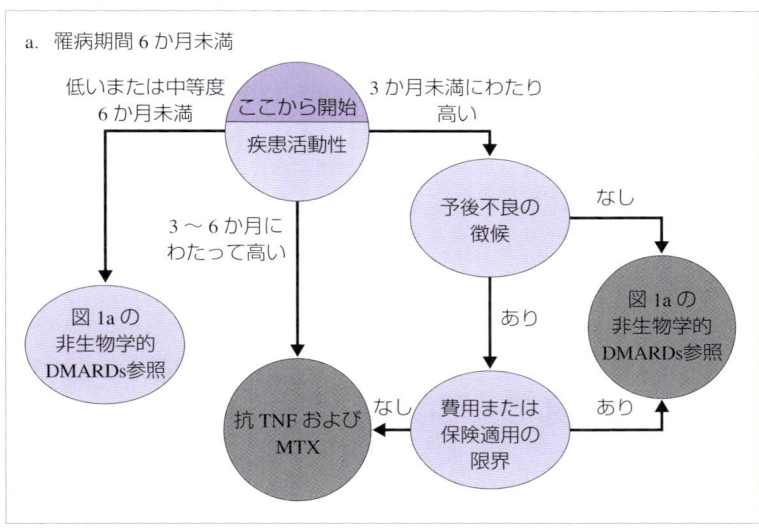

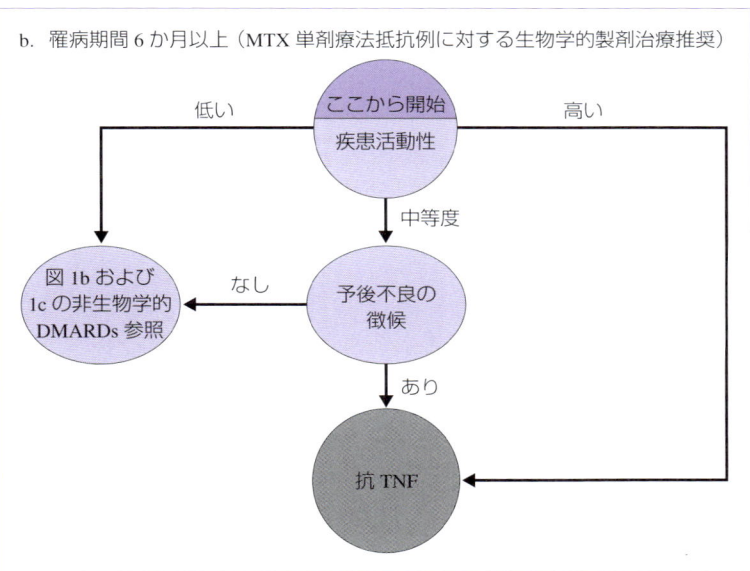

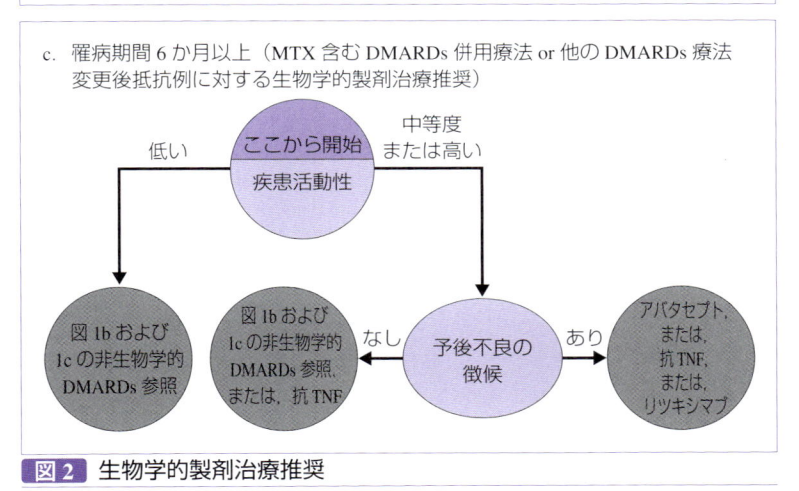

Q42 ACR 2008 リコメンデーション 2012 改訂版の治療アルゴリズムを教えてください.

a. 罹病期間 6 か月未満

- ここから開始 疾患活動性
  - 低いまたは中等度 6 か月未満 → 図1a の非生物学的 DMARDs 参照
  - 3～6 か月にわたって高い → 抗 TNF および MTX
  - 3 か月未満にわたり高い → 予後不良の徴候
    - なし → 図1a の非生物学的 DMARDs 参照
    - あり → 費用または保険適用の限界
      - なし → 抗 TNF および MTX
      - あり → 図1a の非生物学的 DMARDs 参照

b. 罹病期間 6 か月以上（MTX 単剤療法抵抗例に対する生物学的製剤治療推奨）

- ここから開始 疾患活動性
  - 低い → 図1b および 1c の非生物学的 DMARDs 参照
  - 中等度 → 予後不良の徴候
    - なし → 図1b および 1c の非生物学的 DMARDs 参照
    - あり → 抗 TNF
  - 高い → 抗 TNF

c. 罹病期間 6 か月以上（MTX 含む DMARDs 併用療法 or 他の DMARDs 療法変更後抵抗例に対する生物学的製剤治療推奨）

- ここから開始 疾患活動性
  - 低い → 図1b および 1c の非生物学的 DMARDs 参照
  - 中等度または高い → 予後不良の徴候
    - なし → 図1b および 1c の非生物学的 DMARDs 参照, または, 抗 TNF
    - あり → アバタセプト, または, 抗 TNF, または, リツキシマブ

図2 生物学的製剤治療推奨

文献

1) Singh JA, et al.：2012 Update of the 2008 American College of Rheumatology Recommendations for the Use of Disease-Modifying Antirheumatic Drugs and Biologic Agents in the Treatment of Rheumatoid Arthritis. *Arthritis Care & Research* 2012；**64**：625-639.
2) American College of Rheumatology 2008 Recommendations for the Use of Nonbiologic and biologic Disease-Modifying Antirheumatic Drugs in Rheumatoid Arthritis. *Arthritis Rheum* 2008；**59**：762-784.
3) 岸本暢将, 他：関節リウマチの診かた, 考えかた. 中外医学社　2011.

（岸本暢将）

Q43 EULAR 2010 リコメンデーション 2013 改訂版の概略, 改正点を教えてください.

A 2013 改訂版では前版の流れを汲みながらも, 合成 DMARDs 併用療法や分子標的薬が推奨に含まれたこと, 生物学的製剤の選択などに大きな変更がありました（表1）.

● 主な改正点

今回, 3年ぶりに改訂されたヨーロッパリウマチ学会（EULAR）治療推奨（リコメンデーション）では, 前回と同じく Treat-to-target などの基本的な治療戦略は踏襲しながらも, 従来型合成 DMARDs（conventional synthetic DMARDs：csDMARDs）に加えて標的型合成 DMARDs（target synthetic DMARDs：tsDMARDs）であるトファシチニブの項目が加わり, csDMARDs の併用療法が盛り込まれ, 生物学的製剤間で TNF 阻害薬とその他の製剤が同列に扱われるようになり, 治療選択肢が広がる推奨となった. 前回の推奨と比較した今回の主な改正点を紹介していく. なお, 治療アルゴリズムについては Q44 で詳述する.

まず, 3つの包括的原則である. 内容は 2010 年の治療推奨とほとんど同じであるが, よく見ると A と B の推奨の順番が入れ替わっていることがわかる. これによって, 医師と患者が共に治療を考え決定していく必要性が暗に強調されることになった.

次に, 今回特に大きな変更がみられた4つの推奨について1つずつ見ていこう.

1) 推奨6
「DMARDs 治療歴がない患者では, 糖質コルチコイドの併用に関わらず, 合成 DMARDs による単独療法もしくは併用療法が行われるべきである」

2010 年版 DMARDs 単剤治療のみが推奨されていたのに対して, 近年の研究で DMARDs 併用療法が単剤より優れる可能性が示唆された結果, 今回の推奨では DMARDs 併用療法も単剤療法と併せて選択肢となった.

2) 推奨9
「メトトレキサート（MTX）および/またはその他の合成抗リウマチ薬による治療で十分な効果が得られなかった場合には, 糖質コルチコイドの併用にかかわらず, 生物学的製剤（TNF 阻害薬, アバタセプト, トシリズマブ, 場合によりリツキサン[国内では適応なし]）を MTX と併用すべきである」

生物学的製剤の第一選択に関する項目である. 2010 年の第8推奨では, 最もエビデンスの蓄積がある TNF 阻害薬からの開始が推奨されてたが, 今回からアバタセプト・トシリズマブも最初の生物学的製剤の候補となった. 基本的に MTX との併用が望ましい.

3) 推奨 10

「最初の生物学的製剤が無効の場合，別の生物学的製剤へと変更すべきである．最初のTNF阻害薬が無効だった場合は，他のTNF阻害薬もしくは他の作用機序の生物学的製剤に変更する」

今回新たに，最初の生物学的製剤に対する反応性不良の際の選択肢について推奨が出されている．エビデンスには乏しいがFirst biologicsの選択と同様にTNF阻害薬間での変更と，TNF阻害薬以外の薬剤への変更がまったく同列であることが強調されている．推奨9では薬剤名が記載されているのに対して特定の薬剤名が記載されていないのは，今後新たな生物学的製剤や後発品(バイオシミラー：biosimilar)が使用可能となる可能性が考慮されているためである．

4) 推奨 11

「トファシチニブは生物学的製剤が無効であった場合に考慮されるべきである」

今回の推奨では新たにわが国でも認可されたJAK阻害薬であるトファシチニブについて言及された．推奨の作成時点では欧州でJAK阻害薬は認可されていないが，世界的に使用

表1 EULAR 2010 リコメンデーション 2013 改訂版

包括的原則
A．関節リウマチの治療は最良の治療を目標にすべきであり，治療法は患者とリウマチ医が共に行った選択に基づかなければならない
B．リウマチ医は関節リウマチ患者に対する治療の中心を担うべき専門家である
C．関節リウマチは個人的，社会的，医療的に大きな負担を招く．これらのすべてがリウマチ医の治療において考慮されなければならない

推奨
1．DMARDsによる治療は，RAの診断がつき次第すぐに始められるべきである．
2．すべての患者において，寛解もしくは低疾患活動性を目標として治療を行うべきである．
3．活動性のRAでは頻回に(1〜3か月毎に)モニタリングが行われるべきである．治療開始後，長くても3か月で改善がみられない場合，または6か月で治療目標に達しない場合は治療を調整するべきである．
4．MTXは活動性のRAに対する初期治療に含まれるべきである．
5．MTXが禁忌または不耐である場合，サルファサラジンまたはレフルノミドが治療の一部として考慮されるべきである．
6．DMARDs治療歴がない患者では，糖質コルチコイドの併用に関わらず，合成DMARDsによる単独療法もしくは併用療法が行われるべきである．
7．低用量の糖質コルチコイドは，単剤または併用の合成抗リウマチ薬と組み合わせたうえで，初期治療開始後6か月未満の治療戦略として考慮されるべきであるが，臨床的に可能な限り速やかに減量するべきである．
8．最初の抗リウマチ薬療法で治療目標に達しなかった場合，予後不良因子がない場合は他の合成抗リウマチ薬への変更が検討されるべきであり，予後不良因子がある場合は生物学的製剤の追加が考慮されるべきである．
9．MTXおよび/またはその他の合成抗リウマチ薬による治療で十分な効果が得られなかった場合には，糖質コルチコイドの併用にかかわらず，生物学的製剤(TNF阻害薬，アバタセプト，トシリズマブ，場合によりリツキシマブ［国内では適応なし］)をMTXと併用すべきである．
10．最初の生物学的製剤が無効の場合，別の生物学的製剤へと変更すべきである．最初のTNF阻害薬が無効だった場合は，他のTNF阻害薬もしくは他の作用機序の生物学的製剤に変更する．
11．トファシチニブは生物学的製剤が無効であった場合に考慮されるべきである．
12．糖質コルチコイドを減量した上で長期間寛解を維持している患者では，特に合成抗リウマチ薬を併用している場合には，生物学的製剤の減量を考慮してもよい．
13．長期間寛解を維持している場合には，患者との合意の上で慎重に抗リウマチ薬を減量してもよい．
14．治療内容を調整する場合には，関節破壊の進行，合併症や安全性などの疾患活動性以外の要素も考慮されるべきである．

可能な推奨となるために本項目が含まれることとなった．新規薬剤であり，生物学的製剤と同等の効果・副作用が報告されており，生物学的製剤が効果不十分であった場合にのみ使用が推奨されている．

　以上，主な変更点について解説していったが紙面の制限もあり残念ながらすべての変更について言及することはできない．EULAR 治療推奨は全世界の注目を浴びる推奨だけあって一言一句がよく推敲されており，前回の推奨からわずかな単語の変更であっても，その中に数年間の治療戦略の進歩が感じられる．興味を持たれた方は，ぜひ原文で前回の推奨と読み比べてみることをお勧めする．

(六反田　諒)

Q44 EULAR 2010 リコメンデーション 2013 改訂版の治療アルゴリズムを教えてください．

A 2013 改訂版の治療アルゴリズムは，初期治療，DMARDs 治療失敗時，生物学的製剤治療失敗時の 3 つのフェーズに分けられ，フェーズごとに推奨される薬剤が異なります．

　今回改訂されたヨーロッパリウマチ学会(EULAR) 推奨の治療アルゴリズムは，前版と同様 3 つのフェーズに分けられており，各フェーズで 3 か月以内に改善傾向を認めない，または 6 か月以内に治療目標が達成できない場合には次のフェーズへと進んでいくことになる(図1)．

●フェーズⅠ

　フェーズⅠでは原則として禁忌がなければすべての場合においてメトトレキサート(MTX)から治療を開始することが推奨されるが，禁忌がある場合にはサラゾスルファピリジンまたはレフルノミドを含む単剤または併用治療を行う(日本人においてはレフルノミドによる間質性肺炎の報告が多いため，注意が必要である)．今回の改訂の特徴として，DMARDs 効果のエビデンスが報告され初期治療における短期間のステロイド薬併用について前回よりも推奨を強めており(フローチャート上でも＋が－より大きく表記されることとなった)，ステロイド使用に関する推奨を含まないアメリカリウマチ学会(ACR) 治療推奨(リコメンデーション)と一線を画する点である．すべてのフェーズに共通する治療目標は ACR・EULAR 基準における寛解であるが，寛解達成できない場合には低疾患活動性であれば許容される．6 か月以内に目標が達成できない場合，または薬剤毒性によって目的が達成できない場合には，次のフェーズⅡへと進むことになる．

●フェーズⅡ

　フェーズⅡでは最初に予後不良因子の有無を判定する．リウマトイド因子(RF)または抗 CCP 抗体(特に高値)・高疾患活動性・早期の関節破壊などの因子を有する場合には生物学的製剤の適応となる．この際の第一選択の生物学的製剤は TNF-α 阻害薬・トシリズマブ・アバタセプトいずれでも構わないが，MTX 非併用の場合にはトシリズマブが他剤より優れる可能性が示唆されている．一方で予後不良因子がない場合には，2 剤目の合成 DMARDs へ

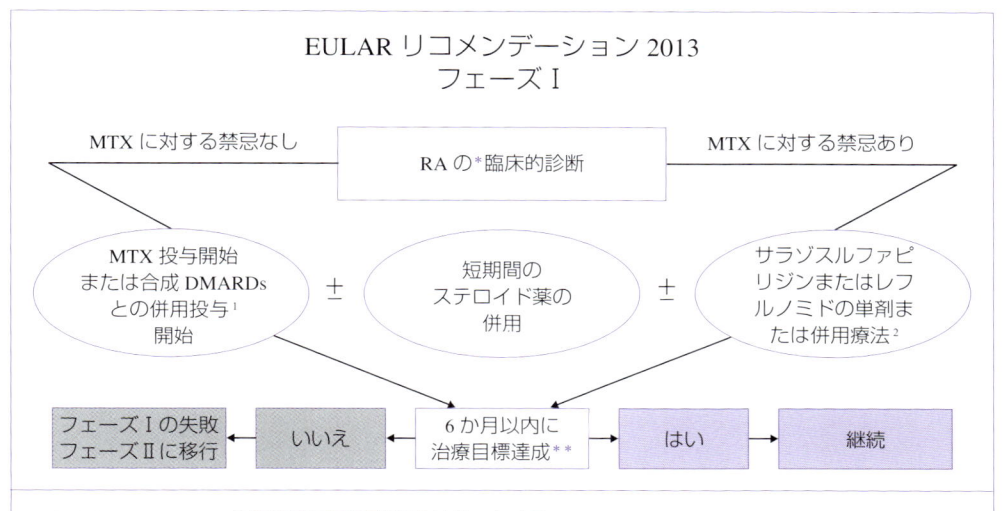

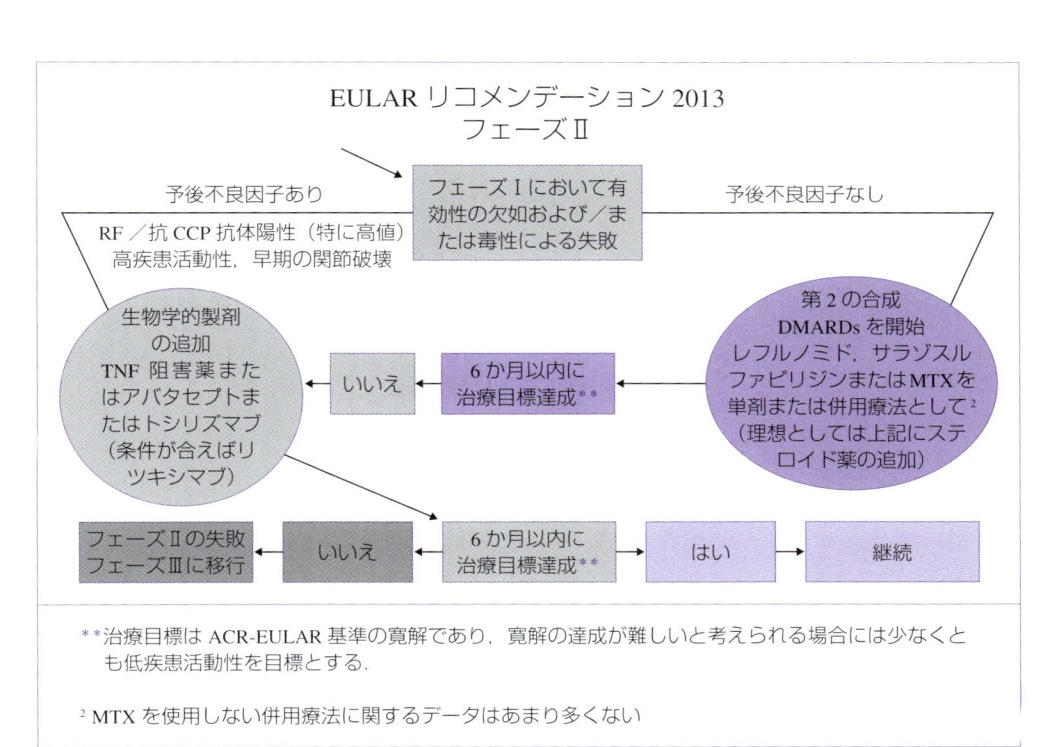

Q44 EULAR 2010 リコメンデーション 2013 改訂版の治療アルゴリズムを教えてください.

EULAR リコメンデーション 2013 フェーズ I

RA の*臨床的診断

- MTX に対する禁忌なし → MTX 投与開始または合成 DMARDs との併用投与[1]開始
- ± 短期間のステロイド薬の併用
- MTX に対する禁忌あり → サラゾスルファピリジンまたはレフルノミドの単剤または併用療法[2]

6 か月以内に治療目標達成**
- いいえ → フェーズ I の失敗 フェーズ II に移行
- はい → 継続

*2010 ACR-EULAR 分類基準が早期診断をサポートする
**治療目標は ACR-EULAR 基準の寛解であり,寛解の達成が難しいと考えられる場合には少なくとも低疾患活動性を目標とする.

[1] 最も頻繁に使用される併用薬は MTX,サラゾスルファピリジン,ヒドロキシクロロキンである
[2] MTX を使用しない併用療法に関するデータはあまり多くない

EULAR リコメンデーション 2013 フェーズ II

フェーズ I において有効性の欠如および/または毒性による失敗

- 予後不良因子あり（RF／抗 CCP 抗体陽性（特に高値）,高疾患活動性,早期の関節破壊）→ 生物学的製剤の追加 TNF 阻害薬またはアバタセプトまたはトシリズマブ（条件が合えばリツキシマブ）
- 予後不良因子なし → 第 2 の合成 DMARDs を開始 レフルノミド,サラゾスルファピリジンまたは MTX を単剤または併用療法として[2]（理想としては上記にステロイド薬の追加）

6 か月以内に治療目標達成**
- いいえ → （生物学的製剤の追加へ）

6 か月以内に治療目標達成**
- いいえ → フェーズ II の失敗 フェーズ III に移行
- はい → 継続

**治療目標は ACR-EULAR 基準の寛解であり,寛解の達成が難しいと考えられる場合には少なくとも低疾患活動性を目標とする.

[2] MTX を使用しない併用療法に関するデータはあまり多くない

図1 2013 EULAR 治療推奨

（次頁へ続く）

Chapter V 関節リウマチの最新治療指針（ACR, EULAR リコメンデーション等）

（前頁より続く）

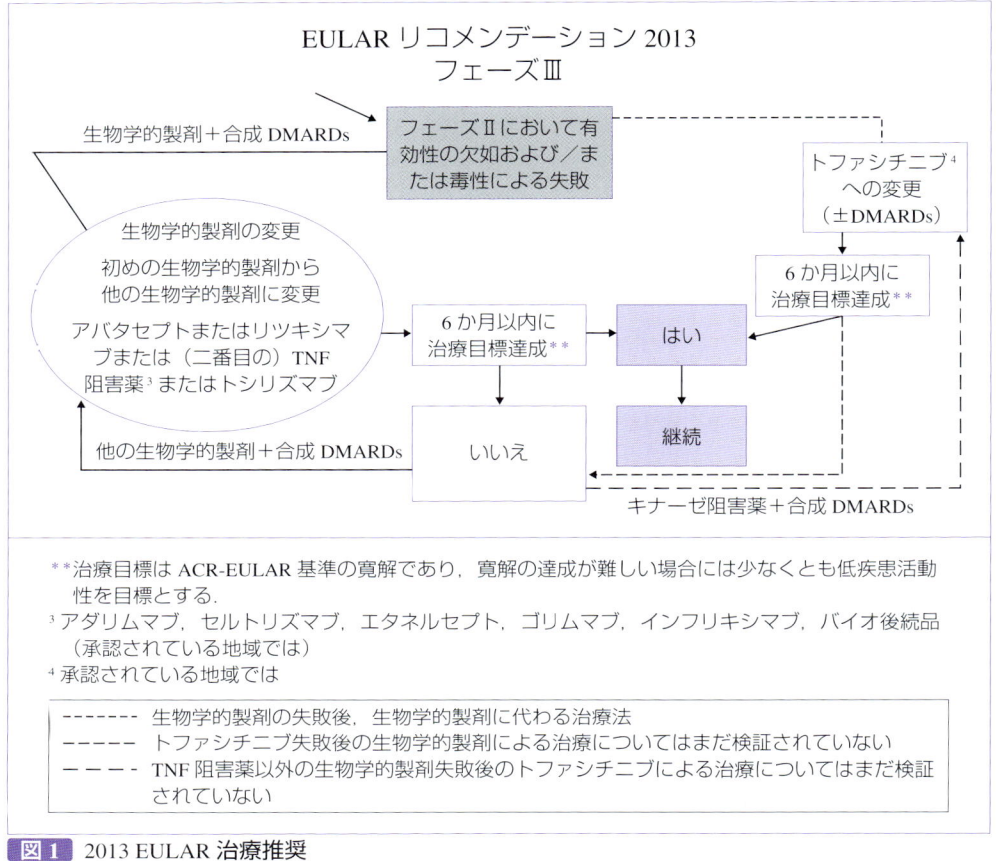

EULAR リコメンデーション 2013 フェーズⅢ

```
生物学的製剤＋合成 DMARDs
　　　　　　　　　　　　　　　フェーズⅡにおいて有
　　　　　　　　　　　　　　　効性の欠如および／ま
　　　　　　　　　　　　　　　たは毒性による失敗　　　　　　トファシチニブ[4]
　　　　　　　　　　　　　　　　　　　　　　　　　　　　　　への変更
　　生物学的製剤の変更　　　　　　　　　　　　　　　　　　　（±DMARDs）
　初めの生物学的製剤から
　他の生物学的製剤に変更　　　　　　　　　　　　　　　　　　　6 か月以内に
　アバタセプトまたはリツキシマ　　　　　　　　　　　　　　　　治療目標達成**
　ブまたは（二番目の）TNF　　　　6 か月以内に
　阻害薬[3] またはトシリズマブ　　　治療目標達成**　　はい

　　　　　　　　　　　　　　　　　　　　　　　　　　　　継続
　他の生物学的製剤＋合成 DMARDs　　いいえ

　　　　　　　　　　　　　　　　　　　　　　　　　　　キナーゼ阻害薬＋合成 DMARDs
```

　　**治療目標は ACR-EULAR 基準の寛解であり，寛解の達成が難しい場合には少なくとも低疾患活動
　　　性を目標とする．
　　[3] アダリムマブ，セルトリズマブ，エタネルセプト，ゴリムマブ，インフリキシマブ，バイオ後続品
　　　（承認されている地域では）
　　[4] 承認されている地域では

　　------- 生物学的製剤の失敗後，生物学的製剤に代わる治療法
　　------- トファシチニブ失敗後の生物学的製剤による治療についてはまだ検証されていない
　　－－－ TNF 阻害薬以外の生物学的製剤失敗後のトファシチニブによる治療についてはまだ検証
　　　　　されていない

図1 2013 EULAR 治療推奨

の変更または併用を行い，6 か月以内に目標達成できない場合には生物学的製剤の適応となる．DMARDs 単剤治療のみを推奨していた前回の 2010 EULAR 治療推奨と比較して，フェーズⅠ・Ⅱを通じて合成 DMARDs の単剤治療と併用治療が併記されることになったことも本改訂の特色である．フェーズⅡでも治療目標が達成できない場合，または薬剤毒性による失敗がある場合には，最後のフェーズⅢへと移行する．

●フェーズⅢ

　フェーズⅢは初回の生物学的製剤に対する治療抵抗性または副作用により治療が失敗した場合の治療アルゴリズムである．ここでは 2 剤目の生物学的製剤の変更，または分子標的 DMARDs であるトファシチニブへの変更が推奨されている．2 剤目の生物学的製剤の選択肢には既存の TNF 阻害薬・トシリズマブ・アバタセプトの他に，それらの薬剤の後発品（バイオシミラー）やリツキシマブも含まれている．一方，トファシチニブへ変更した場合にも，他の薬剤と同様に 6 か月間以内の目標達成が望まれる．TNF 阻害薬以外の生物学的製剤からトファシチニブへの変更や，トファシチニブから生物学的製剤への変更もアルゴリズム上は可能だが，裏付けとなるエビデンスは乏しいことに留意が必要である．

〔六反田　諒〕

Q45 Treat to Target(T2T)の概念と，日常臨床における実践の方法について教えてください．

A Treat to Target とは「目標に向けた治療」のことで，関節リウマチにおいては寛解（または低疾患活動性）を目標として治療を展開するという治療戦略のことです．複合的総合指標を用いて疾患活動性を計算し，治療を調整していきます．

● Treat to Target(T2T)の概念

　これまで糖尿病や高血圧などの管理では，治療目標をHbA1cや血圧値の数値として明確にし，治療目標にあわせて治療を調整することによって良好な長期結果をもたらすことが示されてきた．関節リウマチ（RA）においても，罹患関節数，患者評価，検査数値などを組み合わせて計算するDAS28，SDAI，CDAIといった疾患活動性を数値化する複合的総合指標が考案され，明確な目標をもって治療管理することが可能となった．これら指標を用いて臨床的寛解を目標とする治療戦略を，世界標準として明文化したのがRAにおけるT2Tである．

　T2Tでは4つの原則と10のリコメンデーションが策定された（**表1**)[1]．基本理念としてタイトコントロールが採用されており，臨床的寛解を治療目標として，達成されるまで少なくとも薬物療法は3か月ごとに見直すべきであること，疾患活動性評価は中～高疾患活動性患者では毎月，低疾患活動性または寛解が維持された患者では3～6か月ごとに定期的に実施記録されるべきであることが，リコメンデーションとして明記されている（**図1**）．T2Tリコメンデーションは日本語に訳され，またRAという疾患と治療目標を患者と共有するため，患者版も作成されている．

　疾患活動性を指標にタイトコントロールすることが良好なアウトカムを導くことは複数の大規模臨床研究で明らかとなっている．一例として，TICORA試験[2]は早期活動性RA患者を無作為に，主治医判断で治療する従来療法群と，決められたプロトコルに沿って治療強化していく強化療法群に割り付けし，18か月間観察した試験である．DASは全期間を通して強化療法群で低く，18か月後にDAS改善 －1.9 対 －3.5，EULAR基準 good response 44% 対 82%，DAS寛解 16% 対 65%，X線シャープスコア増加 4.5 対 8.5 と，多くのパラメータが強化療法群で有意に優れ，有害事象発現に差は認めなかったことが報告されている．

● 日常臨床における実践

　T2T戦略についてリウマチ医を対象とした調査によると，同意度は非常に高い一方で，実施についてはギャップがある．日常臨床における実践の一歩目はまず，関節所見，患者全般VAS，医師VAS，炎症反応から総合的指標による疾患活動性を計算することである．T2Tリコメンデーションの基本的考え方4つを前提に，目標に向けて治療していくことの重要性を患者と共有し，疾患活動性数値を指標として治療変更を行っていく．多忙な臨床現場において，疾患活動性計算がプログラムされた計算機やiPadアプリ，患者説明ツールを利用することも，実践の一助となる．

文献
1) 竹内　勤：治療戦略の進歩 Treat to Target．治療学 2010；**44**：21-25．

表1　T2Tリコメンデーションの日本語版

基本的な考え方

A. 関節リウマチの治療は，患者とリウマチ医の合意に基づいて行われるべきである．
B. 関節リウマチの主要な治療ゴールは，症状のコントロール，関節破壊などの構造的変化の抑制，身体機能の正常化，社会活動への参加を通じて，患者のquality of life（QOL）を最大限まで改善することである．
C. 炎症を取り除くことが，治療ゴールを達成するために最も重要である．
D. 疾患活動性の評価とそれに基づく治療の適正化による「目標達成に向けた治療（Treat to target：T2T）」は，関節リウマチのアウトカム改善に最も効果的である．

ステートメント

1. 関節リウマチ治療の目標は，まず臨床的寛解を達成することである．
2. 臨床的寛解とは，疾患活動性による臨床症状・徴候が消失した状態と定義する．
3. 寛解を明確な治療目標とすべきであるが，現時点では，進行した患者や長期罹患患者は，低疾患活動性が当面の目標となり得る．
4. 治療目標が達成されるまで，薬物治療はすくなくとも3か月ごとに見直すべきである．
5. 疾患活動性の評価は，中～高疾患活動性の患者では毎月，低疾患活動性または寛解が維持されている患者では3～6か月ごとに，定期的に実施し記録しなければならない．
6. 日常診療における治療方針の決定には，関節所見を含む総合的疾患活動性指標を用いて評価する必要がある．
7. 治療方針の決定には，総合的疾患活動性の評価に加えて関節破壊などの構造的変化および身体機能障害もあわせて考慮すべきである．
8. 設定した治療目標は，疾病の全経過を通じて維持すべきである．
9. 疾患活動性指標の選択や治療目標値の設定には，合併症・患者要因・薬剤関連リスクなどを考慮する．
10. 患者は，リウマチ医の指導のもとに「目標達成に向けた治療（T2T）」について適切に説明を受けるべきである．

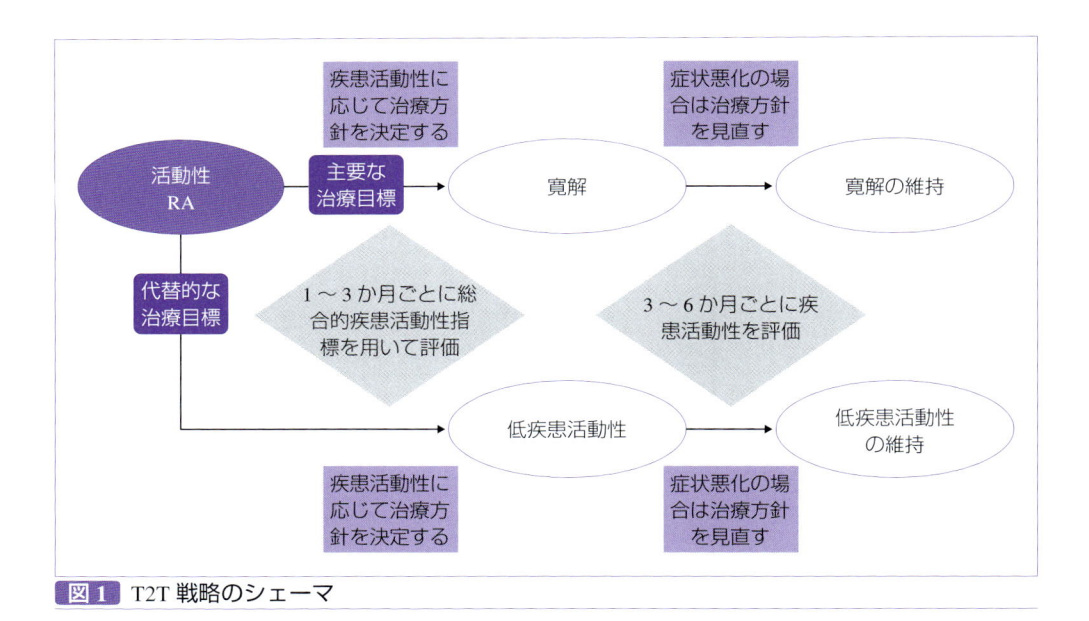

図1　T2T戦略のシェーマ

2) Grigor C, et al.：Effect of a treatment strategy of tight control for rheumatoid arthritis（the TICORA study）：a single-blind randomised controlled trial. Lancet.2004；**364**：263-269.
3) Haraoui B, et al.：Treating Rheumatoid Arthritis to Target：multinational recommendations assessment questionnaire. *Ann Rheum Dis* 2011；**70**：1999-2002.

（金子祐子・竹内　勤）

Q46 関節リウマチ治療指針における寛解の定義は？

A 関節の構造破壊が進まないことを予測するための臨床基準で，治療法の進歩とともに変遷してきています．

治療指針における寛解とは

寛解の詳細な説明は，**Q39** を参照していただくこととして，寛解は自他覚症状消失の臨床的寛解，身体機能維持の機能的寛解，関節破壊進行阻止の構造的寛解に分けられる．しかし，ある程度，軟骨変性や骨破壊が進んだ関節では関節リウマチ（RA）による滑膜炎を完全制御しても痛みは消えず，また，身体機能の経時変化にはあらがいようがない．したがって，RA 治療の究極の目標は構造的寛解としてよい．

このため，構造的寛解達成の判定には，経時的な画像比較が必須である．しかし，それでも治療方針決定のために，ある時点での臨床像から寛解を予測する方法が欲しい．この指標が，各時代の治療指針において，いわばバーチャルな寛解として定義付けられてきた．

歴史的定義

メトトレキサート（MTX）や生物学的製剤がリウマチ治療に導入される前の時代は，有効な治療法に乏しかった．そのため，この時代の寛解定義は，達成可能かどうかの観点がなく，非常に厳しいものであった（**表 1**）．

生物学的製剤によるリウマチ治療のパラダイムシフトを迎えると，寛解は理想ではなく達成可能な現実となった．そのため，ある程度の関節炎が残存していても寛解と定義できるだろうという観点から新たな定義付けが現れた．そのなかで，最も頻用されたのが 28 関節の評価による疾患活動性評価（Disease activity score：DAS28）であり，このスコアが 2.6 を下回ると寛解するものである．DAS28 は，疾患活動性を追うにはすぐれた指標であり臨床試験でも頻用される．しかし，血清学的炎症所見がコントロールされることにより DAS28 寛解が達成されても，なおも関節炎の残る場合には，やはり関節破壊が進む例のあることがわかり，治療指針における寛解定義として不適格と考えられるようになった．すなわち，関節破壊停止を予測するには甘すぎるというわけである．

2011 年の新寛解定義

アメリカリウマチ学会（ACR）とヨーロッパリウマチ学会（EULAR）は，過去の教訓に立ち，「達成可能ながらも厳格な」基準の策定を試みた．この目的で，専門家が会合を重ね，重要と考える項目として，腫脹関節数，圧痛関節痛，血清学的炎症反応，患者や医師による

表 1 1981 年アメリカリウマチ学会（ACR）の寛解基準[1]

① 朝のこわばりが 15 分未満
② 疲労感なし
③ 関節痛なし
④ 関節に圧痛も運動時もなし
⑤ 関節にも腱鞘にも腫脹なし
⑥ 赤血球沈降速度正常
上記，5 つ以上を 2 か月連続で満たす．

表2　Boolean法による寛解基準

① 腫脹関節が1つ以下
② 圧痛関節が1つ以下
③ CRPが1 mg/dL以下
④ 患者による全般活動性評価が10段階で1以下（10 cm Visual Analogue Scale［VAS］で1 cm以下）

これらのすべてをいつでも満たす．

表3　CRP値疾患活動性指標を用いた寛解基準

単純疾患活動性インデックス
（simplified disease activity index：SDAI）

　腫脹関節数
　圧痛関節数
　患者による全般活動性評価 VAS（cm）
　医師による全般活動性評価 VAS（cm）
　CRP値（mg/dL）

の総和が3.3以下

全般活動性評価，患者による疼痛評価などをあげた．次に，これらをいかに組み合わせれば，Sharpスコアでみた骨変化やHAQスコアでみた日常生活の質の悪化がないことを最もよく予測することができるかを，過去の臨床試験データを用いて検討した．その結果，4つの質問にイエス・ノーで回答する定義が最適とされた（表2）[2]．なお，白黒2値のデータセットは，19世紀の英数学者George Booleにちなんで Boolean型とよぶため，この定義はBoolean法による寛解定義とよばれる．代替として単純疾患活動性インデックス（SDAI）を使った指標法による定義も決められた（表3）[2]．

● ふたつの寛解定義を意識した診療

　ACR/EULARの新基準は，明らかにDAS28による定義よりも厳しいが，1つずつの腫脹および圧痛関節が残っていても寛解に定義付けられてしまう．しかし，実際にその関節の骨破壊が進めば，構造的寛解を予測できていなかったことになる．したがって，寛解には，「真の定義」とこれを予測する「治療指針による定義」があり，両者は本質的に異なることを銘記すべきである．

　逆に，おもに患者VAS（visual analogue scule）は自覚痛が支配し，医師VASは関節所見が支配するとされる．したがって，関節炎が完全制御されていても既存の関節破壊があれば，患者VASが1 cmを切らないこともありうる．この場合，真の寛解状態にあっても，Boolean法による寛解定義を満たすことはない．リウマチ治療医は，これらの点を考慮して，「治療指針による定義」を目指しつつ，「真の定義」を確認しながら個々の患者の診療に当たる必要があるだろう．

文献

1) Pinals RS, *et al.*：Preliminary criteria for clinical remission in rheumatoid arthritis. *Arthritis Rheum* 1981：**24**, 1308-1315.
2) Felson DT, *et al.*：American College of Rheumatology/European League Against Rheumatism provisional definition of remission in rheumatoid arthritis for clinical trials. *Arthritis Rheum* 2011：**63**, 573-586.

（上阪　等）

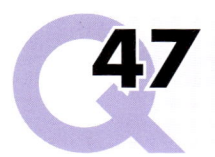

Q47 日本リウマチ学会のメトトレキサート診療ガイドライン(2011年版)のポイントを教えてください．

A メトトレキサートの高用量および適応拡大の公知申請承認にあわせ，日本リウマチ学会はMTX診療ガイドライン2011年版を刊行しました．MTXの適応，投与開始時スクリーニング検査，禁忌と慎重投与，投与法の実際，葉酸の使い方，投与中のモニタリングおよび副作用に対する対応といったMTX投与に際して必要な項目をカバーしています．週16 mgまで増量可能になったことを受けて，実践的な投与法と安全性の確保を主眼に策定されました．

●メトトレキサート診療ガイドライン

メトトレキサート(MTX)が関節リウマチ(RA)治療薬としてわが国で承認されたのは，アメリカに遅れること10年の1999年である．しかし，承認用量の上限は週8 mgと欧米の用量に比べて半量以下と少なく，第1選択薬としても使用できなかった．それにもかかわらず，骨髄障害，間質性肺炎や感染症などの重篤な副作用は累積されていた．日本リウマチ学会(JCR)は「MTXは必要に応じて週16 mgまで増量することにより，RA治療の有効性は向上し，安全性に優位な変化は認められない」という解析結果[1]を厚生労働省および医薬品医療機器総合機構(PMDA)に提出した結果，2009年にワイス株式会社より公知申請がなされた．JCRは今後の高用量承認を見据えてMTX使用時の適正使用と安全性確保を目的に，MTX診療ガイドライン初版をWeb上で2010年9月に公開した．2011年2月に成人RAに対する用量および適応の拡大が承認されたことから，承認内容に準じて2011年改訂版を刊行した[2]．

ガイドラインは，①適応，②禁忌と慎重投与，③用量・用法，④葉酸の投与法，⑤投与開始前のスクリーニング検査，⑥投与中のモニタリング，⑦周術期の対応，⑧妊娠・授乳希望への対応，⑨副作用への対応，の9章から構成され，それぞれの章で主たる推奨を示した(図1)．

第1選択薬としての投与が可能になったことから，RAと診断され予後不良因子のある症例ではMTXを第1選択薬として推奨した．

用量・用法では，MTX承認後の10年間のわが国での使用状況と副作用の発生状況を踏まえて，一般的な開始時投与量，増量の仕方，葉酸の使用法，他の抗リウマチ薬や生物学的製剤との併用時における使い方(**Q53**参照)を示した．

●ガイドラインの特徴

欧米のガイドラインと異なる点は，安全を重視した点である．わが国では欧米に比して投与量が少ないのに，骨髄障害や感染症などの重篤な副作用が累積していた[3]．製造販売後の副作用の解析では，骨髄障害等重篤な副作用の背景には腎障害を中心とした慎重投与や禁忌例への投与など症例選択における問題点や開始時のスクリーニングや投与中のモニタリングが十分でない症例がみられた．また，副作用発生時の対応が遅れた症例もあった．このような状況の中で高用量の承認を向けるにあたって，安全性の確保は重要な課題であった．したがって，ガイドラインでは患者選択時の禁忌と慎重投与の把握，スクリーニング検査による副作用リスクが高い症例の抽出と必要に応じた化学予防，投与中のモニタリング検査を詳細

図1 日本リウマチ学会 MTX 診療ガイドラインの概要

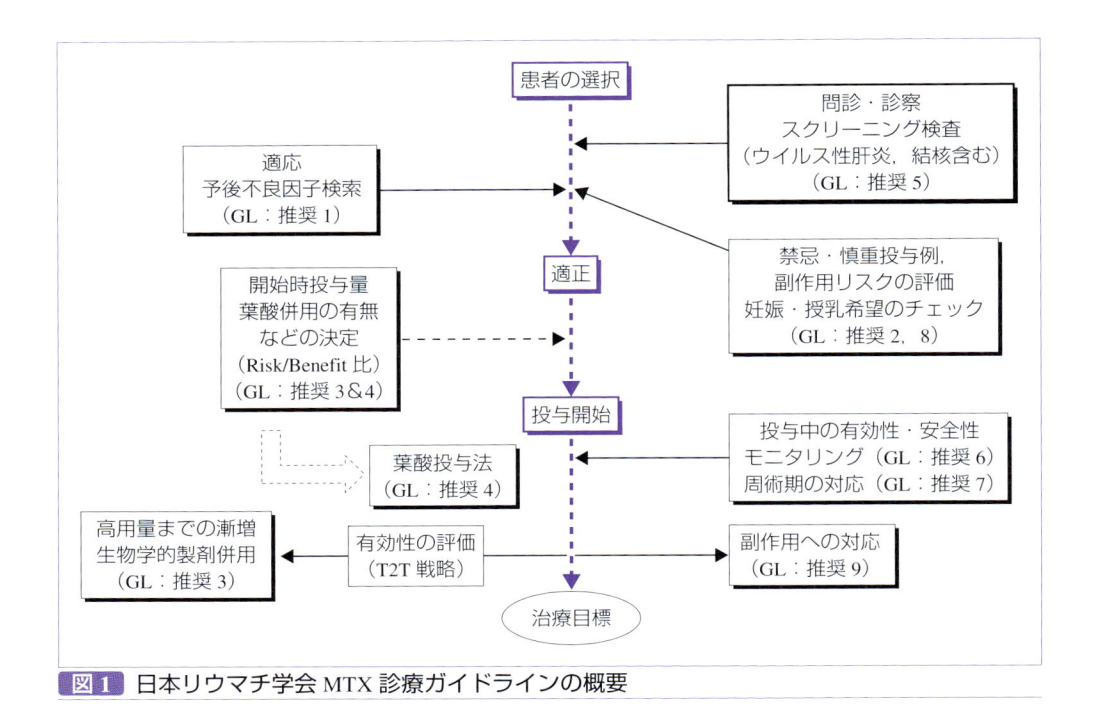

に記載した．また，主要な副作用である骨髄障害，間質性肺炎，感染症，リンパ増殖性疾患，消化管症状，肝障害については，危険因子，予防対策と発生時の対処方法の3項目に分けて記載した．また，重篤な副作用発生時のロイコボリン救命法の実施法や相互作用についても記載した．

ガイドラインは国内外の無作為化比較試験，メタ分析研究，コホート研究のエビデンスに加えて国内の実情を加味する目的で，製販後調査結果[3]，症例報告も検討し，現時点での推奨される MTX の使用法を示した．現在，集計されている用量増量承認後の製販後調査結果など高用量使用時の使用法や安全性に関する新たなエビデンスがそろえば，改訂していく予定である．

文献

1) 日本リウマチ学会，情報解析研究所．：メトトレキサート（MTX）の週 8 mg を超えた使用の有効性と安全性に関する研究：日本の3つのコホート（IORRA, REAL, NinJa）研究とエタネルセプトの市販後全例調査のデータベース解析．http://www.ryumachi-jp.com/pdf/MTXHighdose.pdf
2) 日本リウマチ学会 MTX 診療ガイドライン策定小委員会（編）：関節リウマチ治療における MTX 診療ガイドライン，羊土社，2011：3．
3) ファイザー株式会社：リウマトレックス適正使用情報．vol.18/19 2012.5/2013.5．

（鈴木康夫）

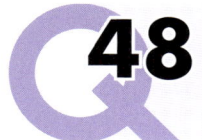

Q48 日本リウマチ学会の生物学的製剤使用ガイドライン(TNF阻害薬，トシリズマブ，アバタセプト)のポイントを教えてください．

A 生物学的製剤は高い有効性がある一方，適応や使用方法を誤ると重篤な有害事象が起こることがあります．このため，症例の選択はきわめて重要です．また，使用中に感染症などのモニタリングも必要不可欠です(表1)．

●適応

第1には，「既存のDMARDsを通常量3か月以上継続して使用してもコントロール不良の患者」が挙げられる．コントロール不良の目安としては，①圧痛関節数6関節以上，②腫脹関節数6関節以上，③CRP 2.0 mg/dL以上あるいは赤沈28 mm/時以上，である．

第2に，「これらの基準を満たさない患者においても，①画像検査における進行性の骨び

表1 TNF阻害薬，トシリズマブ，アバタセプト比較

製剤	一般名	適応	禁忌	注意事項
TNF製剤	インフリキシマブ アダリムマブ ゴリムマブ エタネルセプト セルトリズマブ	●既存のDMARDsを通常量3か月以上継続して使用してもコントロール不良の患者 ●これらの基準を満たさない患者においても，1)画像検査における進行性の骨びらんを認める，2) DAS28-ESRが3.2以上，のいずれかを認める場合 ●既存のDMARDsによる治療歴のない場合でも，罹病期間6か月未満の患者(早期RA)では，DAS28-ESRが5.1を超える(高疾患活動性)場合で，さらに予後不良因子(リウマトイド因子陽性，抗CCP抗体陽性または画像検査における骨びらんを認める)を有する場合(MTX併用)	●活動性結核を含む感染症を有する患者 ●陳旧性結核を有しているが，抗結核薬の使用ができない患者 ●高度の心不全を有する患者 ●悪性腫瘍，脱髄性疾患を有する患者	●細菌感染症 ●結核の再燃 ●ニューモシスチス肺炎 ●B型肝炎 ●アナフィラキシーショック ●外科手術 ●妊娠・出産 ●悪性腫瘍
IL-6阻害薬	トシリズマブ	●既存のDMARDsを通常量3か月以上継続して使用してもコントロール不良の患者 ●これらの基準を満たさない患者においても，1)画像検査における進行性の骨びらんを認める，2) DAS28-ESRが3.2以上，のいずれかを認める場合	●活動性結核を含む感染症を有する患者 ●慢性活動性EBウイルス感染(CAEBV)を伴う患者	●細菌感染症 ●結核の再燃 ●ニューモシスチス肺炎 ●B型肝炎 ●アナフィラキシーショック ●消化管穿孔 ●妊娠・出産 ●悪性腫瘍
T細胞阻害薬	アバタセプト	●既存のDMARDsを通常量3か月以上継続して使用してもコントロール不良の患者	●活動性結核を含む感染症を有する患者	●細菌感染症 ●結核の再燃 ●ニューモシスチス肺炎 ●B型肝炎 ●アナフィラキシーショック ●妊娠・出産 ●悪性腫瘍

らんを認める，②DAS28-ESRが3.2以上，のいずれかを認める場合」も，生物学的製剤の使用を考慮する．これは，TNF阻害薬(インフリキシマブ，エタネルセプト，アダリムマブ，ゴリムマブ，セルトリズマブ)のみならず，IL-6阻害薬(トシリズマブ)，T細胞阻害薬(アバタセプト)の場合も同様である．

第3に，「既存のDMARDsによる治療歴のない場合でも，罹病期間6か月未満の患者(早期RA)では，DAS28-ESRが5.1を超える(高疾患活動性)場合で，さらに予後不良因子(リウマトイド因子陽性，抗CCP抗体陽性または画像検査における骨びらんを認める)を有する場合」には，メトトレキサート(MTX)との併用でTNF阻害薬の使用を考慮することができる．

● 禁忌

①活動性結核を含む感染症を有している，②陳旧性結核を有しているが，抗結核薬の使用ができない，③高度の心不全を有する，④悪性腫瘍，脱髄性疾患を有する，場合などは，生物学的製剤の使用は禁忌である．

● 注意事項

1) 細菌感染症

わが国のRA患者でもっとも多くみられる合併症は細菌感染症である．なかでも肺炎は重篤となりうるが，リスク因子としては，①高齢，②既存の肺病変，③ステロイド使用，などがある．このうち，もっとも影響が大きいのはステロイド使用である．このため，生物学的製剤の効果発現がみられたら，ステロイドの漸減・中止を試みるべきである．また，上記のリスク因子を有する患者には，あらかじめ肺炎球菌ワクチン接種を奨励する．インフルエンザワクチン接種は，すべての患者に行うことが勧められる．

トシリズマブ使用時にはCRPは陰性化するため，感染症診断にCRPが役に立たないことがある．また，発熱などの感染症状の発現も抑えられる傾向がある．このため，生物学的製剤使用中には，軽微な症状でも主治医に相談をするように指導をする必要がある．

2) 結核の再燃

結核の再燃も注意を要する．スクリーニングには，問診，インターフェロンγ遊離試験キット(クオンティフェロン，T-SPOT)，またはツベルクリン反応，胸部X線検査は必須である．疑わしいときには，胸部CT検査を施行する．結核再燃のリスクの高い患者では，生物学的製剤使用3か月前からイソニアジド内服(原則として300 mg/日)を，原則として6〜9か月行う．

3) ニューモシスチス肺炎

ニューモシスチス肺炎も合併すると重篤になる．上記のリスク因子に加えて，末梢血リンパ球数が1,000以下の場合には発症のリスクが高くなるので，スルファメトキサゾール・トリメトプリム(ST合剤)の予防投与をするか，ペンタミジン吸入を予防的に行うことが推奨される．本症の早期診断には，血清βグルカン値測定が有用である．

4) B型肝炎

生物学的製剤使用中にB型肝炎ウイルス(hepatitis B virus：HBV)の再活性化が起こる可能性がある．このため，生物学的製剤使用前に，まずHBs抗原のスクリーニングを行い，陽性の場合にはHBe抗原，HBe抗体，HBV-DNAの検索を行う．陰性の場合には，HBc抗体，HBs抗体を測定し，いずれか両方が陽性であればHBV-DNAの測定が必要になる．HBV-DNAが陽性の場合には，核酸アナログ投与を行う．陰性の場合には，HBV-DNAを月

1回測定することが推奨される．詳細は，日本リウマチ学会ホームページの「免疫抑制・化学療法により発症するB型肝炎対策ガイドライン（改訂版）」を参照されたい[1]．

5）アナフィラキシーショック

インフリキシマブ，トシリズマブ，アバタセプトなどの点滴で用いる製剤については，頻度は低いもののアナフィラキシーショックが起こる可能性がある．このため，気道確保，酸素，エピネフリンなどの投与ができる体制をとっておくことは必要不可欠である．

6）外科手術

生物学的製剤は，外科手術後の創傷治癒や感染防御に影響を及ぼす可能性があるため，外科手術は生物学的製剤最終投与2〜4週間後に行うことが望まれる．また，創傷治癒が確認でき，感染の合併がなければ，手術後の生物学的製剤の再開は可能である．

7）妊娠・出産

胎児あるいは乳児に対する生物学的製剤の安全性は確立されていない．このため，投与中は妊娠・授乳は回避することが勧められる．

8）悪性腫瘍

生物学的製剤の投与により悪性腫瘍の発生頻度が増加することは報告されていない．ただし，悪性腫瘍の既往歴・治療歴を有する場合，前がん病変を有する場合には，投与を回避すべきである．

文献

1) http://www.ryumachi-jp.com/info/news110926_gl.pdf．2014.9.1 現在

（宮坂信之）

Q49 免疫抑制・化学療法により発症するB型肝炎対策ガイドライン（2013年改訂版）のポイントを教えてください．

A ガイドライン改訂版のポイントは，B型肝炎ウイルス既感染者（HBs抗体またはHBc抗体の少なくともどちらか陽性者）において，B型肝炎ウイルスDNAが2.1 log copy/mL以上（以前は検出陽性以上）で予防的核酸アナログ投与開始となったこと，および，モニタリングの間隔が1〜3か月（以前は1か月）と幅が広がったことです．

当ガイドライン策定の背景

B型肝炎ウイルス（hepatitis B virus：HBV）の水平感染では多くが既感染者（HBs抗原陰性，HBs抗体/HBc抗体の両方またはどちらかが陽性）となるが，臓器移植やリツキシマブ治療など強い免疫抑制状態によって肝細胞内に残存するHBV cccDNA（covalently closed circular DNA）が増殖しHBV de novo肝炎が発症することが知られるようになった．頻度は少ないものの，この肝炎は劇症化しやすく劇症化した場合の致死率は100％である．

そこで，厚生労働省研究班の2班（難治性の肝・胆道疾患に関する調査研究班および肝硬変を含めたウイルス性肝疾患の治療の標準化に関する研究班）の協力により「免疫抑制・化学療法により発症するB型肝炎対策ガイドライン」が作成された[1]．このガイドラインは，

Chapter V　関節リウマチの最新治療指針（ACR，EULAR リコメンデーション等）

```
                    スクリーニング（全例） 注1）
                         HBs 抗原
          ┌─────────────────┴─────────────────┐
    HBs 抗原（＋）注2）                    HBs 抗原（−）
          │                                  │
          │                           HBc 抗体，HBs 抗体
          │                    ┌──────────────┴──────────────┐  注3）
          │         HBc 抗体（＋）and/or HBs 抗体（＋）   HBc 抗体（−）and HBs 抗体（−）
          │                    │                              │
   HBe 抗原，HBe 抗体，         HBV-DNA 定量 注4）             通常の対応
   HBV-DNA 定量                 │
                    ┌───────────┴───────────┐
          2.1 log copies/mL（検出感度）以上  2.1 log copies/mL（検出感度）未満
                    │                              │
                    │                    モニタリング          注5）a, b, c
                    │                    HBV-DNA 定量  1回／1〜3月
          注6）      │                  （AST/ALT  1回／1〜3月）
                    │                    治療内容を考慮して間隔・期間を検討する
                    │                              │
                    │       ┌──────────────────────┴──────────────┐
                    │  2.1 log copies/mL（検出感度）以上   2.1 log copies/mL（検出感度）未満
                    ↓           ↓  注7）
           核酸アナログ投与  ←───────
             注2），8），9），10）
```

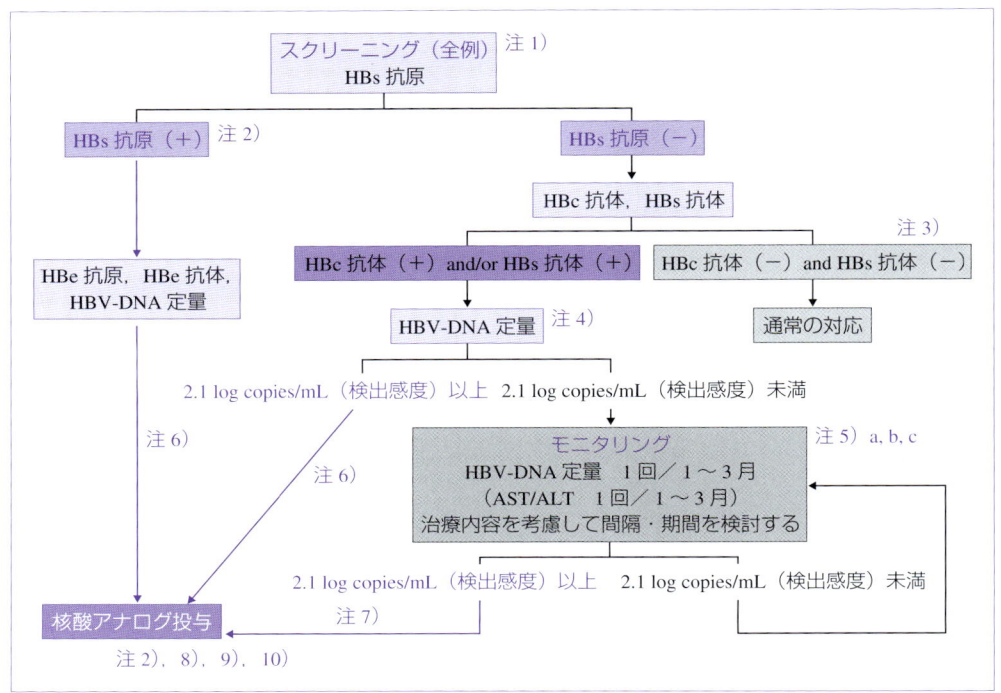

図1 免疫抑制・化学療法により発症する B 型肝炎対策ガイドライン（改訂版）

（文献2より引用）

補足：血液悪性疾患に対する強力な化学療法中あるいは終了後に，HBs 抗原陽性あるいは HBs 抗原陰性例の一部に HBV 再活性化により B 型肝炎が発症し，その中には劇症化する症例があり，注意が必要である．また，血液悪性疾患または固形癌に対する通常の化学療法およびリウマチ性疾患・膠原病などの自己免疫疾患に対する免疫抑制療法においても HBV 再活性化のリスクを考慮して対応する必要がある．通常の化学療法および免疫抑制療法においては，HBV 再活性化，肝炎の発症，劇症化の頻度は明らかでなく，ガイドラインに関するエビデンスは十分ではない．また，核酸アナログ投与による劇症化予防効果を完全に保証するものではない．

注1）免疫抑制・化学療法前に，HBV キャリアおよび既往感染者をスクリーニングする．まず HBs 抗原を測定して，HBV キャリアかどうか確認する．HBs 抗原陰性の場合には，HBc 抗体および HBs 抗体を測定して，既往感染者かどうか確認する．HBs 抗原・HBc 抗体および HBs 抗体の測定は，高感度の測定法を用いて検査することが望ましい．また，HBs 抗体単独陽性（HBs 抗原陰性かつ HBc 抗体陰性）例においても，HBV 再活性化は報告されており，ワクチン接種歴が明らかである場合を除き，ガイドラインに従った対応が望ましい．

注2）HBs 抗原陽性例は肝臓専門医にコンサルトすること．すべての症例で核酸アナログ投与にあたっては肝臓専門医にコンサルトするのが望ましい．

注3）初回化学療法開始時に HBc 抗体，HBs 抗体未測定の再治療例および既に免疫抑制療法が開始されている例では，抗体価が低下している場合があり，HBV-DNA 定量検査などによる精査が望ましい．

注4）既往感染者の場合は，リアルタイム PCR 法により HBV-DNA をスクリーニングする．

注5）a．リツキシマブ・ステロイド，フルダラビンを用いる化学療法および造血幹細胞移植例は，既往感染者からの HBV 再活性化の高リスクであり，注意が必要である．治療中および治療終了後少なくとも 12 か月の間，HBV-DNA を月1回モニタリングする．造血幹細胞移植例は，移植後長期間のモニタリングが必要である．
　b．通常の化学療法および免疫作用を有する分子標的薬を併用する場合においても頻度は少ないながら，HBV 再活性化のリスクがある．HBV-DNA 量のモニタリングは 1〜3 か月ごとを目安とし，治療内容を考慮して間隔および期間を検討する．血液悪性疾患においては慎重な対応が望ましい．
　c．副腎皮質ステロイド，免疫抑制薬，免疫抑制作用あるいは免疫修飾作用を有する分子標的治療薬による免疫抑制療法においても，HBV 再活性化のリスクがある．免疫抑制療法では，治療開始後および治療内容の変更後少なくとも 6 か月間は，月1回の HBV-DNA 量のモニタリングが望ましい．6 か月後以降は，治療内容を考慮して間隔および期間を検討する．

注6）免疫抑制・化学療法を開始する前，できるだけ早期に投与を開始するのが望ましい．ただし，ウイルス量が多い HBs 抗原陽性例においては，核酸アナログ予防投与中であっても劇症肝炎による死亡例が報告されており，免疫抑制・化学療法を開始する前にウイルス量を低下させておくことが望ましい．

注7）免疫抑制・化学療法中あるいは治療終了後に，HBV-DNA が 2.1logcopies/mL 以上になった時点で直ちに投与を開始する．免疫抑制・化学療法中の場合，免疫抑制薬や免疫抑制作用のある抗腫瘍薬は直ちに投与を中止せず，対応を肝臓専門医と相談するのが望ましい．

Q49　免疫抑制・化学療法により発症するB型肝炎対策ガイドライン(2013年改訂版)のポイントを教えてください．

注8)　核酸アナログはエンテカビルの使用を推奨する．
注9)　下記の条件を満たす場合には核酸アナログ投与の終了を検討してよい．
　　　スクリーニング時にHBs抗原陽性例ではB型慢性肝炎における核酸アナログ投与終了基準を満たす場合．
　　　スクリーニング時にHBc抗体陽性またはHBs抗体陽性例では，
　　　(1)免疫抑制・化学療法終了後，少なくとも12か月間は投与を継続すること．
　　　(2)この継続期間中にALT(GPT)が正常化していること．(ただしHBV以外にALT異常の原因がある場合は除く)
　　　(3)この継続期間中にHBV-DNAが持続陰性化していること．
注10)　核酸アナログ投与終了後少なくとも12か月間は，HBV-DNAモニタリングを含めて厳重に経過観察する．経過観察方法は各核酸アナログの使用上の注意に基づく．経過観察中にHBV-DNAが2.1 log copies/mL以上になった時点で直ちに投与を再開する．

　HBVキャリアおよびHBV既感染者におけるB型肝炎による死亡を減らすことを目的として，免疫抑制・化学療法開始時に，必ずHBs抗原，HBs抗体およびHBc抗体測定をすべて同時に行い，キャリアであるかまたは既感染者で末梢血HBV-DNA検出感度以上であれば即座に核酸アナログ予防投与を開始することと，HBV-DNAモニターは毎月1回行うことを示した．その後この運用上の問題点を解消すべく，厚生労働省では疑義照会という形で，①免疫抑制・化学療法を受ける場合にまずHBs抗原測定を優先し，抗原陰性者のみに対してHBs抗体に加えてHBc抗体も同時に測定できること，および②医師が診療上必要と認めた場合には，B型肝炎再活性化予防のため，月に1回のHBV-DNA測定も保険診療上可能と判断した．

● ガイドライン2013年改訂版
　さらに，日本肝臓学会は2013年に「免疫抑制・化学療法により発症するB型肝炎対策ガイドライン(改訂版)」を公表した．この中では，HBV-DNAは，2.1log copy/mL以上の場合に核酸アナログ予防投与開始とし，モニター間隔は1〜3か月に1回と幅をもたせた(図1)[2]．この改訂は，厚生労働省研究班の前向き研究によって，免疫抑制療法中の既感染者においてHBV-DNA検出(定性)陽性者は，経過を追ってもその後急速に定量陽性にはならないことが明らかにされた結果である．また，抗リウマチ生物学的製剤を含む免疫抑制治療を開始されたリウマチ性疾患でHBV既感染患者においては，HBV-DNA 2.1 log copy/mL以上となるのは治療開始後6か月間以内に多いことも示された．
　これらの結果から日本リウマチ学会でも「B型肝炎ウイルス感染リウマチ性疾患患者への免疫抑制療法に関する提言」の再度の改訂を進めており，少なくとも治療開始後半年はHBV-DNAモニターは毎月行うべきであるが，それ以降に関しては患者の状況などを判断して3か月まで間隔を延ばすことも可能と考えている．モニター中にHBV-DNAが定量検出された場合には，免疫抑制治療は継続したまま肝臓専門医にコンサルトし速やかに核酸アナログを投与する．

文献
1) 坪内博仁，他：免疫抑制・化学療法により発生するB型肝炎対策：厚生労働省「難治性の肝・胆道疾患に関する調査研究」班劇的症肝炎分科会および「肝硬変を含めたウイルス性肝疾患の治療の標準化に関する研究」班合同報告．肝臓 2009；**50**：38-42．
2) 日本肝臓学会．肝炎診療ガイドライン作成委員会(編)．B型肝炎治療ガイドライン(第2版)
(http://www.jsh.or.jp/doc/guidelines/HBV_GL_ver2.201406.pdf．2014.8.27 現在)

〈三村俊英〉

Q50 生物学的製剤投与時の結核，悪性腫瘍，心不全，ワクチン接種に関する注意の指針はありますか？

A 生物学的製剤の投与における，結核，悪性腫瘍，心不全，ワクチン接種に関する注意としては，日本リウマチ学会の作成した各種生物学的製剤の使用ガイドラインに記載があります．また，2014 年にヨーロッパリウマチ学会は[1]，関節リウマチの治療における安全性に関する最新の文献をレビューし，生物学的製剤投与下の結核，悪性腫瘍に関するエビデンスをまとめています．

●結核

日本リウマチ学会(JCR)のガイドラインでは，いずれの薬剤も活動性結核患者には投与禁忌で，投与前の結核のスクリーニングは必須である．スクリーニングとして，問診・インターフェロン-γ遊離試験キットまたはツベルクリン反応，胸部 X 線撮影(必要に応じて胸部 CT 撮影など)を行う．その結果から，結核感染リスクが高い患者では，イソニアジドの内服を薬剤開始 3 週間前から 6 ～ 9 か月間行う．

TNF 阻害薬投与下(インフリキシマブ：IFX，エタネルセプト：ETN，アダリムマブ：ADA)では，結核発現のリスクが高く，播種性結核や肺外結核および致死的な場合が少なくない[1]．スクリーニング検査陰性の症例からも結核の発現が認められており，投与中も慎重な観察が必要である．

TNF 阻害薬以外の生物学的製剤の投与下の結核発現の情報は限られるが，わが国の市販後全例調査(PMS)では，トシリズマブ(TCZ：点滴静脈注射製剤，$n = 7,901$)では，5 件 / 5 例(肺結核 4 件 / 4 例，結核性腹膜炎 1 件 / 1 例)，アバタセプト(ABT：点滴静脈注射製剤，$n = 3,985$)では，2 件 / 1 例(肺結核と結核性腹膜炎を併発)が報告されている．これらの薬剤投与にあたっても，十分な投与前のスクリーニングと投与中の観察が重要である．

●悪性腫瘍

JCR のガイドラインでは，悪性腫瘍を有する患者には，TNF 阻害薬は投与禁忌である．また，いずれの薬剤でも，悪性腫瘍の既往歴・治療歴を有する患者，前癌病変(食道，子宮頸部，大腸など)を有する患者への投与は慎重に検討すべきであるとされている．

TNF 阻害薬投与下の悪性腫瘍の発現は，世界的なモニタリングが行われている．2006 年に発表された IFX，ADA 投与 RA 患者を対象とした 9 つの臨床試験のメタ解析では，プラセボ投与 RA 患者に比較し，TNF 阻害薬投与 RA 患者での悪性腫瘍発現のオッズ比は 3.3，95% 信頼区間((CI) 1.19-9.08)と上昇し，TNF 阻害薬開始後 6 ～ 12 か月間や高用量の TNF 阻害薬投与では発現頻度が上昇することが報告された[1]．しかし，その後の報告では[1]，通常の抗リウマチ薬(csDMARD)投与 RA 患者と比較した場合，TNF 阻害薬投与 RA 患者では悪性腫瘍(悪性リンパ腫，非メラノーマ皮膚癌を含む)の発現頻度の統計学的な上昇は認めなかった．一方，最近のスウェーデンからの報告はメラノーマの発現は上昇するとしている．

わが国の市販後全例調査(PMS)では，TCZ(点滴静脈注射製剤，$n = 7,901$)で，39 件 / 39 例(悪性リンパ腫 7 件 / 7 例を含む)，ABT(点滴静脈注射製剤，$n = 3,985$)で，6 件 / 6 例(悪性リンパ腫 2 件 / 2 例を含む)の悪性腫瘍が報告されている．海外における報告では，TCZ(点滴静脈注射製剤)の 5 つの臨床試験では，平均 4.6 年の曝露において，新生物(悪性・良

性・不明を含む）の発現は，コントロール群で 0.8/100 人・年，TCZ4 mg/kg 群で 1.8/100 人・年，TCZ8 mg/kg 群で 0.5/100 人・年に認められ[2]，ABT（点滴静脈注射製剤）の 8 つの臨床試験の 8 年間の観察では，0.69/100 人・年の悪性腫瘍（非メラノーマ皮膚癌を除く）の発現が認められている[3]．

● 心不全

2003 年，FDA は，IFX，ETN 投与 RA 患者における 47 例のうっ血性心不全症例について，38 例は新規発現で，その 50% が心血管疾患の危険因子を有さず，10 例は 50 歳以下で，16 例は TNF 阻害薬中止と心不全への加療にて治癒あるいは改善したという経過から，TNF 阻害薬投与中のうっ血性心不全の発現，増悪に注意喚起をした[4]．JCR のガイドランでも，NYHA（New York Heart Association）心機能分類の III または IV のうっ血性心不全は投与禁忌となっている．

TCZ の国内 PMS では，重篤な心不全，急性心不全，うっ血性心不全が 5 件ずつ報告された．また，重篤な急性心筋梗塞，狭心症，急性冠動脈症候群も認められた．TCZ 投与中は HDL，LDL，総コレステロールが上昇するが動脈硬化指数（atherogenic index）は一定で，スタチン系薬剤によりこれらの脂質異常は制御可能である．また，TNF 阻害薬のメタ解析でも HDL および総コレステロールの上昇が示されている．JCR のガイドラインには，動脈硬化性疾患予防ガイドラインなどを参考に脂質異常症を是正することが要注意事項として記載

表1 自己免疫性炎症性リウマチ性疾患（AIIRD）患者における予防接種勧告（ヨーロッパリウマチ学会）

1	はじめに AIIRD 患者の予防接種歴を評価すべきである
2	AIIRD 患者に対する予防接種は，基礎疾患が安定している時期に行うことが望ましい
3	免疫抑制状態にある AIIRD 患者に対する弱毒生ワクチンの接種は，極力避けるべきである
4	AIIRD 患者に対する予防接種は，DMARDs や TNF 阻害薬の使用中に実施してもよいが，B 細胞枯渇療法を行う場合にはその前に実施することが望ましい
5	AIIRD 患者に対する不活化インフルエンザワクチンの接種は，積極的に考慮すべきである
6	AIIRD 患者に対する 23 価多糖肺炎球菌ワクチンの接種は，積極的に考慮すべきである
7	AIIRD 患者に対する破傷風ワクチンは，一般人と同様の基準で接種してよい．24 週間以内にリツキシマブの投与を受けた患者が破傷風感染の可能性が高い創傷を負った場合には，抗破傷風免疫グロブリンを投与すべきである
8	AIIRD 患者では帯状疱疹ワクチンの接種を考慮してもよい*
9	AIIRD 患者に対するパピローマウイルスワクチンの接種は，選別された症例のみに考慮すべきである
10	脾臓の部分または全摘出を受けた AIIRD 患者には，インフルエンザ，肺炎球菌，インフルエンザ菌 b 型，髄膜炎 C 型菌に対する予防接種を推奨する**
11	AIIRD 患者に対する A 型または B 型肝炎ウイルスの予防接種は，感染リスクがある場合のみ推奨する
12	AIIRD 患者が感染症の流行地に渡航する場合には，一般人と同様の基準で接種を受けるように推奨する．ただし免疫抑制状態にある場合は，生ワクチンの接種は避けるべきである
13	AIIRD 患者に対する BCG 接種は勧められない

*：わが国では，水痘ワクチンは，帯状疱疹予防の適応はない．推奨内には，『生ワクチンであるため，免疫抑制状態の強い患者には不可であり，ワクチンによる初感染を防止するために，帯状疱疹ウイルスに対する抗体を有している患者に限って接種することが慎重な対応である』との記載が付記してある．
**：わが国では，インフルエンザ菌 b 型の脾臓摘出後の成人に対する適応はなく，髄膜炎 C 型菌に対する予防接種は行われていない．

（文献 5 より引用改変）

されている.

　ABT の国内 PMS では，心不全は 3 件（2 件が重篤）が報告されている．海外の臨床試験でのうっ血性心不全の発現は ABT 投与群で 0.21/100 人・年，プラセボ群で 0.23/100 人・年であった[3]．

ワクチン接種

　JCR のガイドラインには，いずれの薬剤でも，インフルエンザワクチンは可能な限り摂取すべきであり，肺炎球菌ワクチンも考慮すべきであると記載されている．近年，ヨーロッパリウマチ学会は，自己免疫性炎症性リウマチ性疾患（autoimmune intlammatory rheumatic disease：AIIRD）患者の予防接種に関する提言を発表した（表 1）[5]．ワクチン接種の際の判断の指針のひとつとして，参考されたい．

文献

1) Ramiro S, *et al.*：Safety of synthetic and biological DMARD．：a systematic literature review informing the 2013 update of the EULAR recommendations for management of rheumatoid arthritis. *Ann Rheum Dis* 2014；**73**：529-535.
2) Genovese MC, *et al.*：Longterm safety and efficacy of tocilizumab in patients with rheumatoid arthriti．：a cumulative analysis of up to 4.6 years of exposure. *J Rheumatol* 2013；**40**：768-780.
3) Weinblatt ME, *et al.*：Safety of abatacept administered intravenously in treatment of rheumatoid arthriti．：integrated analyses of up to 8 years of treatment from the abatacept clinical trial program. *J Rheumatol* 2013；**40**：787-797.
4) Westlake SL, *et al.*：Tumour necrosis factor antagonists and the risk of cardiovascular disease in patients with rheumatoid arthriti．：a systematic literature review. *Rheumatology*（*Oxford*） 2011；**50**：518-531.
5) van Assen S, *et al.*：EULAR recommendations for vaccination in adult patients with autoimmune inflammatory rheumatic diseases. *Ann Rheum Dis* 2011；**70**：414-422.

〈田中みち・針谷正祥〉

Chapter VI
関節リウマチの治療法 1（csDMARDs）

DMARDs の種類

略名	英名	意味
sDMARDs	synthetic DMARDs	合成 DMARDs
csDMARDs	conventional synthetic DMARDs	従来型の合成 DMARDs
tsDMARDs	targeted synthetic DMARDs	分子標的型合成 DMARDs
bDMARDs	biological DMARDs	生物学的 DMARDs
bsDMARDs	biosimilar DMARDs	生物学的製剤の後発品

DMARDs：diseasemodifying antirheumatic drugs（疾患修飾［性］抗リウマチ薬）

Chapter VI 関節リウマチの治療法1(csDMARDs)

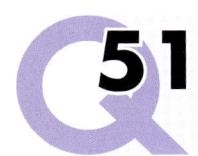

Q51 csDMARDsの種類と作用機序について教えてください．

A conventional synthetic DMARDs(csDMARDs)は大きく免疫調節薬と免疫抑制薬に分類されます．これらの薬剤の作用機序は今なお不明な点が多くあります．

● csDMARDsの種類

現在わが国で使用されているcsDMARDsを**表1**[1)]に示す．csDMARDsは大きく免疫調節薬と免疫抑制薬に分類される．前者は正常の免疫能には影響せず，異常な免疫機能を正常化する薬剤，後者は免疫機能を非特異的に抑制する薬剤とされる．

● csDMARDsの作用機序

1) 免疫調節薬

①サラゾスルファピリジン

T細胞やマクロファージ(Mφ)からのサイトカイン(IL-1, IL-2, IL-6)産生を抑制し，異常な抗体産生を抑制する．滑膜増殖や炎症細胞浸潤などを抑制し，かつ好中球の活性酸素産生や破骨細胞活性化も抑制するとされている．

②ブシラミン

後述のD-ペニシラミンと類似構造をもつシステイン誘導体である．T細胞の血管内皮細胞への付着抑制，T細胞増殖抑制，B細胞のIgM産生抑制，破骨細胞形成抑制などの作用を有する．

表1 わが国におけるcsDMARDsの一覧

一般名	商品名	抗リウマチ作用	推奨度
免疫調節薬			
サラゾスルファピリジン	アザルフィジンEN®	中	A
ブシラミン	リマチル®	中	A
金チオリンゴ酸ナトリウム	シオゾール®	中	B
オーラノフィン	リドーラ®	弱	B
D-ペニシラミン	メタルカプターゼ®	中	B
アクタリット	オークル®，モーバー®	弱	B
ロベンザリット	カルフェニール®	弱	―
イグラチモド	ケアラム®，コルベット®	―	―
免疫抑制薬			
メトトレキサート	リウマトレックス®　メトレート®	強	A
レフルノミド	アラバ®	強	A
ミゾリビン	ブレディニン®	弱	B
タクロリムス	プログラフ®	中	―

推奨度A：行うよう強く勧められる，推奨度B：行うよう勧められる
表中の(―)部分は出版当時(2004年4月)に記載なし．

(文献1より引用改変)

③金製剤(金チオリンゴ酸ナトリウム，オーラノフィン)

　Mφや好中球の貪食抑制作用，リソゾームに対する作用などがある．炎症性サイトカイン産生抑制作用の報告もある．

④D-ペニシラミン

　SH(スルフヒドリル)基によるリウマトイド因子など免疫複合体のS-S結合の解離作用，T細胞を介した免疫調節作用，蛋白変性抑制作用があげられる．

⑤アクタリット

　III型，IV型アレルギー反応の抑制，サイトカイン(IL-1β，IL-6，TNF-α)・蛋白分解酵素(MMP-1)の産生抑制，血管新生抑制，T細胞の血管内皮細胞および滑膜細胞との接着抑制などの作用がある．

⑥ロベンザリット

　自己抗体の産生抑制作用がある．

⑦イグラチモド

　転写因子 nuclear factor-kappa B(NF-κB)の活性化阻害によるB細胞による免疫グロブリン(IgG，IgM)の産生およびMφ，単球や滑膜細胞による炎症性サイトカイン(TNF-α，IL-1β，IL-6，IL-8，MCP-1)の産生を抑制する．また，シクロオキシゲナーゼ活性阻害作用も有する．

2) 免疫抑制薬

①メトトレキサート

　構造が葉酸に類似し，葉酸投与により効果が減弱することから，葉酸と拮抗し薬理作用を示すと考えられるが，作用機序は未確定である．メトトレキサート(MTX)は細胞内に取り込まれポリグルタメート化される．そして，aminoimidazole carboxamide ribonucleotide (AICAR) transformylaseを阻害し，細胞内のアデノシンが増加し，増加したアデノシンは細胞外に放出される．アデノシンは単球からの炎症性サイトカイン(IL-1，IL-6，TNF-αなど)の産生抑制作用や好中球機能抑制作用などを有するため，アデノシンを介した抗炎症作用がMTXの作用機序として考えられている．また，チミジル酸シンターゼ阻害によるピリミジン合成抑制やジヒドロ葉酸レダクターゼ阻害を介するDNAメチル化抑制による滑膜細胞やリンパ球などの活性化や増殖の抑制を誘導することで作用を発揮する機序も考えられている．

②レフルノミド

　本剤の活性化代謝産物のA771726(テリフルノミド)がジヒドロオロテートデヒドロゲナーゼ活性を阻害することにより *de novo* ピリミジン生合成が抑制され，*de novo* 経路からのピリミジンヌクレオチドの供給が遮断され，活性化リンパ球の細胞周期が停止し，増殖が抑制されると考えられている．

③ミゾリビン

　プリン合成系のイノシン酸からグアニル酸に至る経路を拮抗阻害することで核酸合成を抑制し，リンパ球の活性化・増殖を抑制する．核酸合成の *de novo* 経路のみを抑制するためサルベージ経路を持たないリンパ球に選択的に作用し，Mφや好中球のような自然免疫系への作用が少ないとされる．

④タクロリムス

　核酸合成阻害を作用機序とする上記①～③の免疫抑制薬と異なる．T細胞の細胞質内でFK結合タンパク質と結合し，その複合体がカルシニューリンの活性を阻害する．それによ

り転写因子 nuclear factor of activated T cells(NF-AT)の脱リン酸化を抑制し，核内移行を阻害することにより，IL-2 や IFN-γ など T 細胞由来のサイトカインの産生を抑制し，選択的に T 細胞の活性化を抑制する．さらに，TNF-α，IL-1β，IL-6 の産生も抑制する．また，破骨細胞の成熟・分化抑制作用や，P 糖タンパク阻害によるステロイド薬の増強作用や抵抗性改善作用も知られている．

文献

1) 三森経世：抗リウマチ薬．越智隆弘，他(編)，関節リウマチの診療マニュアル(改訂版) 診断のマニュアルと EBM に基づく治療ガイドライン 平成 16 年．日本リウマチ財団，2004；84-98．

（東　直人・佐野　統）

Q52 メトトレキサートのスクリーニング検査について教えてください．

A メトトレキサートは強力な細胞増殖抑制作用を有する薬剤です．投与開始前に，禁忌や慎重投与の項目に合致しないか，副作用危険因子がないかなど，問診・診察・検査などによる十分な検討が必要です．

●問診

過去のメトトレキサート(MTX)に対するアレルギーや有害事象の有無，悪性腫瘍や血液リンパ系疾患の診断あるいは治療歴の有無，現在治療中の疾患の有無や治療内容などを確認する．女性には適宜，妊娠・授乳・挙児希望の有無を聴取する．

●診察

リンパ節腫脹，呼吸器症状，皮膚そのほかの急性・慢性感染症などがないかを確認する．有所見の場合，原因検索やそれに対する治療を優先する．

●検査

スクリーニングに必要な検査を**表1**に示す．

①血液障害

末梢血検査では，白血球数 4,000/mm^3 未満，血小板 100,000/mm^3 未満では慎重投与，白血球数 3,000/mm^3 未満，血小板 50,000/mm^3 未満の重大な血液障害がある場合には原因検索を行うとともに，MTX 治療は避ける．

②肝障害

AST，ALT 値が基準値上限の 2 倍を超えるような肝障害，B 型または C 型の急性・慢性活動性ウイルス肝炎の合併，肝硬変など，重大な肝障害の有無を検査する．

③腎障害

MTX は主として腎から排泄される．関節リウマチ患者では必ずしもクレアチニン値が正確な腎機能を反映しないため，シスタチン C や性別・年齢・体重を加味した推算腎糸球体濾過量(eGFR)などを参考にする．GFR < 60 mL/分相当例に使用する際は低用量から慎重に開始する．高度な腎機能障害例や透析例には MTX は禁忌である．蛋白尿や血尿は腎障害を

示唆することがあるため尿検査も大切である．

④呼吸器障害

　胸部X線撮影（正面・側面）は必須の検査である．間質性肺病変，気道病変，慢性閉塞性肺障害や活動性結核の有無も確認する．呼吸器障害の疑いのある患者では，経皮的酸素分圧（SpO_2），胸部HR（high resolution）CTおよび肺線維化マーカー（KL-6，SP-Dなど）を検査する．低酸素血症の存在（室内気で$PaO_2 < 70$ Torr），呼吸機能検査で%VC<80%の拘束性障害，胸部画像検査で高度の肺線維症の存在など重大な呼吸器障害を有する場合，および胸腹水がある場合，MTX投与は行わない．

⑤肝炎スクリーニング

　日本肝臓病学会治療ガイドライン[2]の指針に従い，HBs抗原，HBs抗体，HBc抗体の検査を行う（**Q49図1**）．HBs抗原陽性やHBV-DNAが検出される場合は肝臓専門医へのコンサルト，核酸アナログの投与が勧められる．

⑥結核スクリーニング

　ツベルクリン反応，インターフェロンγ遊離試験（IGRA，クオンティフェロン®，T-SPOT®）などを用いて行う．陽性であった場合には，臨床所見やほかの画像診断などを用いて総合的に活動性結核と潜在性結核とを鑑別する必要がある．

⑦そのほか

　高齢者，副腎皮質ステロイドの使用，糖尿病，低アルブミン血症，ニューモシスチス肺炎のリスクが高い例などでは注意が必要である．MTXは，週のうちの決められた日のみに内

表1 MTX開始時のスクリーニング検査項目

検査項目			目的・注意・異常の場合の対応など
一般検査	末梢血検査，白血球分画		骨髄抑制や感染症の有無の評価
	生化学検査	AST，ALT，ALP	肝機能の評価
		アルブミン	低アルブミン血症ではMTXの副作用が出やすい
		血糖	糖尿病併発による感染症のリスク上昇
		Cre BUN	腎機能低下ではMTXの排泄が遅延する
		LDH	肺障害や他臓器障害の評価
	尿検査，蛋白，糖，尿沈渣		腎障害の評価
免疫学的検査	IgG，IgA，IgM		免疫状態の評価
肝炎関連検査	HBs抗原，HBs抗体，HBc抗体，HCV抗体		陽性の場合はウィルスDNA量を測定．HBs抗原陽性やDNA検出例では肝臓専門医と連携する
呼吸器関連検査	胸部X線		正面・側面での撮影を行う
	胸部HRCT		呼吸器病変が疑われる場合
	経皮的酸素分圧SpO_2		呼吸器病変が疑われる場合
	肺線維化マーカー KL-6，SP-D		間質性肺炎が疑われる場合
結核スクリーニング	ツベルクリン反応，インターフェロンγ遊離試験		結核のリスク評価

服し，発熱，感染症，脱水などの際に服薬しないことは副作用発現を回避するうえで重要である．高齢者では服薬方法や注意点をご理解いただけるか，MTX を適切に自己管理して内服できるかどうかなどをあらかじめ確認しておくことが大切である．

文献
1) 日本リウマチ学会：メトトレキサート使用ガイドライン（http://ryumachi-jp.com/info/guideline_MTX.pdf．2014.8.28 現在）
2) 日本肝臓学会：B 型肝炎治療ガイドライン（http://www.jsh.or.jp/doc/guidelines/B_Guideline_ver1.2_Sept11.pdf．2014.8.28 現在）

（中島亜矢子）

Q53 メトトレキサートの用法・用量，増量の方法は？

A メトトレキサートは原則，週 6 〜 8 mg で投与開始します．開始時投与量は副作用危険因子や疾患活動性，予後不良因子を考慮して，適宜増減します．メトトレキサート治療開始後，4 〜 8 週間経過しても効果が不十分であれば週 16 mg まで漸増できます．用法は 1 週間あたりの投与量を 1 回または 2 〜 3 回に分割して，12 時間間隔で 1 〜 2 日間かけて投与するのが一般的です．週 8 mg を超える時は，分割投与が勧められます．高用量投与する際や副作用リスクが高い症例では葉酸製剤を併用します．メトトレキサートを十分量（週 10 〜 12 mg）使用しても，治療目標を達成できない場合は，他の低分子抗リウマチ薬や生物学的製剤との併用療法を考慮します．

●開始時および最大投与量と増量の方法

日本リウマチ学会（JCR）ガイドライン[1]ではメトトレキサート（MTX）の開始時投与量は週 6 mg となっている．ただし，予後不良因子をもつ非高齢者では週 8 mg で開始し，副作用危険因子のある症例（高齢，腎機能障害など）では週 4 mg 以下で開始するなど，個々の症例のリスク / ベネフィットを考えながら用量の設定をすることが勧められている（図 1）．

初期投与量で効果不十分であれば，4 〜 8 週毎に漸増する．副作用危険因子がなければ週 16 mg まで漸増することにより，有効性は増加する．海外のガイドラインでは週 10 〜 15 mg で投与開始し，最大週 20 〜 30 mg までの増量が勧められている[2]が，わが国での MTX の使用状況のエビデンスを踏まえて開始時投与量と最大投与量は設定された．

海外で MTX 用量と有効性の関係を前向き試験で検討した成績では，週 15 mg まで用量依存的に治療効果が向上する[3]が，臨床的には週 12 mg ぐらいから，増量による治療効果の増加は少なくなってくる．したがって，最大用量まで増量しなくても，他の DMARDs や生物学的製剤との併用療法を考慮してもよい．

今後，わが国での高用量使用時の有効性と安全性に関するエビデンスが集積されれば，より高用量で開始し，短期間で最大投与量まで漸増する投与法ができる可能性がある．

●用法

JCR ガイドラインでは，8 mg/週までは分 1 〜分 3，8 mg/週を超えたら分 2 〜分 4 投与を勧めている（図 2）．薬物動態の検討では MTX10 mg 以上の分 1 投与では，皮下あるいは筋注

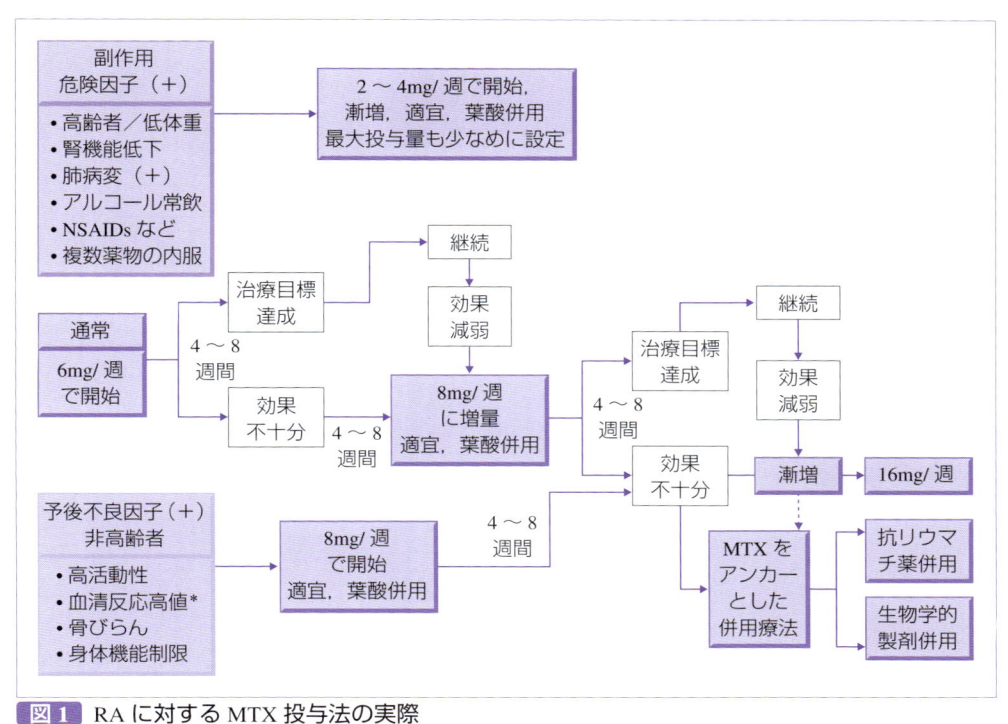

図1 RAに対するMTX投与法の実際
＊リウマトイド因子あるいは抗CCP抗体

投与に比べて，生物学的利用能が20〜30%減少するが，分2投与では分1投与に比べて約30%の生物学的利用能が期待できる．また，高用量の分1投与では，血中濃度の一時的上昇による嘔気が起きることをしばしば経験する．海外でも，嘔気を中心とした消化器症状に対して，皮下投与へのスイッチや分割投与の可能性が考慮されている[4]．消化器症状などなければ，服薬コンプライアンスの点で，分2投与が勧められる．

葉酸の投与法

葉酸製剤の併用投与は，用量依存性副作用(肝酵素上昇，口内炎，下痢，脱毛)の予防・治療に有効であり，必要に応じて考慮する．血球減少は完全に予防はできないがMTX8 mg/週以上投与する際や副作用リスクが高い症例では，葉酸併用投与が強く勧められる．葉酸製剤(フォリアミン®)は5 mg/週以内を，MTX最終投与後24〜48時間後に投与する(図2)．重篤な副作用発現時のレスキューには，活性型葉酸製剤ロイコボリン®を使用する．

MTXをアンカーとした併用療法

MTX単剤治療で寛解導入できる症例は，高用量まで使用しても最大でも60〜70%と考えられる．筆者の検討では週10〜12 mg投与している症例では65〜75%の症例が寛解基準を満たしている．一方，MTX週14 mg以上の内服症例は，全体の約10%であり，14〜16 mg投与している症例の寛解率は必ずしも高くないことから，MTX治療反応性が良好な症例では，週12 mgまで使用すればかなりの症例で目標が達成できると考えられる．したがって，週12 mgまで増量しても効果不十分な症例では他の低分子抗リウマチ薬や生物学的製剤の追加併用療法を考慮する．

図2 RAに対するMTXの用法

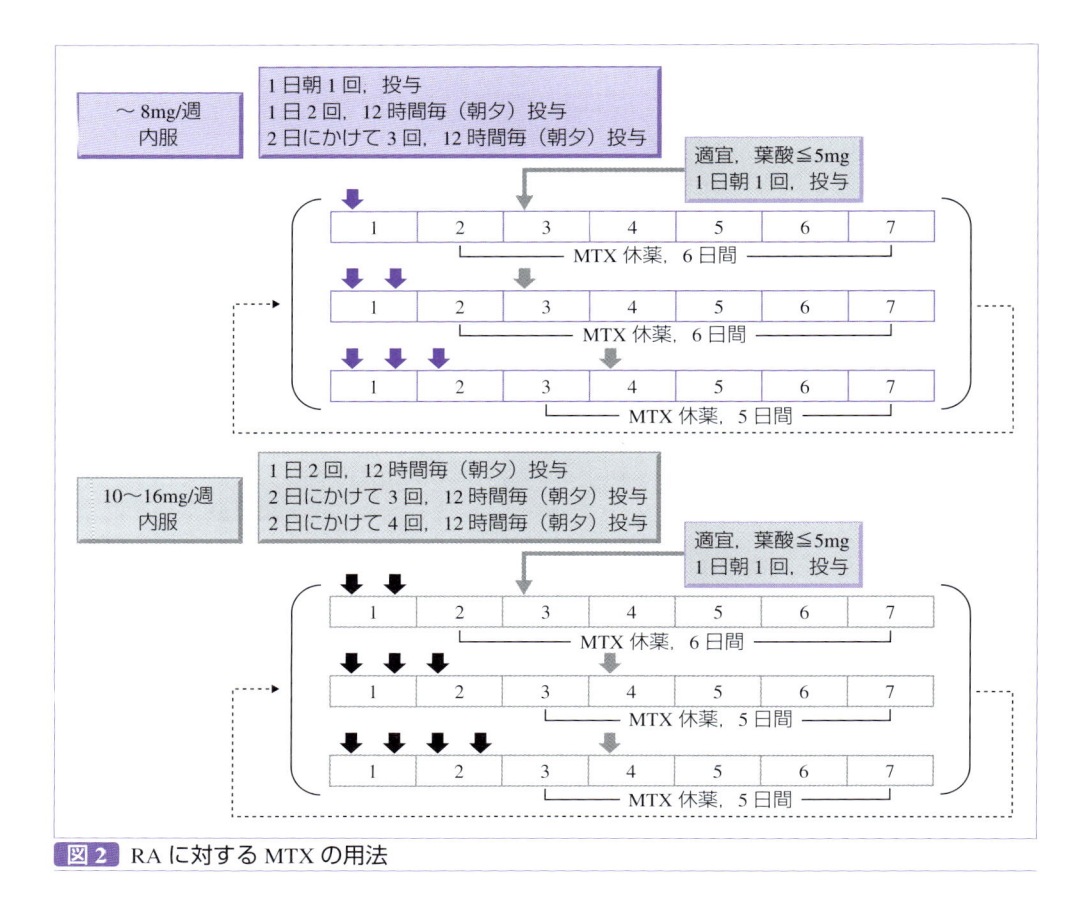

文献

1) 日本リウマチ学会MTX診療ガイドライン策定小委員会(編):関節リウマチ治療におけるメトトレキサート(MTX)診療ガイドライン2011年版.羊土社,2011;3.
2) Visser K, et al.: Multinational evidence-based recommendations for the use of methotrexate in rheumatic disorders with a focus on rheumatoid arthriti.: integrating systematic literature research and expert opinion of a broad international panel of rheumatologists in the 3E initiative. *Ann Rheum Dis* 2008;**68**:1086-1093.
3) Seideman P.: Methotrexate--the relationship between dose and clinical effect. *Br J Rheumatol* 1993;**32**:751-753.
4) Katchamart W, et al.: Canadian recommendations for use of methotrexate in patients with rheumatoid arthritis. *J Rheumatol* 2010;**37**:1422-1430

(鈴木康夫)

Q54 メトトレキサートの副作用とその対処法について教えてください．

A 頻度の多い副作用としては，消化管症状，肝障害，脱毛などがあり，重篤な副作用としては骨髄障害，感染症，間質性肺炎，リンパ増殖性疾患があげられます．それぞれにおいて減量や中止，葉酸の投与，専門医療機関への受診を考慮します．

● 消化管症状

メトトレキサート(MTX)の消化管症状は，口内炎，悪心，下痢，腹痛などがあり，その発現頻度は 10～37% に及び比較的高い．あらかじめ葉酸製剤を併用することにより消化管症状の発現が低下したとする報告がある他，発生時の対処方法としても葉酸，活性型葉酸の補充は消化管症状の発現を軽減させる．アフタ性口内炎に対してはマレイン酸イルソグラジンが有効であることを示唆する報告がある．悪心に対しても制吐薬の併用を試みる．以上で内服継続困難な時は減量や中止を考慮する．

● 肝障害

MTX による肝障害は，用量依存性に発現する主として肝細胞傷害型の肝機能障害と，肝炎ウイルスに関連した肝障害に大別される．肝炎ウイルス非感染患者における肝障害で AST/ALT が正常上限の 3 倍以内に上昇した場合には，MTX 投与量を調整，もしくは葉酸製剤の開始または増量をする．3 倍以上に増加した場合には，MTX を一時中止もしくは減量し，葉酸製剤を連日投与する．

原則として MTX 投与前には HBs 抗原を測定して B 型肝炎ウイルス(HBV) キャリアかどうかを確認する．HBc 抗体と HBs 抗体を測定し，HBV 既感染者をスクリーニングすることが推奨されている．HBV 既感染者における再活性化は de novo B 型肝炎とよばれ，RA 患者でも頻度は低いながらも MTX 使用による de novo B 型肝炎の劇症化が報告されている．抗体が陽性の場合には HBV-DNA 定量のモニタリングを月 1 回実施するよう日本リウマチ学会より提言されている．肝炎ウイルスキャリア・既感染患者に，肝機能障害が発現した場合には，MTX 中止の可否も含めて，直ちに消化器内科専門医にコンサルトする．MTX 中止に伴う de novo B 型肝炎の劇症化が報告されているため，不用意に中止しない．

● 間質性肺炎，感染症

MTX 肺炎は注意しても発症する危険性があり，間質性肺炎は用量非依存性に発現する．発現頻度は報告により異なるが，1～7% であるとされる．患者の自覚症状の把握が非常に大切である．間質性肺炎を疑った場合は MTX を直ちに中止した後，専門医療機関に紹介し，MTX 肺炎，呼吸器感染症，関節リウマチ(RA)に伴う肺病変などの出現・増悪を鑑別するための検査を速やかに進める．図 1 に呼吸器疾患の鑑別を示す．

MTX 肺炎が疑われた場合は MTX を中止後，直ちに副腎皮質ステロイド大量療法(経口プレドニゾロン 0.5～1 mg/kg/日)を行う．ニューモシスチス肺炎や細菌性肺炎などの肺疾患の鑑別が困難なときには，副腎皮質ステロイドに ST 合剤，抗菌薬などの投与を並行して行う．

● 骨髄障害

骨髄障害は血中 MTX 濃度依存性の副作用である．白血球減少と血小板減少が多いが，重

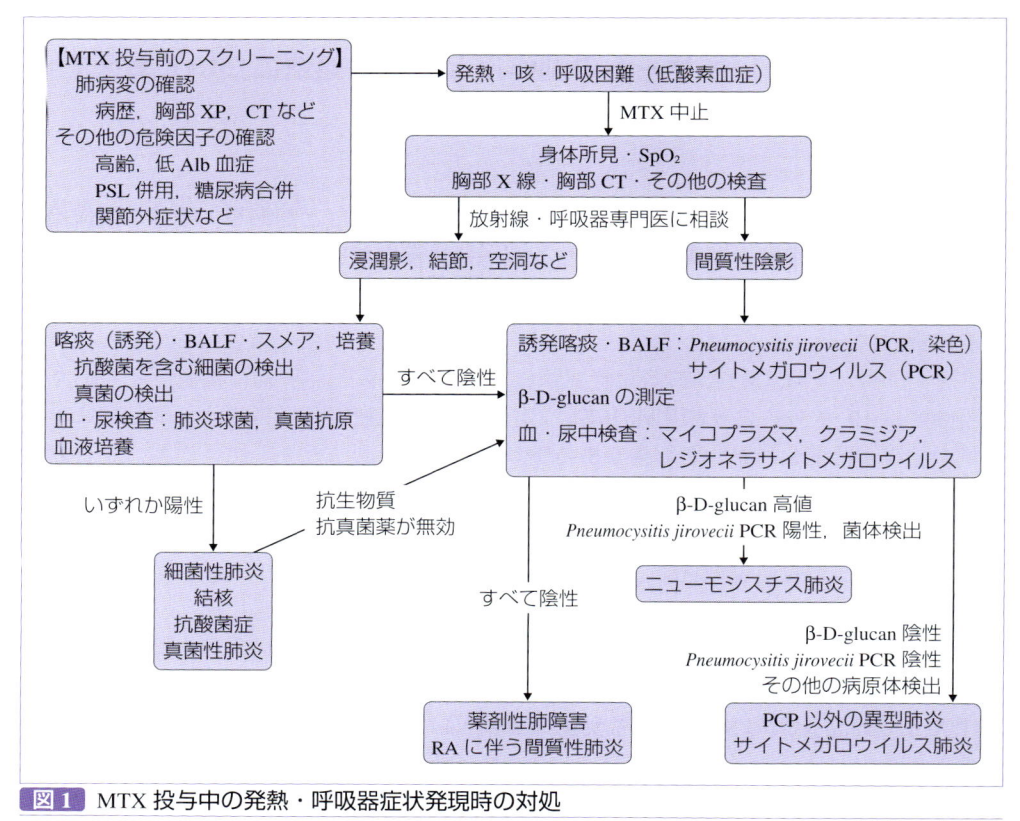

Chapter VI 関節リウマチの治療法1（csDMARDs）

図1 MTX投与中の発熱・呼吸器症状発現時の対処

（文献1より引用）

症例では汎血球減少となる．骨髄障害発症時には直ちにMTXを中止し，専門医療機関に紹介する．軽症の場合には経過観察のみで十分であるが，頻回に末梢血液検査を行って，骨髄の回復を確認する．重症な場合（大球性貧血＜8 mg/dL，白血球＜1,500/mm^3，血小板＜50,000/mm^3）では，活性型葉酸によるロイコボリン®レスキューと十分な輸液を行う．また無顆粒球症ではG-CSFの投与を，血小板減少が高度で出血傾向が認められるときには血小板輸血を行う．白血球減少に伴う二次的な感染症にも留意する．

●リンパ増殖性疾患

経過中に，原因不明の発熱，寝汗，体重減少，リンパ節腫大，肝脾腫，白血球分画の異常，貧血・血小板減少，高LDH血症を認めた場合には血液内科にコンサルとしてリンパ腫・リンパ増殖性疾患（lymphoproliferative disorders：LPD）を鑑別する．LPDが疑われた場合には，MTXを中止する．一部の症例では薬剤中止および少量の副腎皮質ステロイド投与で消失するが，自然退縮傾向がない場合は，早期に血液内科専門医にコンサルとして化学療法を考慮する．

文献

1) 日本リウマチ学会MTX診療ガイドライン策定小委員会（編）：関節リウマチ治療におけるメトトレキサート（MTX）診療ガイドライン2011年版，羊土社，2011

（水品研之介・亀田秀人）

Q55 メトトレキサート以外の免疫抑制薬（タクロリムス，レフルノミド，ミゾリビン）の特徴と使用法は？

> タクロリムスは，T 細胞特異的に活性化を抑制するのに対して，レフルノミドとミゾリビンは T 細胞，B 細胞ともに増殖を抑制して抗リウマチ作用を発揮します．タクロリムスおよびレフルノミドは，メトトレキサート投与不能時などに考慮され，単剤投与でも有意な抗リウマチ作用を示しますが，ミゾリビンは，副作用は少ないものの血中濃度などの点から単剤では作用は弱く，他剤との併用により効果が期待されます．ただし，レフルノミドは，わが国においては致死的間質性肺炎が頻発したことから使用は限定されています．

●タクロリムス

T 細胞活性化において転写因子 NFAT（nuclear factor of activated T-cells）はカルシニューリンによって脱リン酸化されることで核内移行しサイトカインなどの転写を促進する．タクロリムス（TAC）は，カルシニューリンの脱リン酸化能を阻害することで，T 細胞特異的にその活性化を抑制する免疫抑制薬である．おもに肝臓のチトクローム P3A4 によって代謝されるため，多くの薬剤などと相互干渉の可能性があり，血中濃度測定を行う必要がある．有効性は，臨床試験では ACR20 が 50% 程度，メトトレキサート（MTX）効果不十分例に対しても有効性があること，MTX との併用効果もあることなどが報告されている．副作用は，高血糖，血圧上昇，腎障害，肝・胆道系障害，消化管症状，感染症などである．通常は TAC 3 mg を夕食後に 1 回内服するが，高齢者では 1.5 mg 程度が有害事象などの点から望ましい．血中濃度はトラフ値で 5 〜 10 mg/mL 程度を目指す．

●レフルノミド

レフルノミドは，*de novo* ピリミジン生合成に関与する dihydroorotate dehydrogenase（DHODH）の酵素活性を阻害することで，T 細胞および B 細胞の両方の増殖を抑制する．活性体は胆汁排泄され腸管循環を繰り返すことで，体内からの消失半減期は 2 週間を超える程度と長い．そのため，副作用などで中止する場合には，活性体を早急に体内から除くためコレスチラミンを用いて腸管内にて活性体を吸収する必要がある．有効性は，MTX と同等と報告されている．副作用は，白血球減少，骨髄抑制，間質性肺炎（急速に進行する致死的間質性肺炎の場合がある），肝障害，感染症，皮疹など．当初は，投与開始時に loading dose として 100 mg 1 回を 3 日間内服した後で 20 mg 1 回内服とすることが勧められていたが，有害事象の面や loading dose を用いなくても有効性が得られることなどから，わが国では 10 〜 20 mg 1 回内服で開始されることが多い．腎排泄性ではないため，末期腎不全患者や透析患者にも用いることが可能である．コレスチラミンや活性炭など活性体の吸着を起こす可能性の薬剤使用には注意が必要である．有用な薬剤ではあるが，致死的間質性肺炎のため現在わが国での使用はごくわずかである．

●ミゾリビン

ミゾリビンは，*de novo* グアノシンヌクレオチド生合成に関与する inosine 5-monophosphate dehydrogenase（IMPDH）酵素活性を阻害することで，T 細胞および B 細胞の両方の増殖を抑制する．有効性を客観的に示すデータに乏しいため，他剤との比較は困難であるが，血中濃度の低さもあり単剤では高い有効性は示さない．単剤での有効性は期待しにくいが，MTX

表1 3種の免疫抑制薬の特徴

	タクロリムス	レフルノミド	ミゾリビン
作用点・標的細胞	カルシニューリン・T細胞	*de novo* ピリミジン生合成・T/B細胞	*de novo* グアノシンヌクレオチド生合成・T/B細胞
投与量	3 mg 夕食後1回(高齢者では1.5 mg), 血中濃度を目安に	10〜20 mg 1回(開始時量 100 mg 3日間を行う場合もある)	150 mg を毎食後3回に分けて
有効性・使用法	ACR20 約50%・単剤またはMTXや生物学的製剤に併用	MTXと同等・おもに単剤	有効とされるが客観的なデータに乏しい・おもに他剤(MTXなど)と併用(1日1回内服, 少量パルスなど), 腎障害時には減量を考慮
副作用	高血糖, 血圧上昇, 腎障害, 肝・胆道系障害, 感染症	間質性肺炎(致死的なことあり), 肝障害, 白血球減少, 骨髄抑制, 感染症	骨髄抑制, 高尿酸血症, 肝障害, 腎障害, 間質性肺炎, 感染症, 皮疹, 消化器症状
薬剤相互干渉	CYP3A4 代謝薬	コレスチラミン, 活性炭, ワルファリン(ワルファリンの血中濃度上昇)	特記なし

などのDMARDsと併用して用いられることはあり、特に有効血中濃度を得るため1日単回投与や少量パルス投与などが工夫されている．副作用は，骨髄抑制，高尿酸血症，腎障害，肝障害，皮疹など．

3剤の特徴を表1にまとめた．

(三村俊英)

Q56 免疫調節薬(サラゾスルファピリジン, ブシラミン, アクタリット, イグラチモド)の特徴と使用法は？

A 免疫調節薬は遅行性の薬剤で，有効例と無効例が存在し，長期に使用すると効果が減弱することがあります．早期で予後不良因子がない軽症から中等症の関節リウマチ患者がよい適応となります．副作用の発現率が高いため，定期的な血液学的検査，肝・腎機能検査が必要です．

免疫調節薬に共通した特徴

疾患修飾性抗リウマチ薬(disease modifying anti-rheumatic drugs：DMARDs)は免疫調節薬と免疫抑制薬に分類される．免疫調節薬は正常な免疫能には影響せず，免疫異常を是正する薬剤である．遅効性で効果が現れるまで2〜3か月かかる．また効果発現に個体差があり，薬剤によく反応するレスポンダーと，効果がみられないノンレスポンダーがいる．そのため3か月間投与を継続しても効果がなければ，他のDMARDsへの変更・追加併用や生物学的製剤の導入を検討する[1]．レスポンダーではDMARDs投与を継続するが，長期に使用すると効果が減弱するエスケープ現象をみることがある．その場合も次の薬剤に変更するか，他の薬剤を併用する．DMARDsは副作用の発現頻度が高く，共通の副作用として皮疹，胃腸障

害，腎障害，血液障害がある．また，間質性肺炎や骨髄抑制など重篤な副作用を認めることもある．高齢者や肝・腎機能障害がある場合は，少量からの慎重投与が勧められる．DMARDsの効果判定と副作用発見のため定期的な診察と血液学的検査や肝・腎機能検査を実施し，副作用がみられたら，ただちに投与を中止または休薬して適切な処置を行う．

● 各免疫調節薬の特徴と使用法（表1）

1) サラゾスルファピリジン（SASP）

比較的発症早期で予後不良因子がなく軽症～中等症の関節リウマチ（RA）がよい適応となる．また，副作用や合併症でメトトレキサート（MTX）投与困難な症例でも使用される．1日1gを朝・夕食後の2回に分割経口投与するが，500 mg/日の1回投与から開始して副作用がないことを確認してから1gに増量する投与法が推奨されている．効果発現はおよそ1～2か月後である．副作用には皮膚障害（発疹，掻痒感），胃腸障害（悪心・嘔吐，胃不快感，腹痛），肝障害，中枢神経症状（頭痛，めまい），骨髄障害による白血球減少，無顆粒球症がある．

2) ブシラミン

日本で開発されたDMARDで1日100～200 mgで使用され，効果発現は2～3か月後である．おもな副作用として皮疹・掻痒感，蛋白尿，口内炎，胃腸障害，肝障害，腎障害がある．他に頻度は少ないが間質性肺炎，骨髄障害，ネフローゼ症候群，爪の黄染・肥厚，味覚障害も報告されている．

3) アクタリット

効果は弱いが副作用が比較的少ないことから，早期で低疾患活動性のRAや，高齢者，副作用で他の薬剤を使用できない場合に使用される．1回100 mgを1日3回投与する．副作用は皮疹や胃腸障害である．

4) イグラチモド

日本で開発されて2012年9月に承認されたDMARDである．用法は1日25 mgを朝食後の1回で4週間経口投与し，安全性を確認してから1日50 mgを朝・夕食後の2回分割投与に増量する．SASPとの比較試験においてSASP以外のDMARDで効果不十分なRA患者にイグラチモド50 mg，またはSASP1 gを投与したところ，28週後のACR20改善率はイグラチモド群63％，SASP群58％と有意差なくほぼ同等の効果だった[2]．またMTX効果不十分例でプラセボまたはイグラチモドを追加併用したところ，24週後のACR20, 50, 70改善率はイグラチモド群で有意に高く追加併用効果も確認された[3]．本剤投与開始から8週までに有害事象として肝障害の発現が多かったため，最初の2か月は2週に1回，それ以降1か月

表1 免疫調節薬の使用法とおもな副作用

一般名	商品名	投与量	抗リウマチ作用	副作用
サラゾスルファピリジン	アザルフィジンEN サラゾピリン	500～1,000 mg/日	中	皮疹，肝障害，胃腸障害，血液障害
ブシラミン	リマチル	100～200 mg/日	中	皮疹，蛋白尿，間質性肺炎
アクタリット	オークル モーバー	300 mg/日	弱	皮疹，胃腸障害
イグラチモド	ケアラム コルベット	25～50 mg/日	中	肝障害，胃腸障害

に1回は定期的に血液検査を行うよう推奨されている．またワルファリンと併用して重篤な出血をきたした症例が報告されたため，併用禁忌となった．

文献

1) Singh JA, et al.：2012 update of the 2008 American College of Rheumatology Recommendations for the use of disease-modifying antirheumatic drugs and biologic agents in the treatment of rheumatoid arthritis. *Arthritis care & Res* 2012；**64**：625-639.
2) Hara M, et al.：Efficacy and Safety of iguratimod compared with placebo and salazosulfapyridine in active rheumatoid arthriti.：a controlled, multicenter, double-blind, parallel-group study. *Mod Rheumatol* 2007；**17**：1-9.
3) Ishiguro Y, et al.：Concomitant iguratimod therapy in patients with active rheumatoid arthritis despite stable doses of methotrexat.：a randomized, double-blind, placebo-controlled trial. *Mod Rheumatol* 2013；**23**：430-439.

（舟久保ゆう）

Q57 腎障害，肺障害，感染症を合併する症例に対するcsDMARDsの使い方と注意点は？

A 日本リウマチ学会，日本腎臓学会などのガイドラインを参考にしてcsDMARDsを選択することが大切です．

　感染症などの併存症によって生物学的製剤の投与が制限される症例も多く，conventional synthetic DMARDs（csDMARDs）の適切な使用は今日の関節リウマチ（RA）診療においても重要である．以下に，各種併存症におけるcsDMARDs使用のポイントについて述べる．

●腎障害を有する関節リウマチ

　腎障害を有するRA患者に対して腎排泄性のcsDMARDsを使用する場合には，腎機能に応じた減量や投与間隔の延長を行う必要がある．腎機能の評価には，体表面積補正をしないGFR推算式（eGFRcreat）やクレアチニンクリアランス（Ccr）を用いる．また，高度のやせや筋萎縮を認める患者では，シスタチン-Cに基づくGFR推算式（eGFRcys）を用いることが推奨されている．Ccrに応じたcsDMARDsの適用基準および投与量について，**表1**に示す[1]．RA診療のアンカードラッグであるメトトレキサート（MTX）は代表的な腎排泄性薬物であり，過量投与は重篤な骨髄抑制を来す危険性が高い．特に高齢者では血清クレアチニンが基準値内にあっても，潜在的な腎不全患者と考え，その使用と用量決定には慎重な態度が必要である．非腎排泄性のサラゾスルファピリジンやタクロリムス（TAC）については，腎機能正常者と同用量を投与することが可能であるが，タクロリムスはそれ自体に腎障害性があるので，低用量で開始しつつ，血清クレアチニン，血清カリウム，服用後12時間の薬剤血中濃度をモニターして安全な投与に留意すべきである．

●肺障害を有する関節リウマチ

　csDMARDsの使用にあたり，RAに併存する肺疾患が問題となる．特にMTXの使用時に，既存の肺疾患は薬剤性肺障害と感染性肺炎においてともにリスクファクターになることが知られている．したがって，間質性肺炎や気管支拡張症を有するRA症例では，MTXの使用に際し胸部レントゲン検査に加え，胸部CTで肺野の変化を確認することが望ましい．また，ブシラミンなどのMTX以外のcsDMARDsでも薬剤性肺障害の可能性はあるので注

表1 腎機能障害時における csDMARDs 投与の目安

一般名	商品名	会社名	Ccr（mL/分） > 50	Ccr（mL/分） 10〜50	Ccr（mL/分） < 10	HD透析
アクタリット	モーバー	田辺三菱	腎臓機能正常者と同じ（300 mg 分3回）または，50%に減量	25%に減量 避けるまたは100 mg/日分1に減量	←避ける→	
サラゾスルファピリジン	アザルフィジンEN	参天 ファイザー	1,000 mg 分2回 高齢者では1/2から開始	←腎臓機能正常者と同じ→		
ブシラミン	リマチル	参天	200 mg 分2回	←禁忌→		1回200 mg 週3回 HD日はHD後
メトトレキサート	リウマトレックス	ファイザー	専門医に相談	←禁忌→		
タクロリムス	プログラフ	アステラス	添付文書参照	←腎臓機能正常者と同じ→		
ミゾリビン	ブレディニン	旭化成ファーマ	150 mg 分3回※	60〜100%に減量	25〜60%に減量	10〜25%に減量

※ミゾリビンに関してはRA診療に整合性をあわせ記載を一部改変

（文献1より一部改変）

意は必要である．

●感染症を有する関節リウマチ

　原則として，活動性感染症を有する患者に対してDMARDsの使用は禁忌であり，感染症の治療を行い治癒を確認してから投与を開始する．問題となるのは，潜在性結核感染症とB型肝炎ウイルス（HBV）の既往感染者である．潜在性結核感染症に関しては，生物学的製剤だけでなくcsDMARDsにおいても結核の再活性化の頻度が高まることが知られているので，投与前にクォンティフェロンまたはT-Spotアッセイ，ツベルクリン反応，喀痰検査，胸部CTなどで活動性の有無を評価することが大切である．MTXとTACの2剤については，潜在性結核感染症に対してイソニアジド（INH）の予防投与が勧められている（日本リウマチ学会ガイドライン）．INHは6〜9か月の予防投与が勧められているが，いたずらに長期投与を行うことは耐性菌誘導の問題もあり，望ましくない．INHが投与できない場合はリファンピシン（RFP）を用いる．

　HBVの再活性化の危険性があるcsDMARDsとしては，MTX，TAC，ミゾリビン（MZB）などがあげられており，これらの薬物の使用開始前にはHBs抗原，HBs抗体，HBc抗体などのスクリーニング検査を行う．さらに，HBV感染の既往が判明した場合にはHBVのウイルス量をモニターしながらcsDMARDsの投与を行うことが重要である．

文献
1) 日本腎臓学会編：CKD診療ガイド2012．東京医学社，2012：117-118．

（野島美久・金子和光）

Q58 高齢者に対する csDMARDs の使い方と注意点は？

A 高齢者にみられる以下の特性を認識して，適正な csDMARDs を選択することが大切です．
① 肝腎機能の低下している例が多い
② 間質性肺炎を有する症例や結核の既往を有する例が多い
③ HBV の既往感染者が多い
④ 感染症のリスクが高い

　高齢化社会を反映して，高齢で初発する RA 症例が増加している．以下にわが国で一般的に使用されている csDMARDs について，高齢者に使用する場合のポイントを述べる．

メトトレキサート

　メトトレキサート（MTX）は代表的な腎排泄性薬物であり，腎機能の低下例では骨髄抑制などの副作用が出現しやすい．図1 に示すように，男女ともに 70 歳を超えると，eGFR が 60 mL/分/1.73 m^2 を下回る割合が格段に増加することから，高齢者は潜在的な腎不全患者と考え，腎機能の的確な評価が不可欠である[1]．血清クレアチニン（Cr）値は筋肉量を反映するので，腎機能が同等でも筋肉量の減少に伴い血清 Cr が低下傾向を示す．したがって，筋萎縮が進んだ高齢者では，血清 Cr から推測される eGFRcreat が実際の GFR より高めに出やすい．これを回避するためには，クレアチニンクリアランス（Ccr）を実測したり，血清シスタチンを用いた eGFR 値（eGFRcys）を参考にすることなどが求められる．また，ニューモシスチス肺炎が MTX の使用例に多いことや，重症例が高齢者に多いことが知られているので，日本リウマチ学会のガイドラインなどを参考に，バクタの予防投与を積極的に考慮する．高齢者では若年者に比べ B 型肝炎ウイルス（HBV）の既往感染者や潜在性結核感染症を有するものも多いので，MTX の投与時には HBV や潜在性結核の評価を行い，安全性を確認してから使用する．

ブシラミン

　ブシラミン（BUC）はわが国で開発された DMARD であり，使用経験が多い薬剤である．副作用の発現頻度の観点から 1 日使用量 200 mg を目処に使用されることが多い．特徴的な副作用として，薬剤性の膜性腎症を誘発することが知られている．処方開始後は検尿を行い蛋白尿の有無を意識して確認する．蛋白尿がみられても中止により軽快することも多い．

サラゾスルファピリジン

　サラゾスルファピリジン（SASP）は肝排泄性の DMARD である．Ccr が低下した症例でも使用が可能である．高齢者では通常量の 1/2 から開始することが望ましい．肝機能障害の発現頻度が高いので処方開始後は，1 〜 2 週間隔で採血することも重要である

タクロリムス

　タクロリムス（TAC）は肝排泄性の薬物なので Ccr の低下例でも少量から開始すれば使用は可能である．カリウム保持性の利尿剤との併用が禁忌になっている薬物なので，併存症に循環器疾患があり利尿剤を投与されているケースでは注意を要する．

イグラチモド

　イグラチモド（IGU）はわが国で開発された新規の DMARD であり，作用機序は nuclear

図1 年齢別のCKD患者の頻度

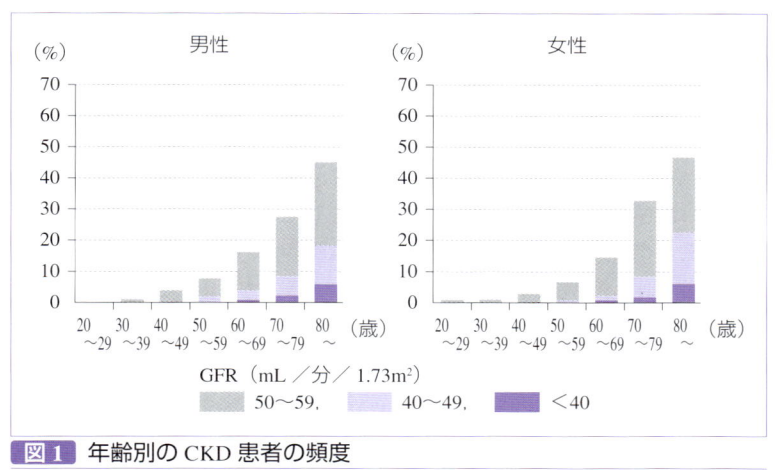

（文献1より引用改変）

factor κB（NF-κB）の活性化抑制作用による．副作用として一過性の肝機能異常が高頻度に認められるため，投与最初の4週間は25 mg/日で使用し，その後を50 mg/日に増量する漸増法が推奨されている．市販後調査で機序が不明であるがワルファリンの凝固作用を増強することが判明したので，ワルファリンとの併用は禁忌となっている．

ミゾリビン

ミゾリビン（MZB）はわが国で開発されたDMARDである．免疫抑制効果は3分割で服用するより，1回で服用するほうが強いことが知られているので，適応外の使用法となるが150 mgを朝分1回で服用することにより効果を得られることも多い．

csDMARDsの併用療法

csDMARDsは2剤を組みあわせて用いることで抗リウマチ効果が強くなることが知られている．特にMTXとBUCの併用療法は有意差をもって単剤に比べてすぐれていることが報告されている．IGuとMTXの併用療法も日本人において効果が証明されている組み合わせである．また，MTX，BUC，SASPにTACを追加して用いる2剤併用療法は，65歳以上の高齢者においても有効性が示されている治療法である．しかしTACとMTXの併用療法は，高齢者において副作用の頻度が若年者に比べて増える傾向にあるので使用には注意が必要である．

文献

1) 日本腎臓学会編：CKD診療ガイド2012, 東京医学社, 2012.

（野島美久・金子和光）

Q59 妊婦・授乳婦に対する csDMARDs の使い方と注意点は？

A 妊娠を急がない場合は，いずれの薬剤を使用してでも寛解を目指します．メトトレキサートとレフルノミドを除くと，寛解維持に必要な薬剤は少なくとも妊娠判明まで継続することが，「Treat to Target の理念に基づいた関節リウマチ（RA）の治療」と「妊娠・出産」をバランスよく両立させるためのコツです．

● 妊娠と DMARDs 治療

寛解状態で妊娠にトライすることは妊孕性，妊娠中の寛解維持，良好な妊娠転帰のために重要である．いいかえれば，妊娠を希望する患者だからこそ conventional synthetic DMARDs（csDMARDs）や生物学的製剤を使って寛解を目指すべきともいえる[1]．寛解状態になったら，可能であれば csDMARDs の中止を試みてもよいが，csDMARDs を中止したものの，妊娠せず再燃してしまうというリスクを避けるために，催奇形性がある薬剤を除く csDMARDs を妊娠成立まで継続するという方法もある．「All or None（全か無か）」の理論（受精時から 2 週間 + α 日まで：胎児に影響を及ぼす可能性のある薬剤を使用したことによる影響が大きかった場合には，受精卵は着床しないかまたは流産となる．影響が小さかった場合には完全に修復されて妊娠が継続すると考えられている）を利用すれば，医師も患者も安心して関節リウマチ（RA）の治療と妊娠の両立を図ることができる．しかし，この方法を使う場合には，妊娠をモニタリングすること，流産と先天異常の自然発生率がそれぞれ 15%，3% 前後あることを患者に説明して納得していることを確認しておくことは，因果関係のない先天異常に遭遇した際のお互いの気持ちの救済のためにも必要である[2]．

2012 年 11 月現在，RA に保険適応のある csDMARDs について**表1**にまとめた．安全性を示す場合には最低 300 例を対象とした疫学研究が欲しいところであるが，この規模の疫学研

表1 主な csDMARDs 妊娠中の取り扱い

一般名	日本の添付文書	疫学研究	妊娠への対応
金製剤	禁忌：動物実験で催奇形作用	疫学研究（小）でリスクは示されていない	妊娠判明までは可
D-ペニシラミン	禁忌：催奇形性を疑う症例報告	皮膚の奇形	中止してから妊娠
サラゾスルファピリジン	有益性投与	疫学研究でリスクは否定的	妊娠中も使用可
ブシラミン	有益性投与	なし	妊娠判明までは可
トファシニチブ	禁忌：動物実験で催奇形性	なし	中止してから妊娠
イグラチモド	禁忌：動物実験で催奇形性	なし	中止してから妊娠
メトトレキサート	禁忌：動物で胎児死亡，先天異常	症例報告	中止してから妊娠
ミゾリビン	禁忌：催奇形性を疑う症例報告　動物実験で催奇形性	症例報告	中止してから妊娠
レフルノミド	禁忌：動物実験で催奇形性	疫学研究（小）	中止してから妊娠
タクロリムス	禁忌：動物で催奇形，胎児毒性	疫学研究でリスクは否定的	妊娠判明までは可

究がある csDMARDs は少ない．サラゾスルファピリジンは疫学研究でリスクは否定されており，妊娠を考える RA 患者の第一選択薬である．注射金剤，ブシラミンは使用経験から，少なくとも妊娠判明までの使用は可能と考える．タクロリムスは臓器移植患者での疫学研究から妊娠中も使える薬剤と考える．ただし，注射金剤とタクロリムスは動物実験を根拠に妊婦禁忌となっているのでインフォームド・コンセントは必要である．

メトトレキサート（MTX）は流産のリスク，奇形のリスクがあり妊娠中は禁忌である．日本の添付文書では 1 月経周期を見送った後，学会のガイドラインでは 3 か月間の休薬後に妊娠解禁となっている．最近，北米とヨーロッパの奇形情報センターの登録調査で，妊娠成立から 3 か月以内の MTX の曝露で流産や先天異常は増えないという報告があった[3]．MTX は絨毛細胞に親和性が高く，人工中絶目的で大量投与される．本剤の催奇形性は人工中絶に失敗した例から証明されたもので，RA 患者に用いられた少量での奇形発生の報告は非常に稀である．したがって，本剤を内服したまま予期せぬ妊娠をした場合には，妊娠と薬情報センター（http://www.ncchd.go.jp/kusuri/index.html）などの専門家によるカウンセリングを勧めるべきである．本剤を男性が使用している場合にも添付文書およびガイドラインで 3 か月間の休薬後に妊娠解禁となっているが，男性の使用例を対象とした 2 つの研究で催奇形性は示されていない[4,5]．レフルノミドは動物実験ならびに薬剤の特性から催奇形性があると考えて対応すべきであるが，小規模ながら登録調査で催奇形性が示されていないので，万が一，服用したまま妊娠してしまった場合には MTX と同様の対応が望まれる．妊婦に禁忌となっていて，疫学研究のないミゾリビン，トファシチニブ，イグラチモドは妊娠前に他剤に変更する．

● 授乳中の薬物治療[2]

産後 1 ～ 2 か月で再燃することが多い．母乳栄養は母子間のスキンシップ以外にも効用があるのでなるべく薬物治療と両立させたい．

サラゾスルファピリジン，タクロリムスは授乳可能である[2]．免疫抑制剤に属し，データのないミゾリビン，レフルノミド使用中の母乳栄養は避けるべきである．MTX は抗癌剤・免疫抑制剤であり原則的には授乳不可であるが，母乳中には検出されないというデータが複数ある．

文献

1) Eliza F Chakravat. : Treat to Targe. : Rheumatoid Arthritis in Pregnant Patients. *The Rheumatologist* 2012.
2) 伊藤真也, 他（編）：薬物治療コンサルテーション—妊娠と授乳—. 第一版, 南山堂, 2010.
3) Weber-SC, et al. : Pregnancy outcome after rheumatologic methotrexate（MTX）treatment prior to or during early pregnancy. : A prospective multicenter cohort study. *Arthritis Rheumatol* 2014；66：1101-1110.
4) Beghin D[1], et al. : Paternal exposure to methotrexate and pregnancy outcomes. *J Rheumatol* 2011；38：628-632.
5) Weber-Schoendorfer C[1], et al. : No evidence for an increased risk of adverse pregnancy outcome after paternal low-dose methotrexaet. : an observational cohort study. *Rheumatology*（Oxford）2014；53：757-763.

（村島温子）

Q60 寛解達成後の csDMARDs の休薬は可能でしょうか？

A 寛解達成後の csDMARDs の休薬は可能です．ただし，休薬すると継続する場合より再燃のリスクが高くなります．特に，リウマトイド因子または抗シトルリン化ペプチド抗体が陽性の場合は，再燃のリスクが高いので，休薬について慎重に判断をする必要があります．

●寛解達成後の csDMARDs 休薬についての報告

関節リウマチ（RA）の治療目標が寛解となり，寛解達成後に conventional synthetic DMARDs（csDMARDs）の休薬は可能か？ という疑問に対する答えが必要となってきている．本項では，寛解達成後の csDMARDs 休薬についての報告を元に，この疑問に対する答えを解説する．

二重盲検法での検討では，csDMARDs で治療を行い，治療反応が良好であった 285 名の RA 患者を，休薬群と治療継続群の 2 群に分けて 52 週間経過観察をした報告がある[1]．その結果，休薬群の 38％，治療継続群の 22％で再燃を認めたと報告されている．この報告での治療の主体は，クロロキン，ヒドロキシクロロキン，金製剤であり，日本で使われている csDMARDs と異なるが，csDMARDs を休薬すると，継続する場合より再燃のリスクが高くなるという結果は，非常に重要である．

2 つのコホート研究では，454 名の RA 患者のうち 68 名（15.0％），895 名の RA 患者のうち 84 名（9.4％）でドラッグフリー寛解（drug-free remission）を達成できたと報告されている[2]．また，リウマトイド因子（RF）および抗 CCP 抗体が陰性の患者，治療開始までの罹病期間が短い患者で drug-free remission が維持されやすかったと報告されている．

BeSt 研究では，508 名の RA 患者のうち 115 名（23％）で，5 年間のいずれかの時点で drug-free remission を達成し，そのうち 53 名（46％）は平均 5 か月（2〜16 か月）で再燃したが，59 名（51％）は平均 23 か月（15〜25 か月）drug-free remission を維持できたと報告されている[3]．また，抗 CCP 抗体が陽性，寛解達成までの平均の DAS が高値であることなどが再燃の危険因子であると報告されている．

寛解達成後の csDMARDs 休薬についての報告のまとめを表 1 に示す．それぞれの報告

表1 寛解達成後の csDMARDs 休薬についての報告

文献	RA 患者数：A	観察期間	休薬患者数：B	休薬率：B/A	休薬維持患者数：C	休薬維持率：C/B
ten Wolde, et al.(1996)[1]			143		83	58％
van der Woude, et al.(2009)[2]	454	最長 10 年			68	
	895	最長 10 年			84	
Tiippana-Kinnunen, et al.(2010)[4]	70	15 年	20	29％	11	55％
Hetland, et al.(2010)[5]	139	5 年		17％		
Klarenbeek, et al.(2011)[3]	508	5 年	115	23％	59	51％

で，治療プロトコル，寛解達成の基準などが異なるが，これらの報告からは，17～29%のRA患者で，寛解達成によりcsDMARDsの休薬が可能であり，そのうち51～58%の患者で休薬を維持できると考えられる．ただし，RFまたは抗CCP抗体が陽性の場合は，再燃のリスクが高いので，休薬について慎重に判断をする必要がある．

文献

1) ten Wolde S, et al.：Randomised placebo-controlled study of stopping second-line drugs in rheumatoid arthritis. *Lancet* 1996；**347**：347-352.
2) van der Woude D, et al.：Prevalence of and predictive factors for sustained disease-modifying antirheumatic drug-free remission in rheumatoid arthritis. Results from two large early arthritis cohorts. *Arthritis Rheum* 2009；**60**：2262-2271.
3) Klarenbeek NB, et al.：Discontinuing treatment in patients with rheumatoid arthritis in sustained clinical remissio.：exploratory analyses from the BeSt study. *Ann Rheum Dis* 2011；**70**：315-319.
4) Tiippana-Kinnunen T, et al.：Can disease-modifying anti-rheumatic drugs be discontinued in long-standing rheumatoid arthritis? A 15-year follow-up. *Scand J Rheumatol* 2010；**39**：12-18.
5) Hetland ML, et al.：Radiographic progression and remission rates in early rheumatoid arthritis - MRI bone oedema and anti-CCP predicted radiographic progression in the 5-year extension of the double-blind randomised CIMESTRA trial. *Ann Rheum Dis* 2010；**69**：1789-1795.

〔石井　亘〕

Chapter VII

関節リウマチの治療法 2
(生物学的製剤)

Chapter Ⅶ　関節リウマチの治療法2（生物学的製剤）

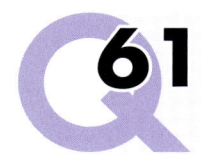

Q61　生物学的製剤の概念，種類と作用点について教えてください．

A 生物学的製剤とは，生物から得た物質をもとに作製された薬剤の総称です．現在日本では，関節リウマチに対して TNF，IL-6，CD80/86 を抑制する薬剤が使用できます．

●生物学的製剤の概念

　生物学的製剤とは，生物から得た材料から抽出された製剤または遺伝子工学的に培養細胞等から精製される製剤の総称である．マウス等異種に免疫し人工的に得た抗体を加工したり，組み換え遺伝子を用いて培養細胞で製造した蛋白を精製したりすることによって，人間に投与可能な製剤を作製する．関節リウマチ（RA）治療では，おもに，RA の病態に関係するサイトカインや免疫細胞表面機能分子を阻害することで抗リウマチ作用を発揮する薬剤が開発され，非常に高い有効性を認めている．

●生物学的製剤の種類と作用点

　現在 RA に対する治療薬として日本で使用可能な生物学的製剤（biological DMARDs：bDMARDs）は，インフリキシマブ，エタネルセプト，アダリムマブ，ゴリムマブ，セルトリズマブ・ペゴル，トシリズマブ，アバタセプトの7剤がある（**表1**）．

　生物学的製剤は，製剤の種類として抗体製剤，受容体製剤に大別され，さらに抗体製剤には，キメラ型（マウス部分が約30％残存），ヒト化（マウス部分が約10％残存），完全ヒト型（100％ヒト由来），PEG 化といった違いがある．作用するサイトカインまたは分子で分類すると，TNF-α（+β），IL-6，T 細胞に対する副刺激因子 CD80/86 の3種類がある．サイトカインを作用点とする際には，サイトカイン自体を阻害する場合と受容体を阻害する場合がある．投与経路は，点滴と皮下注射がある．生物学的製剤は一般に高分子蛋白のため，経口製

表1　現在日本で使用可能な生物学的製剤

製剤	インフリキシマブ	エタネルセプト	アダリムマブ	ゴリムマブ	セルトリズマブ・ペゴル	トシリズマブ	アバタセプト
構造	ヒト部分／マウス部分	ヒト IgG Fc／TNF 受容体	ヒト部分	ヒト部分	ヒト部分／マウス部分／PEG 分子	ヒト部分／マウス部分	ヒト部分／CTLA4
種類	マウスキメラ抗体	可溶性 TNF 受容体融合蛋白	完全ヒト型抗体	完全ヒト型抗体	PEG 化ヒト化抗体	ヒト化抗体	CTLA4 融合蛋白
作用点	TNFα	TNFα+β	TNFα	TNFα	TNFα	IL-6 受容体	CD80/84
投与経路	点滴	皮下注	皮下注	皮下注	皮下注	点滴／皮下注	点滴／皮下注
承認時期	2003	2005	2008	2011	2013	2008	2010

Q61 生物学的製剤の概念，種類と作用点について教えてください．
Q62 生物学的製剤開始前のスクリーニング検査について教えてください．

剤は現時点では存在しない．

●生物学的製剤による治療

　生物学的製剤はその高い有効性で，RA 治療に欠かせない存在となった．現在日本で使用可能な 7 剤はそれぞれ特徴があり，その特徴を生かして使い分けたり不応例で次の製剤へスイッチしたりすることが可能である．また製剤によっては用量増量や投与間隔短縮ができるなど，患者に応じて最適な治療を追求することが可能となった．

〈金子祐子・竹内　勤〉

Q62 生物学的製剤開始前のスクリーニング検査について教えてください．

A 治療開始にあたっては，十分な問診と診察に加えて血液・尿検査，画像検査を行い，潜在性感染症のリスク評価を含めた投与前の状態を把握しておく必要があります．

●治療開始前検査の必要性

　関節リウマチ(RA)で生物学的製剤を導入する場合には，RA 活動性や予後の把握に必要な検査に加えて，禁忌や慎重投与の項目の有無など副作用リスクの観点から生物学的製剤が適正か否かの判断や投与後の副作用モニタリングに必要な検査項目もチェックする必要がある(**表 1**)．
　特に，結核や B 型肝炎の再活性化に関するスクリーニング検査は，日本リウマチ学会が策定した「関節リウマチ(RA)に対する TNF 阻害薬使用ガイドライン」においても強調されている．

●結核のスクリーニング

　生物学的製剤使用例における結核発症は，潜在性結核感染症(latent tuberculosis infection：LTBI)からの内因性再燃が多く含まれると考えられ，安全に使用するためには開始前に適切に LTBI 例を抽出し，イソニアジド(INH)による発病予防治療を先行させる必要がある．したがって，スクリーニングでは問診・インターフェロン-γ遊離試験キット(クォンティフェロン，T-SPOT)またはツベルクリン反応・胸部 X 線撮影を必須とし，必要に応じて胸部 CT 撮影などを行い，肺結核をはじめとする感染症の有無について総合的に判定する．結核感染リスクが高い患者では，TNF 阻害薬開始 3 週間前より INH 内服(原則として 300 mg/日，低体重者には 5 mg/kg/日に調節)を 6〜9 か月行う．

●B 型肝炎のスクリーニング

　B 型肝炎に対するスクリーニング(**Q49 図 1** 参照)としては HBs 抗原を測定して B 型肝炎ウイルス(HBV)キャリアかどうかを確認する．非キャリアの場合には HBc 抗体と HBs 抗体を測定し，HBV 既感染者をスクリーニングすることが推奨されている．HBV 既感染者における再活性化は de novo B 型肝炎とよばれ，RA 患者でも頻度は低いながらも MTX 使用による de novo B 型肝炎の劇症化が報告されている．抗体が陽性の場合には HBV-DNA 定量のモニタリングを月 1 回(半年以降は陰性なら 3 か月毎まで延長可)実施するよう学会より提言されている．HBV キャリアには投与すべきでない．C 型肝炎ウイルス(HCV)感染者に対

表1 生物学的製剤導入適否検査項目

	項　目
問診	肝炎，肺結核，非定型抗酸菌症，帯状疱疹，うっ血性心不全，悪性腫瘍の有無
診察	表在リンパ節腫脹や皮膚感染症の有無，胸部聴診
血液検査	末梢血検査(白血球分画)，CRP
	生化学検査(AST，ALT，LDH，ALP，アルブミン，Cr，BUN，血糖)
	免疫学的検査(IgG，IgA，IgM)
感染症検査	HBs抗原，HBs抗体，HBc抗体，HCV抗体(必要あればHBV-DNA)
	クォンティフェロンまたはT-SPOT，ツベルクリン反応，β-Dグルカン
尿検査	蛋白，糖，尿沈渣
肺疾患関連検査	胸部X線2方向(間質性肺病変や呼吸器合併症が疑われる場合には酸素飽和度と胸部CT)，KL-6やSP-Dの意義は不明

しては，リスクベネフィットバランスについて肝臓専門医を交えて検討し，投与する場合には慎重に経過観察を行うことが望ましい．

● その他感染のスクリーニング

　非結核性抗酸菌感染症(nontuberculous mycobacterial infection：NTM)に対しては有効な抗菌薬が存在しないため，同感染患者には原則として投与すべきでないが，菌種，画像所見，NTMの治療反応性・継続性などによってはリスク・ベネフィットバランスについて呼吸器専門医を交えて検討されたい．生物学的製剤投与前のNTM症のスクリーニングは確立されていないが，問診での症状や，胸部X線撮影，場合によっては胸部CT検査で，小葉中心性結節陰影・分枝状陰影・結節影・空洞病変・気管支拡張症を認めた場合はNTM症を疑う必要がある．

　血清β-D-グルカンはニューモシスチス肺炎のマーカーとして測定されているが，真菌症のマーカーとしても有用であり，生物学的製剤投与前に一度はチェックする項目である．ただし，クリプトコッカス症の診断には有用でないので注意を要する．

文献

1) 日本リウマチ学会：関節リウマチ(RA)に対するTNF阻害薬使用ガイドライン(2014年改訂版)：www.ryumachi-jp.com/info/guideline_TNF_140203.html.
2) 田中榮司：免疫抑制・化学療法により発症するB型肝炎対策ガイドライン．シュネラー 2009；**72**：3-9.

〈水品研之介・亀田秀人〉

Q63 TNF阻害薬(インフリキシマブ, エタネルセプト, アダリムマブ, ゴリムマブ, セルトリズマブ)の特徴と使用法は?

A 従来の抗リウマチ薬で効果不十分な症例に対しても良好な効果が認められます．また骨関節破壊の進行抑制，修復のエビデンスがあり，メトトレキサートを十分量併用することでその効果が高まります．各TNF阻害薬において有効性に明らかな差はありません．著効例においては寛解中止ができる可能性も報告されています．

● TNF阻害薬の種類と適応

2014年現在，わが国では関節リウマチ(RA)に対してTNF阻害薬としては5剤の生物学的製剤が使用可能となっている．インフリキシマブは静脈注射，他は皮下注射製剤である．その一覧を表1にまとめた．

抗TNF-α製剤は，既存の抗リウマチ薬で効果不十分で疾患活動性が高い症例に対しても強い有効性が示されている[1] (図1)．まずはメトトレキサート(MTX)を中心とした既存の治療を十分に行ったうえで，中疾患活動性以上の症例がおもに適応となる．しかしアメリカリウマチ学会(ACR)のリコメンデーションにおいては，発症6か月以内の早期RAにおいても活動性が高く，かつ抗CCP抗体陽性・RF陽性・関節外症状・X線写真上の骨びらんなどの予後不良因子を認めた場合には最初からTNF阻害薬を使用することも可としている．TNF阻害薬を早期から使用した症例は機能障害の進行が抑制されることも知られており，疾患活動性の高い症例においては早期からのTNF阻害薬の導入を考慮すべきである．詳細はQ62，Q68に譲るが，免疫抑制作用があることから，投与前に結核やB型肝炎などの感染症スクリーニングを十分に行ったうえでの投与が必要である．著効した症例においては，TNF阻害薬を中止可能な場合があることも報告されている．

● MTXとの併用

インフリキシマブにおいてはMTXの併用が必須であるが，他の製剤においては単剤での

表1 RAに対する抗TNF-α製剤

商品名	インフリキシマブ	エタネルセプト	アダリムマブ	ゴリムマブ	セルトリズマブ・ペゴル
蛋白の種類	マウスキメラ抗体	可溶性受容体融合蛋白	完全ヒト型抗体		PEG化ヒト化抗体
投与経路	静脈内注射	皮下注射			
投与初期ローディング	あり(0, 2, 6週)	なし			あり(0, 2, 4週)
維持期における投与頻度	8週毎	週1～2回	2週毎	4週毎	2～4週毎
投与量	3～10 mg/kg	25～50 mg/回	40～80 mg/回	50～100 mg/回	200～400 mg/回
MTXとの併用	必須	可	40 mg：可(推奨) 80 mg：不可	50 mg：推奨 100 mg：可	可

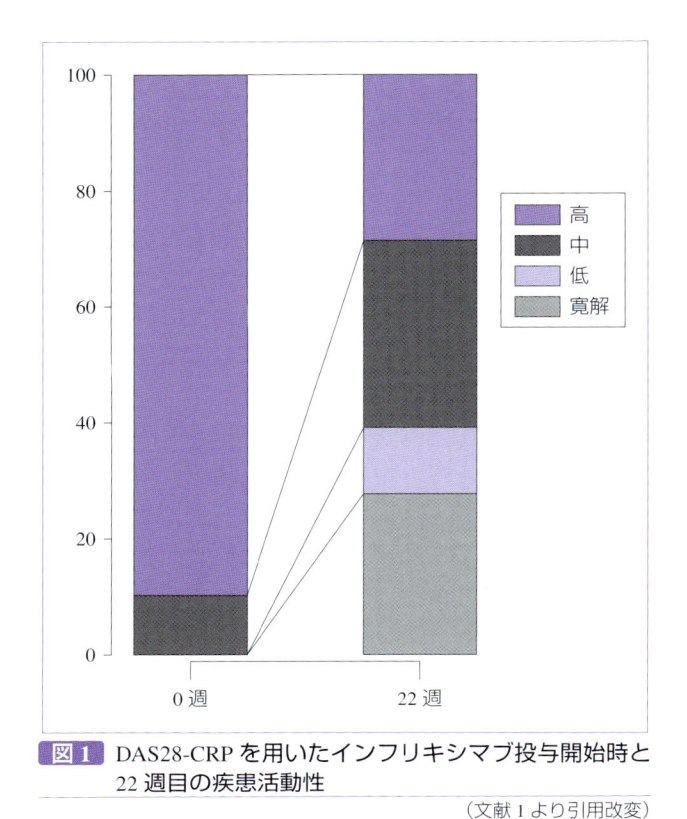

図1 DAS28-CRP を用いたインフリキシマブ投与開始時と22週目の疾患活動性

（文献1より引用改変）

図2 エタネルセプトおよびMTXによる関節破壊進行抑制作用・総Sharpスコアの変化

（文献2より引用改変）

使用も可能である．しかしMTXを併用することにより臨床的有効性が高まること，抗体製剤においては中和抗体の出現率を低下させることなどが報告されている．TNF阻害薬の有用性は臨床的有効性にとどまらず，骨関節破壊の進行抑制，修復のエビデンスが多く報告さ

れていることにあるが，単剤での使用が可能であるエタネルセプトにおいてもMTXを併用したほうが骨関節破壊の進行抑制および修復に至る症例さえあることが示されている[2]（図2）．TNF阻害薬を含む各生物学的製剤における機能障害改善効果をメタ解析した報告があるが[3]，生物学的製剤使用例は50％以上の症例において機能障害の改善をもたらし，またその改善はMTXを代表とする抗リウマチ薬の併用例において顕著だった．各生物学的製剤間において，改善に明らかな差はなかった．

また注射部位反応および皮疹もMTX非併用例に多いため，有効性・安全性ともにMTXを併用可能な症例には併用をする方がよいと考えられる．

文献

1) Yamanaka H, et al.：Retrospective clinical study on the notable efficacy and related factors of infliximab therapy in a rheumatoid arthritis management group in Japan(RECONFIRM). *Mod Rheumatol* 2007；**17**：28-32.
2) Klareskog L, et al.：Therapeutic effect of the combination of etanercept and methotrexate compared with each treatment alone in patients with rheumatoid arthriti.：double-blind randomised controlled trial. *Lancet* 2004；**363**：675-681.
3) Callhoff J, et al.：Impact of biologic therapy on functional status in patients with rheumatoid arthritis--a meta-analysis. *Rheumatology* (Oxford) 2013．[Epub ahead of print]

（佐藤恵里・田中栄一・山中　寿）

Q64 TNF阻害薬以外の生物学的製剤（アバタセプト，トシリズマブ，リツキシマブ）の特徴と使用法は？

A アバタセプト，トシリズマブ，リツキシマブは，関節リウマチに対し，TNF阻害薬と類似の有効性と安全性を有します．

● EULAR推奨生物学的製剤

アバタセプト，トシリズマブ，リツキシマブがTNF阻害薬と類似の有効性と安全性があることが証明され，2013年に改訂されたヨーロッパリウマチ学会（EULAR）の「生物学的製剤を含む抗リウマチ薬による治療のリコメンデーション」では，メトトレキサート（MTX）やその他の合成抗リウマチ薬を用いた治療で効果不十分な場合に推奨される薬剤として，これらの薬剤がTNF阻害薬と同列の扱いになった．いずれの薬剤も基本的にはMTXとの併用が推奨されるが，単剤で使用する場合はトシリズマブが推奨される．なお，リツキシマブはわが国では関節リウマチ（RA）には承認されていない（図1）．

● アバタセプトの特徴と使用法

1）特徴

アバタセプト（CTLA4-Ig製剤）は，CD28共刺激シグナルを阻害しT細胞の活性化を抑制する．わが国では2010年7月に点滴静注製剤が，2013年6月に皮下注射製剤が承認された．

自己免疫反応にかかわるT細胞の活性化を抑制することから，サイトカイン阻害薬より根本に作用する可能性がある．TNF阻害薬抵抗例にも有効である．アバタセプト皮下注とアダリムマブをHead-to-Headで比較したAMPLE試験では，MTXが効果不十分なRA患者に対して，アバタセプトとアダリムマブは同等の有効性を有することが証明された．また，

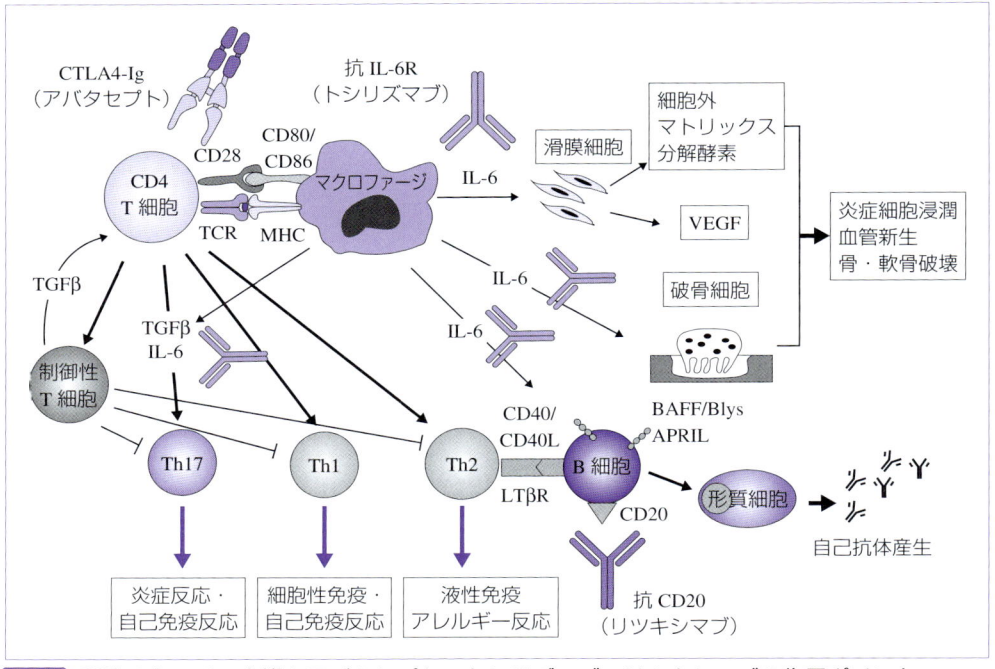

図1 関節リウマチの病態とアバタセプト，トシリズマブ，リツキシマブの作用ポイント

わが国での市販後全例調査の結果から，他の生物学的製剤に比べて重篤感染症の発生率が1.0%と低い．したがって，感染リスクが高い患者に選択したいところだが，他の生物学的製剤と同様に慎重に使用すべきである．また，アバタセプトはTNF阻害薬と異なり，抗CCP抗体陽性例に対してより有効である．

2) 実際の使用法

点滴静注：体重別の用量＝60kg未満で500 mg，60kg以上100kg以下で750 mg，100kgを超える場合1,000 mgを点滴静注する．初回投与後，2週後，4週後に投与し，以後4週間隔で継続する．

皮下注射：投与初日に点滴静注製剤を投与した後，同日中に125 mgの皮下注射を行い，その後は週1回125 mgを皮下投与する．また，週1回125 mg皮下投与で開始することも可能である．

● トシリズマブの特徴と使用法

1) 特徴

　トシリズマブは，わが国で開発されたIL-6受容体を標的とするヒト化抗体である．RAの治療薬として，2008年に点滴静注製剤が，2013年5月に皮下注射製剤が，世界に先駆けてわが国で承認された．

　トシリズマブもTNF阻害薬抵抗例にも有効である．MTX非併用での有効性のエビデンスが最も確立されており，アダリムマブ単剤とHead-to-Headの比較を行ったADACTA試験では，DAS28の改善，DAS28寛解達成率，ACR20, 50, 70のいずれにおいてもトシリズマブ単剤が優っていた．したがって，単剤で用いるなら本剤が推奨される．

2）実際の使用法

点滴静注：8 mg/kg 体重を 4 週毎に点滴静注

皮下注射：162 mg を 2 週毎に皮下注

点滴静注に対する皮下注の非劣性が証明されているが，皮下注の投与量は体重の大小にかかわらず一定であり，体重が重い症例では薬剤濃度が不足する可能性がある．したがって，単剤で用いる場合は，筆者は体重 60 kg を超える患者には，点滴静注を勧めている．

トシリズマブは IL-6 の作用を阻害するため，使用時には発熱や倦怠感などの症状や CRP の上昇が抑えられ感染の発見が遅れることがある．したがって患者の状態を十分に観察し丁寧な問診を行うことが必要である．患者には自己判断を避け，主治医に相談するように指導する．

●リツキシマブの特徴と使用法

1）特徴

リツキシマブは，B 細胞表面の CD20 抗原に対するヒト・マウスキメラ型抗体である．現在欧米で市販されている RA に対する唯一の B 細胞標的薬であり，わが国では悪性リンパ腫に承認されているが，RA には未承認である．悪性リンパ腫の合併例では，適応を考慮すべきである．

2）実際の使用法

RA 患者におけるリツキシマブの推奨量は 1 g/body で，2 週間隔で 2 回投与する．これは悪性リンパ腫に対するレジメン（375 mg/m^2，4 週毎）とは異なる．投与時反応を抑えるために中等量のステロイドを併用する．RA には，再治療が必要である．再治療の指標は，循環している B 細胞が正常レベルに回復した場合，臨床的再燃，CRP の上昇で，免疫グロブリンが十分ある時である．

●使い分けと使用のコツ

アバタセプトとトシリズマブはともに点滴静注と皮下注の選択が可能である．点滴静注では，治療スペース，看護師の配備など医療者側の負担が大きく，患者にとっても点滴に時間がかかるという短所がある．皮下注射製剤が上市され，医療者側のニーズや患者さんのライフスタイルに合わせた治療が可能になった．

筆者は，高齢者や肺合併症など，感染のリスク因子を有する患者では，皮下注を選択することが多い．皮下注射は，投与間隔が短いが，逆に感染を起こしたときに，薬剤の影響が短くてすむ．

いずれの薬剤も治療開始前に合併症のスクリーニングが重要である．歯周病や副鼻腔炎，痔疾患などの合併症対策を行うことにより，生物学的製剤の継続率を高める．副鼻腔炎を有する患者は生物学的製剤使用中に肺炎を合併する頻度が高い傾向がある．

（西本憲弘）

Chapter Ⅶ　関節リウマチの治療法2（生物学的製剤）

Q65 生物学的製剤による寛解達成率と関節破壊の抑制効果について教えてください．

A 治療抵抗性の関節リウマチに対する生物学的製剤（多くはメトトレキサートと併用）による治療で，1年後に約30〜50％が臨床的寛解を達成し，50％以上が関節の構造的寛解を示します．

●生物学的製剤による寛解達成率

　従来の関節リウマチ（RA）の治療目標は関節痛や腫脹の緩和で，抗炎症薬を中心とした対症療法（補助療法）がなされていた．しかし，メトトレキサート（MTX）などの抗リウマチ薬（sDMARDs）と生物学的製剤（bDMARDs）の併用療法は高い臨床的寛解導入率を示し，さらに構造的寛解や機能的寛解を維持することを可能とした．その結果，関節破壊や機能障害を生じない臨床的状態を寛解と定義し，寛解が治療目標となり，早期からの治療介入により関節破壊の制御が可能となった．その臨床的基準として，Boolean寛解とSDAI寛解，CDAI寛解が選定された．Boolean寛解は，28関節のうち圧痛関節数≦1，腫脹関節数≦1，CRP≦1 mg/dL，患者の全般的健康度評価≦1をいずれも満たすと定義された．また，SDAI≦3.3，CDAI≦2.8が定量的寛解基準と定義された．また，DAS28＜2.6やDAS44＜1.6も寛解の目安として汎用されている（図1）．

●生物学的製剤による関節破壊の抑制効果

　関節破壊の抑制を目標とした寛解基準が採用され，関節破壊を正確に評価，点数化，標準化する必要が高まった．最も汎用されるのは，複数の手，指，趾関節をX線撮影し，関節

Boolean（真偽値）を基準とした定義 下記の4項目すべてを常時満たす 　・28関節中の圧痛関節数　≦1 　・28関節中の腫脹関節数　≦1 　・CRP≦1 mg/dL 　・患者の全般的健康度評価　≦1（0〜10 cm VAS） 総合的疾患活動性指標を基準とした定義 常時下記を示す 　・SDAI≦3.3 　28関節中の圧痛関節数＋腫脹関節数＋患者の全般健康度評価（cm） 　＋医師の全般健康度評価（cm）＋CRPmg/dL
日常診療レベルでは下記も代用できる Booleanを基準とした定義：下記の4項目すべてを常時満たす 　・28圧痛関節数　≦1，28腫脹関節数　≦1，患者全般評価　≦1 インデックスを基準とした定義：常時下記を示す 　・CDAI≦2.8（SDAIからCRP値を引いたもの）

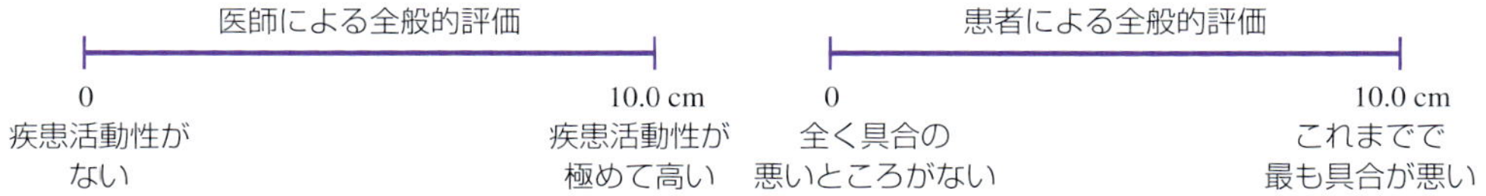

医師による全般的評価　　　　　患者による全般的評価

0　　　　　　　　10.0 cm　　0　　　　　　　　10.0 cm
疾患活動性が　　疾患活動性が　　全く具合の　　これまでで
ない　　　　　極めて高い　　　悪いところがない　最も具合が悪い

図1 2011年関節リウマチ寛解基準
Boolean寛解基準は，28関節のうち圧痛関節数≦1，腫脹関節数≦1，CRP≦1 mg/dL，患者PGA≦1をいずれも満たす際に寛解と定義された．総合的客観的評価基準としてSDAI≦3.3とCDAI≦2.8が定量的寛解基準と定義された．

裂隙狭小化と骨びらんを点数化した総Sharpスコア変法(mTSS)である．van der Heijde氏によるmTSSは，手・手指32関節，足趾12関節の関節裂隙狭小化を0～4点，骨びらんを0～5点(足は0～10点)で点数化し，合計448点となる．mTSSの年変化量(⊿mTSS)は，関節破壊の進行性，治療反応性などの評価に使用され，1年間の⊿mTSS≦0.5は構造的寛解とされる．

● 海外の比較試験における臨床的寛解，構造的寛解達成率

　海外のMTX治療抵抗性のRA患者に寛解導入を目指した(Treat to Targetアプローチ)臨床試験は以下の結果であった．抗TNFキメラ抗体インフリキシマブを用いたIDEA試験では，本薬剤とMTX併用群，および静注ステロイドとMTX併用群の1年後のDAS44寛解導入率はそれぞれ49%と36%，1年間の⊿mTSSの平均は1.20と2.81であった．抗TNFヒト抗体アダリムマブを用いたIMPROVED試験では，MTXとヒドロキシクロロキンとスルファサラジンの併用群，およびMTXとアダリムマブの併用群の1年後のDAS44寛解導入率はそれぞれ25%と41%，構造的寛解率(⊿mTSS≦0.5)は96%と92%であった．

● 日本の実臨床観察研究などにおける臨床的寛解，構造的寛解達成率

　当科を含む3施設RECONFIRM研究では，RAに対するインフリキシマブの効果をDAS28の推移で評価した．開始時に90%が高活動性だったが，22週目に28%が寛解基準に到達し，効果は1年間維持された．JESMR試験では，MTXに効果不十分な症例に対してTNF受容体Ig複合蛋白エタネルセプトの追加併用群とMTXからエタネルセプト単独への切替え群を比較した．併用群と単独群の52週後のDAS28寛解率は35.6%と18.8%，⊿mTSSは0.8と3.7，構造的寛解率は57%と40%であった．MTX未使用の早期RA患者334例に対してアダリムマブまたはプラセボとMTXを併用比較したHOPEFUL試験では，26週後のDAS28寛解達成率をMTX＋プラセボ群の15%に対して，MTX＋アダリムマブ使用で31%が満たした．1年後の構造的寛解率は，最初から両者併用が67%に対し，MTX使用26週後にアダリムマブを追加併用すると44%で，導入時期の半年の遅れが縮小できなかった．抗TNFヒト抗体ゴリムマブについては実臨床の論文公表がないので，MTX治療抵抗性のRAに対するMTXと実薬またはプラセボの併用比較Go-Forth試験の結果を示す．MTXとプラセボ，およびMTXとゴリムマブ50 mg，100 mgの併用群の24週後のDAS28寛解率はそれぞれ6%，30%，19%，⊿mTSSの平均は2.51，1.05，0.33，構造的寛解率(⊿mTSS＜0)は44%，51%，61%であった．抗TNFポリエチレングリコール修飾ヒト抗体セルトリズマブについても，MTX治療抵抗性のRAに対するMTXと実薬またはプラセボの併用比較J-RAPID試験の結果を示す．MTXと実薬200 mg，400 mgまたはプラセボ群の24週目のDAS28寛解率は17%，26%，0%，構造的寛解率(⊿mTSS＜0)は74%，70%，47%であった．

　当科を含む4施設REACTION研究では，RAに対する抗IL-6受容体抗体トシリズマブの効果を後向きに評価した．DAS28-ESRは平均5.6から24週後に3.3，52週後に3.2まで改善し，24週後と52週後のDAS28寛解達成率はそれぞれ39%，44%であった．⊿mTSSは投与前が21で52週後に1まで改善し，63%が構造的寛解を呈した．

　当科では，平均SDAI 30と疾患活動性の高いRAに対するCTLA4-Ig融合蛋白アバタセプトの効果を評価した(ALTAIR試験)．24週および52週後のSDAI寛解率は14%，22%，構造的寛解率は75%，66%であった．

（田中良哉）

Q66 生物学的製剤により寛解が達成できた場合，中止することはできますか？

A 関節リウマチと早期に診断して生物学的製剤による適切な治療介入を行うことにより，寛解達成後には生物学的製剤を中止（バイオフリー），さらにはメトトレキサートを中止して（ドラッグフリー）寛解を維持することも可能です．

● 生物学的製剤介入後のバイオフリー研究

インフリキシマブ（IFX）は，2003年にわが国で初めて保険収載された生物学的製剤であるが，寛解導入後に薬剤中止が可能であるかを明らかにするために多施設研究（Remission induction by Remicade in RA：RRR）が行われた．IFX 3 mg/kg投与後にて低疾患活動性（LDA：DAS28 ＜ 3.2）が24週以上にわたって維持されている患者（メトトレキサート（MTX）8 mg/週以下で，12週間以上コントロールされ，プレドニゾロン（PSL）換算 5 mg/日以下でコントロールされている）へインフォームド・コンセントを取得して，IFXを計画的に中止した．症例背景は114例（解析対象102例），平均年齢51歳，平均罹病期間5.9年であった．この結果，IFX投与中止1年後DAS28 ＞ 3.2となり，IFX再開を要したのが29例（28％），DAS28 ＜ 3.2を維持したのが56例（55％），DAS28 ＜ 2.6の寛解状態であったのが44例（43％）であった[1]（表1）．

一方，可溶性TNF受容体Ig融合蛋白エタネルセプト（ETN）におけるPRESERVE試験は，MTXにて疾患活動性が中等度の関節リウマチ（RA）患者を対象としている点に注意する必要があるが，そのような背景の患者においてはETN 50 mg/週 + MTXにて36週後にLDAを達成した患者では，その後ETNを中止しても，その後52週にわたり4割以上で

表1 バイオフリー寛解の概要

薬剤名	試験名	登録基準概要	評価期間	休薬維持率（低疾患活動性率）	バイオフリー率（寛解率）
インフリキシマブ	RRR Ann Rheum Dis 2010	24週以上 DAS28ESR ＜ 3.2を継続	52週	DAS28ESR ＜ 3.2 56例/102例（55％）	DAS28ESR ＜ 2.6 44例/102例（43％）
エタネルセプト	PRESERVE ACR 2011	3.2 ＜ DAS28 ≦ 5.1にETN50 mg/週 + MTXで36週間後DAS28 ≦ 3.2	52週	DAS28ESR ＜ 3.2 92例/200例（43％）	DAS28ESR ＜ 2.6 58例/200例（30％）
アダリムマブ	HONOR EULAR2011.abst	24週以上DAS28ESR ＜ 2.6を継続	24週	DAS28ESR ＜ 3.2 19例/27例（70％）	DAS28ESR ＜ 2.6 16例/27例（59％）
トシリズマブ	DREAM EULAR2010.abst	DAS28ESR ＜ 2.6（寛解）を達成（一部LDA：DAS28-ESR ＜ 3.2を含む）患者	24週 52週	DAS28ESR ＜ 3.2 65例/187例（35％） 24例/187例（13％）	―
アバタセプト	ORION ACR2012. poster	DAS28CRP ＜ 2.3を達成した患者	52週	DAS28CRP ＜ 2.7 22例/34例（64.7％）	DAS28CRP ＜ 2.3 14例/34例（41.2％）

LDA を維持し得ることが明らかにされた[2]．また，アダリムマブ(ADA)における HONOR 試験では，ADA 40 mg 隔週皮下注＋MTX での治療を受けて DAS 寛解に至った平均 59.5 歳，罹病期間 7.1 年の計 50 名の RA 患者において患者同意取得後に ADA を中止した．中止 6 か月後においてなお 58% がバイオフリー寛解を維持し，中止 1 年後の画像的寛解を 95% で維持していた．

　IL-6 阻害薬であるトシリズマブ(TCZ)のバイオフリーに関しては，TCZ の単独投与のわが国における臨床試験の終了時に，DAS28 が LDA であった場合に TCZ を中止して経過観察された報告がある．罹病期間中央値 7.8 年，TCZ 投与期間約 4 年，DAS28 中央値 1.5 の合計 187 名の患者がこの臨床試験へ移行した．24 週までに 35.1%，52 週までに 13.4% が LDA を維持し，19 名は薬剤フリーとなった[3]．アバタセプト(ABT)は T 細胞共刺激分子選択的阻害薬であり，作用機序が他の炎症性サイトカインを標的とした生物学的製剤とはまったく異なる．現在 ABT においても寛解達成後に中止した約 3 割は臨床的寛解を維持すること，約 5 割が骨破壊の進行を認めないことなどが明らかにされている[4]．

文献

1) Tanaka Y, et al.：Discontinuation of infliximab after attaining low disease activity in patients with rheumatoid arthriti.：RRR(remission induction by Remicade in RA) study. Ann Rheum Dis 2010：**69**：1286-1291.
2) Smolen JS et al.：,ACR 75th Annual Scientific Meeting,2011,Chicago,IL,L1.
3) Nishimoto N.：Japanese MRA Study Group for RA. Drug free remission after cessation of actemra monotherapy(DREAM STUDY)．Ann Rheum Dis 2010：**69** Suppl 3：98.
4) Tsutomu Takeuchi.：Abatacept Biologic-Free Remission Study in Established Rheumatoid Arthritis Patients. Orion Study．ACR 2012 Abstract.：1289.

（齋藤和義）

Q67 生物学的製剤と csDMARDs の併用は有効ですか？

A　MTX 以外の古典的 DMARDs を生物学的製剤に併用することを推奨するに足るエビデンスはありません．

● TNF 阻害薬と MTX の併用

　TNF 阻害薬とメトトレキサート(MTX)の併用が，それぞれ単独投与より有効であることは，多くの臨床試験で検証されている[1,2]（図 1, 2）．また，ドイツ人における検討で，TNF 阻害薬(アダリムマブ)に MTX を併用する場合，MTX 10 mg/週が最も有効性と安全性のバランスがよかったという成績があり[3]，日本人においても TNF 阻害薬と併用する MTX の用量は 8 mg/週あたりで十分かもしれない．TNF 阻害薬と MTX 併用のもう 1 つの意義は，中和抗体産生を抑制できる点にあり，MTX 併用により二次無効となる比率を低下させる．

● トシリズマブと MTX の併用

　TNF 阻害薬以外の生物学的製剤(biological DMARDs)に関しては状況が異なる．抗 IL-6 受容体抗体トシリズマブ(TCZ)に MTX を併用する意義は乏しいことが最近の大規模研究で明らかにされた[4]．MTX 効果不十分例を対象にランダムに 2 群に分け，TCZ 8 mg/kg を開始す

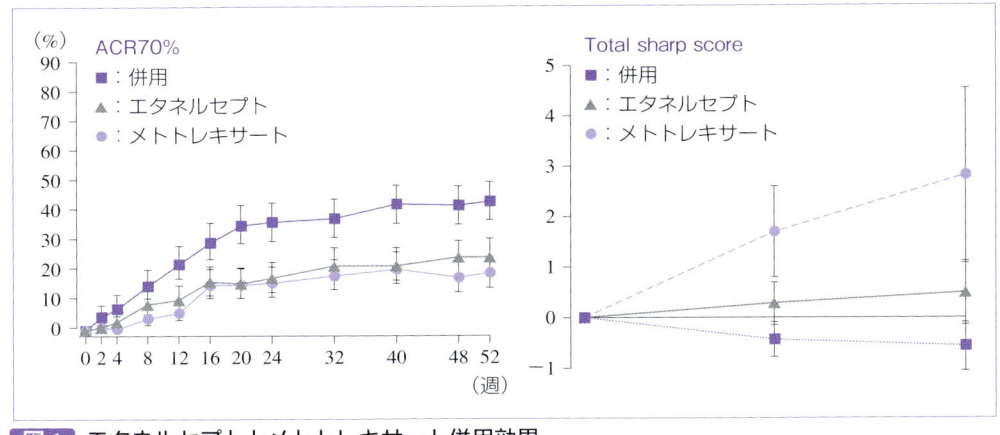

図1 エタネルセプトとメトトレキサート併用効果

(文献1より引用改変)

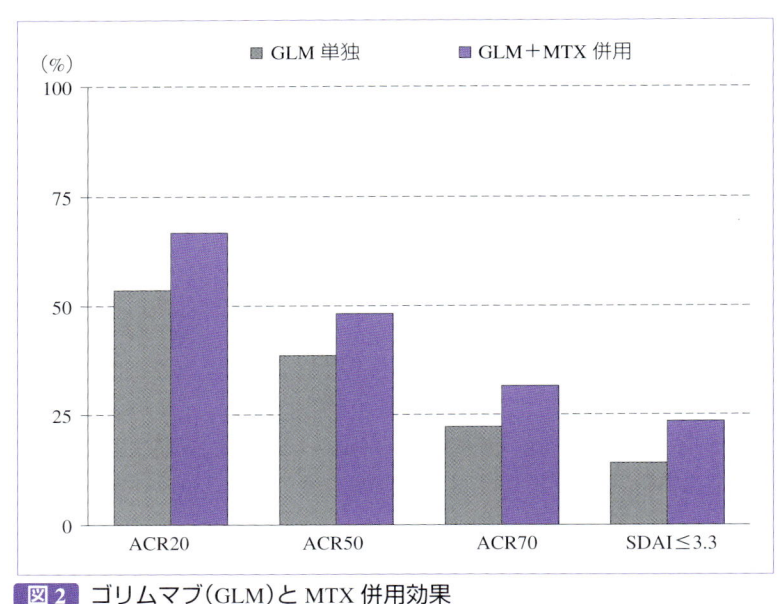

図2 ゴリムマブ(GLM)とMTX併用効果

(文献2より引用改変)

るとともにMTX継続群(TCZ add on群)とMTXをプラセボに変更した群(Switch群)の1年間の二重盲検比較試験が行われた．その結果，一部の指標以外に，寛解率，ACR20〜90改善率(図3)，DAS28改善度，HAQ-DI改善率，関節破壊進行度，いずれも両群間に有意差がみられなかった．さらにMRIによる骨炎，滑膜炎，骨びらんなどのスコア改善度にも差がみられなかった[5]．したがって，TCZにMTXを併用する意義は乏しいと考えられる．

アバタセプトとMTXの併用

アバタセプト(ABT)に関しては，副次的にMTX併用効果を検討した臨床試験がある[6]．その有効性や安全性において，MTX併用の有無でまったく差がなかった．したがって，MTXを併用する意義は乏しい．ABTは，TCZと同様に単剤で投与された場合の中和抗体出

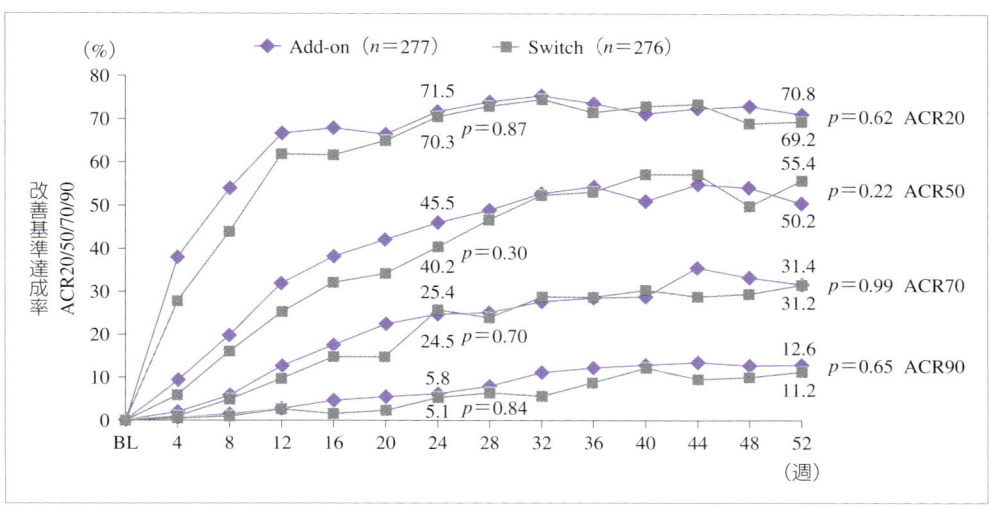

図3 トシリズマブとMTX併用効果

(文献4より引用改変)

現率が極めて低いので，抗TNF-α抗体のように中和抗体産生抑制を目的としたMTXの併用も不要である．

●生物学的製剤とcsDMARDsの併用

一方，MTX以外のconventional synthetic DMARDs（csDMARDs）で効果不十分例に生物学的製剤を上乗せした場合の有効性を示す成績もある．しかし，生物学的製剤単独に切り替えた場合と比較した臨床試験がないので，併用することの有効性は確立されていない．また，生物学的製剤で効果不十分例にMTX以外のDMARDsを上乗せした場合の有効性に関し，十分なエビデンスはない．

MTXと同等の効果が期待されるレフルノミドや免疫抑制作用のあるタクロリムスなどは併用効果が期待されるが，その場合の有効性と安全性のバランスがMTXと同等かどうかの検証がなされていない．したがって，MTX以外のcsDMARDsの併用の有効性と安全性については十分なエビデンスがなく，今後の検証が必要である．

文献

1) Klareskog L, et al.：Therapeutic effect of the combination of etanercept and methotrexate compared with each treatment alone in patients with rheumatoid arthriti.：double-blind randomised controlled trial. *Lancet* 2004：**363**：675-681.
2) Emery P, et al.：Golimumab, a Human Anti-Tumor Necrosis Factor Monoclonal Antibody, Injected Subcutaneously Every 4 Weeks in Patients With Active Rheumatoid Arthritis Who Had Never Taken Methotrexat.：1-Year and 2-Year Clinical, Radiologic, and Physical Function Findings of a Phase III, Multicenter, Randomized, Double-Blind, Placebo-Controlled Study. *Arthritis Care Res* 2013, **65**：1732-1742.
3) Burmester GR, et al.：Efficacy and safety of ascending methotrexate dose in combination with adalimuma.：the randomised CONCERTO trial. *Ann Rheum Dis* 2014.
4) Dougados M, et al.：Clinical, radiographic and immunogenic effects after 1 year of tocilizumab-based treatment strategies in rheumatoid arthriti.：the ACT-RAY study. *Ann Rheum Dis* 2014：**73**：803-809.
5) Conaghan PG, et al.：The effects of tocilizumab on osteitis, synovitis and erosion progression in rheumatoid arthriti.：results from the ACT-RAY MRI substudy. *Ann Rheum Dis* 2014：**73**：810-816.
6) Nash P, et al.：Immunogenicity, Safety, and Efficacy of Abatacept Administered Subcutaneously With or Without Background Methotrexate in Patients With Rheumatoid Arthriti.：Results From a Phase III, International, Multicenter, Parallel-Arm, Open-Label Study. *Arthritis Care & Research* 2013, **65**：718-728.

（山田秀裕）

Chapter Ⅶ　関節リウマチの治療法2（生物学的製剤）

Q68 生物学的製剤の副作用について教えてください．

A 生物学的製剤を安全かつ効果的に使用するうえで特に重要と考えられる副作用としては，感染症，投与時反応・投与部位反応，間質性肺障害，悪性腫瘍，うっ血性心不全，脱髄疾患，自己免疫性疾患，血液学的異常，腸管穿孔があげられます．（B型肝炎，結核，悪性腫瘍，うっ血性心不全に関してはQ49，Q50）を参照

●感染症

　生物学的製剤投与を受ける関節リウマチ（RA）患者では，当初から感染症リスクが懸念され，世界各国でモニタリングが行われてきた．近年，各国のレジストリから，特にTNF阻害薬（インフリキシマブ：IFX，エタネルセプト：ETN，アダリムマブ：ADA）の長期使用下での重篤感染の発現状況が報告されている[1]．統計学的な有意差が検出されなかった報告もあるが，いずれの報告でも，TNF阻害薬投与により，重篤感染症のリスクの上昇が認められている．また，これらの報告では，薬剤開始後6～12か月での発現が多いことや，年齢，肺疾患合併，副腎皮質ステロイド併用などがリスク因子としてあげられている．

　TNF阻害薬以外における重篤感染症の発現は，トシリズマブ（TCZ．点滴静脈注射製剤）の5つの海外臨床試験では（平均4.6年の曝露），4.5/100人・年に認められ[2]，アバタセプト（ABT．点滴静脈注射製剤）の8つの海外臨床試験の8年間の観察では，3.3/100人・年に認められ[3]，いずれにおいても，肺炎，蜂巣炎の発現が多く認められた．

　わが国の市販後全例調査（PMS）では，副作用としての（＝生物学的製剤との因果関係が否定できない）重篤感染症の頻度はIFX 4.0％，ETN 2.5％，ADA 2.4％，TCZ 3.6％，ABT 1.0％であった．頻度や重症度から，生物学的製剤使用RA患者において，特に重要と考えられる感染症は，細菌性肺炎，結核，ニューモシスチス肺炎（*Pneumocystis* pneumonia：PCP）であり（表1），特にPCPはわが国での発現が多く，その予防・早期診断は重要である．

●投与時反応・投与部位反応

　生物学的製剤はいずれも蛋白製剤であり，投与時反応・投与部位反応が特に投与開始後初期に高頻度で発現する．投与時反応としては，投与開始後24時間以内に出現する発熱・胸痛・蕁麻疹・血圧変動・呼吸困難などの急性投与時反応と，投与後24時間から2週間に出現する関節痛・筋痛・蕁麻疹・発熱・倦怠感といった遅発性投与時反応が認められ，時にアナフィラキシー様反応を呈して重篤となる．医療機関では重篤な投与時反応に対する緊急対応に精通しておく必要がある．

●間質性肺障害

　わが国の全例PMSでは，間質性肺疾患（副作用）として，IFX 25件（0.5％），ETN 81件（0.58％），ADA 53件（0.7％），TCZ 35件（0.4％），ABT 12件（0.3％）が報告され，海外でもTNF阻害薬使用患者における間質性肺病変の合併や悪化が報告されている．RA治療中の間質性肺病変の出現・増悪時には感染症，リウマチ肺，薬剤性肺障害の鑑別が重要であるが，鑑別が容易でない場合もあり，呼吸器科・放射線科との連携を図りながら，鑑別診断，治療にあたることが重要である．

表1 わが国の全例市販後全例調査における重要な感染症の発現

感染症	IFX $n = 5,000$	ETN $n = 13,894$	ADA $n = 7,740$	TCZ $n = 7,901$	ABT $n = 3,985$
肺炎	108(2.2%)[*1]	96(1.35%)[*2]	65(0.8%)[*3]	21(0.16%)[*4]	7(0.2%)[*5]
結核	14(0.3%)	12(0.09%)	9(0.1%)	4(0.05%)	1(0.03%)
ニューモシスチス肺炎	22(0.4%)	25(0.18%)	26(0.3%)	14(0.2%)	4(0.1%)

*1：気管支肺炎，細菌性肺炎，肺炎
*2：肺炎，細菌性肺炎，気管支肺炎，クラミジア性肺炎，インフルエンザ性肺炎，マイコプラズマ性肺炎，ブドウ球菌性肺炎，肺炎球菌性肺炎，ヘモフィルス性肺炎
*3：肺炎，細菌性肺炎，気管支肺炎，レジオネラ菌性肺炎，クラミジア性肺炎，肺炎球菌性肺炎，肺感染，原発性異形肺炎
*4：肺炎，気管支肺炎，大葉性肺炎，肺膿瘍，ノカルジア症，マイコプラズマ性肺炎，肺炎球菌性肺炎，原発性異形肺炎，ブドウ球菌性肺炎，膿胸，細菌性肺炎，肺感染
*5：肺炎，細菌性肺炎，肺炎球菌性肺炎，気管支肺炎

●脱髄性疾患

TNF阻害薬投与下に発現した脱髄性疾患および神経障害として，視神経炎，多発性硬化症，慢性炎症性脱髄性多発神経炎，多発神経炎，多発性単神経炎，末梢神経障害，非特異的脱髄疾患が報告されている．これらの発現と薬剤との明らかな因果関係は不明であるが，報告例の中には，薬剤の中止のみで軽快した症例もあるため，TNF阻害薬投与にあたっては留意が必要である[4]．

●自己免疫性疾患

TNF阻害薬使用の拡大に伴って，TNF阻害薬投与に関連した自己免疫性疾患の発現が報告されている．血管炎，全身性エリテマトーデス(SLE)/SLE様症状が最多であるが，そのほかには，乾癬，間質性肺疾患，抗リン脂質抗体症候群(anti-phospholipid antibody syndrome：APS)/APS様症状，サルコイドーシス，自己免疫性肝炎，炎症性筋疾患などの発現の報告がある[5]．

●血液学的異常

稀であり，TNF阻害薬投与との関連は明確ではないが，投与下に発現した再生不良性貧血，汎血球減少などの血液学的異常が報告されている[4]．また，わが国のTCZの臨床試験では21.3%に1,500/μL未満の好中球減少が発現し，全例PMSでは重篤な無顆粒球症2件，重篤な好中球減少症10件，重篤な好中球数減少31件が認められた．これらの血液学的異常は時に重篤な感染症などの合併症を引き起こす可能性があり，慎重な観察が必要である．

●腸管穿孔

腸管穿孔は生物学的製剤投与下では稀な合併症であるが，TCZ投与下RA患者では，他の生物学的製剤よりも，高頻度で腸管穿孔の発現が認められた．腸管穿孔がTCZに特異的な合併症か否かは明確ではないが，TCZ投与が憩室炎の初期症状をマスクしたり，その治癒機転を阻害したりすることによって，腸管穿孔を招いた可能性は考えられる[6]．

文献

1) Ramiro S, *et al.*：Safety of synthetic and biological DMARD．：a systematic literature review informing the 2013 update of the EULAR recommendations for management of rheumatoid arthritis. *Ann Rheum Dis* 2014；**73**：529-535.

2) Genovese MC, et al.：Longterm safety and efficacy of tocilizumab in patients with rheumatoid arthriti.：a cumulative analysis of up to 4.6 years of exposure. J Rheumatol 2013；**40**：768-780.
3) Weinblatt ME, et al.：Safety of abatacept administered intravenously in treatment of rheumatoid arthriti.：integrated analyses of up to 8 years of treatment from the abatacept clinical trial program. J Rheumatol 2013；**40**：787-797.
4) Desai SB, et al.：Problems encountered during anti-tumour necrosis factor therapy. Best Pract Res Clin Rheumatol 2006；**20**：757-790.
5) Rubbert-Roth A：Assessing the safety of biologic agents in patients with rheumatoid arthritis. Rheumatology（Oxford）2012；**51** Suppl 5：v38-47.
6) Koike R, et al.：Japan College of Rheumatology 2009 guidelines for the use of tocilizumab, a humanized anti-interleukin-6 receptor monoclonal antibody, in rheumatoid arthritis. Mod Rheumatol 2009；**19**：351-357.

（田中みち・針谷正祥）

Q69 妊婦・授乳婦に対する生物学的製剤の使い方と注意点は？

A 妊娠を急がない場合は，いずれの薬剤を使用してでも寛解を目指します．現在，関節リウマチに保険適応のある生物製学的剤は少なくとも妊娠判明まで継続することが可能です．「Treat to Target の理念に基づいた関節リウマチの治療」と「妊娠・出産」をバランスよく両立させるためのコツです．

●妊娠と生物学的製剤治療

Q59 でも述べたように寛解状態で妊娠にトライすることは妊孕性，妊娠中の寛解維持，良好な妊娠転帰のために重要である．

2012 年 11 月現在，RA に保険適応のある生物製剤について**表1**にまとめた．安全性を示す場合には最低 300 例を対象とした疫学研究が欲しいところであるが，この規模の疫学研究がある生物学的製剤は今のところない．

TNF 阻害薬のうち，最初に発売されたインフリキシマブについては RA の他にクローン病などの炎症性腸疾患での使用経験から奇形のリスクはないか，あっても低い確率と考えられる．一時期 TNF 阻害薬と VERTERAL 奇形との関連を示す研究報告[1,2]があったが，その研究手法と解釈に問題があると考えられた．これに呼応するように，Organization of Teratology Information Specialists（OTIS）は 2005 年から 2015 年の予定で行っている「自己免疫疾患と妊娠」の登録調査の中間解析を行い，VERTERAL 奇形との関連はないと発表した[3]．催奇形性については，エタネルセプトとアダリムマブについて 300 例以上の登録ができている本登録調査の最終解析を待つしかないだろう．ゴリムマブとセルトリズマブは妊婦での経験例が少ないので先行の TNF 阻害薬を参考に判断する．

トシリズマブは 50 例程度の症例シリーズがいくつかあり，特異的な異常は示されていない．アバタセプトについては妊婦への安全性に関するデータはほとんどない．

妊娠 15 週以降は胎盤通過性すなわち，胎児毒性という観点からの配慮も必要である．インフリキシマブを妊娠中継続して使用した Crohn 病の母親から誕生した新生児が BCG 摂取で死亡という症例報告がある[4]．生物学的製剤は分子構造により，胎盤通過性の高いものと低いものに分かれるが，前者では児の生ワクチン接種に注意が必要である．

妊娠と薬情報センター（http://www.ncchd.go.jp/kusuri/index.html）のホームページには授乳中

表1 生物製剤の妊娠前，妊娠中，授乳中の取り扱い

一般名	日本の添付文書	疫学研究	妊娠への対応	胎盤移行性*	授乳中の対応
インフリキシマブ	有益性投与	小規模研究	妊娠判明までは可	高い	可能
エタネルセプト	有益性投与	小規模研究	妊娠判明までは可	低い	可能
アダリムマブ	有益性投与	小規模研究	妊娠判明までは可	高い	可能
セルトリズマブ	有益性投与	市販後調査	妊娠判明までは可	低い	可能
ゴリムマブ	有益性投与	なし	妊娠判明までは可	高い	常識的に可能
トシリズマブ	有益性投与	市販後調査	妊娠判明までは可	高い	常識的に可能
アバタセプト	有益性投与	なし	妊娠判明までは可	低い	常識的に可能

＊TNF阻害薬の胎盤移行性

一般名	臍帯血清中の母体レベル（％）
インフリキシマブ	160
アダリムマブ	153
セルトリズマブ	3.9
エタネルセプト	3.6，7.4

の薬の使用についての考え方とともに「安全に使用できると思われる薬」「授乳中の治療に適さないと判断される薬」を一覧にして示している．また，授乳中の女性からの電話相談にも応じている．

●授乳中の薬物治療

産後1～2か月で再燃することが多い．母乳栄養は母子間のスキンシップ以外にも効用があるのでなるべく薬物治療と両立させたい．患者への説明は産婦人科診療ガイドラインが参考になる[5]．

生物学的製剤は高分子蛋白であり，母乳を介して乳児の口に入ったとしても，消化液で分解されてしまうため吸収されるとは考えにくい[6]．インフリキシマブ，エタネルセプトとアダリムマブ，セルトリズマブは母乳中の移行がない，あるいは母乳栄養児の血中に検出されないことが示されている[6]ので安心して母乳栄養と両立できる．

文献

1) Carter JD, et al.：Tumor necrosis factor-alpha inhibition and VATER associatio.：a causal relationship. *J Rheumatol* 2006；**33**：1014-1017.
2) Carter JD, et al.：A safety assessment of tumor necrosis factor antagonists during pregnanq.：a review of the Food and Drug Administration database. *J Rheumatol* 2009 Mar；**36**：635-641.
3) http://www.otispregnancy.org/
4) Cheent K et al.：Case Repor.：Fatal case of disseminated BCG infection in an infant born to a mother taking infliximab for Crohn's disease. *J Crohns Colitis* 2010；**4**：603-605.
5) 日本産科婦人科学会（編）：授乳中に服用している薬物の児への影響について尋ねられたら？．産婦人科診療ガイドライン産科編 2014：75-77.
6) 伊藤真也，他（編）：薬物治療コンサルテーション―妊娠と授乳―．第二版，南山堂，2014

（村島温子）

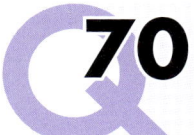

Q70 生物学的製剤の使い分け，他の生物学的製剤への切り替えのポイントを教えてください．

A 現在ある7種類の生物学的製剤はいずれも大規模臨床試験で有効性が示されており，効果を直接比較した研究は1つしかなく，どれがよいかということはありません．したがって，使い分けに際しては，利便性(点滴か皮下注か，皮下注なら自己注射がよいか病院での実施がよいか，など)と費用を鑑みて選択すればよいと思います．

関節リウマチ(RA)の治療指針として，現時点で最も新しいものは2013年のヨーロッパリウマチ学会(EULAR)で発表された改訂リコメンデーションである[1]．これによると，RAの診断後初めて行うフェーズⅠ(**Q44 図1**上参照)，フェーズⅠの治療が効果不十分な場合や副作用などで継続できない場合に行うフェーズⅡ(**Q44 図1**中参照)，およびフェーズⅡが効果不十分または副作用などで継続できない場合に行うフェーズⅢ(**Q44 図1**下参照)の3つの段階に分けて記載されている．これに従って，各フェーズでの生物学的製剤の選択，使用法について解説する．

●フェーズⅠにおける生物学的製剤の使用

このフェーズではまずメトトレキサート(MTX)を含む抗リウマチ薬(DMARDs)を開始する．DMARDsには，MTXなどの化学合成で作られた合成(synthetic) DMARDs(sDMARDs)と，生物学的製剤(biological DMARDs)の2つに分類される[2]．したがって，診断後の初回治療としては，①MTX単独，②MTX＋MTX以外のsDMARDs，③MTX＋生物学的製剤の3つのパターンによる治療がある．

早期RAに対する生物学的製剤の効果については，各生物学的製剤で海外での大規模臨床試験のエビデンスがあり(**表1**)，生物学的製剤＋MTXのほうがMTX単独で治療するより，少なくとも短期的には臨床効果，骨破壊抑制効果に優れ，安全性には差がないことが証明されている．2012年のアメリカリウマチ学会(ACR)の改訂リコメンデーション[3]では，活動性が高く，予後不良因子があるような症例に，初回から抗TNF製剤を使用できるとされた．したがって，経済的問題を度外視すれば，生物学的製剤＋MTXで治療するのがよいといえる．日本ではアダリムマブ(ADA)について日本人の早期RA患者を対象とした治験が実施され[4]，同様に臨床的効果と骨破壊抑制効果が証明された．これを受けて2012年7月にADAのみ活動性の高い早期RAに初回治療として使用されることが認められた．しかし，現時点ではADA以外の生物学的製剤は，添付文書や日本リウマチ学会(JCR)のガイドラインでも，1剤以上のDMARDsが効果不十分な場合に使用することになっている．

●フェーズⅡにおける生物学的製剤の使用

フェーズⅡでは通常MTX(±sDMARDs)で治療されたが，効果不十分な患者が対象となる．そのような場合に生物学的製剤は，多くの大規模臨床試験のエビデンスがあり(**表2**)，極めて有望な治療オプションである．ここでも7剤のうちどれを使用してもよく，選択の基準は非医学的な利便性や経済性となる．

アバタセプト(ABT)とインフリキシマブ(IFX)をMTXに効果不十分例に使用したATTEST試験では，間接的な比較ではあるが，MTX単独群に対する有効性は両薬剤同等であったが，ABTのほうが安全性は高い(重篤有害事象や重篤感染症の発生率，有害事象によ

表1 各生物学的製剤の早期RAに対するエビデンス

	海外	国内
インフリキシマブ	ASPIRE (MTX未使用，罹病＜3年，平均0.9年)	
エタネルセプト	COMET (MTX未使用，罹病＜2年，平均0.7年)	
アダリムマブ	PREMIIER (MTX未使用，罹病＜3年，平均0.7年)	HOPEFUL (MTX未使用，罹病＜2年，平均0.3年)
トシリズマブ	FUNCTION (MTX未使用，罹病＜2年)	
アバタセプト	AGREE (MTX未使用，罹病＜2年，平均0.5年)	
すべての試験で，MTX＋生物学的製剤併用は，MTX単独より有効性が高く，骨破壊抑制作用も強く，期間内で安全性には差はない		

表2 各生物学的製剤のMTX-IR RAに対するエビデンス

	海外	国内
インフリキシマブ	ATTRACT	RISING（増量の有効性）
エタネルセプト	TEMPO	JESMR（Bioへの切替 vs Bio追加併用）
アダリムマブ	ARMADA	CHANGE（DMARD-IRへのアダリムマブ単剤の効果）
トシリズマブ	OPTION	SATORI（MTX-IRへのトシリズマブ単剤の効果） SURPRISE（Bioへの切替 vs Bio追加併用）
アバタセプト	ATTEST，AIM	国内第II相試験
ゴリムマブ	GO-FORWARD	GO-FORTH
セルトリズマブ・ペゴル	RAPID-1，RAPID-2	J-RAPID

Bio：生物学的製剤

る中止率が低い)[5]．副作用が懸念される症例（呼吸器疾患や糖尿病の合併例や高齢者など）では，IFXよりABTを選択する方がよいといえる．

MTXの副作用歴がある場合や，合併症（間質性肺炎や腎機能障害など）で安全性のためMTXを使用できないと判断した場合，生物学的製剤の単独療法を検討することがある．その場合，生物学的製剤の単独使用はIFX以外の6剤はどれを選択してもよいが，ADAとトシリズマブ(TCZ)の直接比較試験からみると[6]，ADAよりTCZのほうが効果は期待できるといえる．

●フェーズIIIにおける生物学的製剤の使用

フェーズIIIでの生物学的製剤の治療は，1つの生物学的製剤が効果不十分例または副作用で使用できない場合の，生物学的製剤の切り替えとなる（以下に解説する）．

A 他の生物学的製剤への切り替えは，1つの生物学的製剤が効果不十分と判断した場合と副作用で中止した場合に検討します．効果不十分では，一次無効だったか二次無効だったか，副作用ではどんな副作用で中止したかで，次の生物学的製剤の選択が決まります．

●効果不十分で生物学的製剤を変更する場合

効果不十分の判定で sDMARDs と同様，3 か月目の臨床的反応性をみて判断する．一次無効か二次無効かを問わず，TNF 阻害薬の効果不十分例に対する大規模臨床試験エビデンスはいくつかの製剤で報告されている(ゴリムマブ(GLM)の GO-AFTER 試験，TCZ の RADIATE 試験，ABT の ATTAIN 試験)ので，TNF 阻害薬(多くは IFX，ADA，エタネルセプト：ETN)が効果不十分な場合には，これらの製剤に変更することは有効性が期待できる(図1)．

効果不十分の中でも一次無効，すなわち開始して 3 か月間にまったく効果を感じられない場合，単に投与量が少ないためと，その生物学的製剤の作用機序が当該患者には無効である場合の 2 つが考えられる．前者では増量が可能な製剤ではまず増量を検討する．たとえばIFX の場合，3 mg/kg で投与を開始し，効果がない場合，6 mg/kg，さらに 10 mg/kg に増量すると効果がみられる[7]．それでも効果がなく，TNF 阻害自体がまったく無効と思われる場合は，TNF 阻害薬以外の TCZ や ABT に切り替えるのがよいと思われる．

二次無効，すなわちいったん有効となっていたがその後効果が減弱した場合は，最初の生物学的製剤に対する抗製剤抗体ができたことが原因として考えられる．たとえば IFX 投与中に抗キメラ抗体が出現して効果が減弱することはしばしば経験される．この場合，TNF の阻害自体は有効であるので，ETN や ADA などの別の TNF 阻害薬への変更はおおむね有効である[8,9]．

●はじめの生物学的製剤の副作用で，生物学的製剤を切り替える場合

すべての生物学的製剤に共通の有害事象である感染症の場合は，まず生物学的製剤を中止して副作用からの回復を待つ．RA の活動性が高くなったら，生物学的製剤の再開を検討する．前回の生物学的製剤が非常に有効だったなら同じ製剤を再開することもあるが，感染症のリスクが気になる場合は，リスクがやや低そうな ETN[10] や ABT[5] などを選択するのがよ

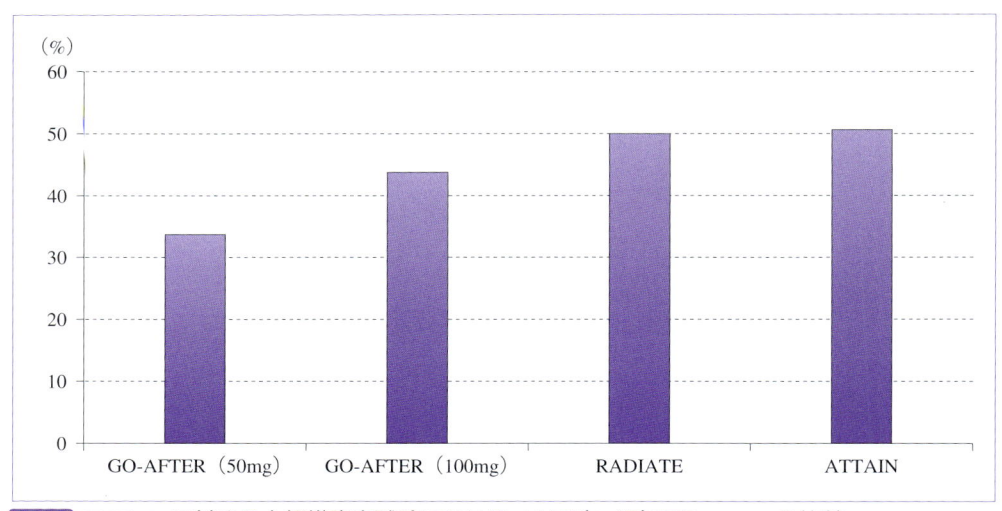

図1 TNFi-IR に対する大規模臨床試験における 6 か月(24 週)での ACR20 の比較

いかもしれない．

　有害事象で感染症の次に問題になるのはアレルギーである．特にIFXは抗キメラ抗体によるアナフィラキシーが問題となる．その場合，マウス蛋白を含まないヒト抗体製剤（ADA，GLM，ETN，ABT）に切り替えることで治療を継続できると思われる．

　皮下注製剤では注射部位反応は，ある一定頻度でみられるが，多くは臨床的に問題なく生物学的製剤を継続できる．まれに起こる高度な注射部位反応の場合は生物学製剤を中止する．その後のRA管理では皮下注製剤はさけるべきであるが，点滴製剤でもアレルギーが懸念されるので生物学的製剤は控えるのが望ましい．

文献

1) Smolen JS, et al.：EULAR recommendations for the management of rheumatoid arthritis with synthetic and biological disease-modifying antirheumatic drug.：2013 update. *Ann Rheum Dis* 2014；**73**：492-509.
2) Smolen JS, et al.：Proposal for a new nomenclature of disease-modifying antirheumatic drugs. *Ann Rheum Dis* 2014；**73**：3-5.
3) Singh JA, et al.：2012 update of the 2008 American College of Rheumatology recommendations for the use of disease-modifying antirheumatic drugs and biologic agents in the treatment of rheumatoid arthritis. *Arthritis Care Res* 2012；**64**：625-639.
4) Takeuchi T, et al.：Adalimumab, a human anti-TNF monoclonal antibody, outcome study for the prevention of joint damage in Japanese patients with early rheumatoid arthriti.：the HOPEFUL 1 study.*Ann Rheum Dis* 2014；**73**：536-543.
5) Schiff M, et al.：Efficacy and safety of abatacept or infliximab vs placebo in ATTES.：a phase III, multi-centre, randomised, double-blind, placebo-controlled study in patients with rheumatoid arthritis and an inadequate response to methotrexate.*Ann Rheum Dis* 2008；**67**：1096-1103.
6) Gabay C, et al.：Tocilizumab monotherapy versus adalimumab monotherapy for treatment of rheumatoid arthritis(ADACTA.：a randomised, double-blind, controlled phase 4 trial.*Lancet* 2013；**381**：1541-1550.
7) Takeuchi T, et al.：Impact of trough serum level on radiographic and clinical response to infliximab plus methotrexate in patients with rheumatoid arthriti.：results from the RISING study. *Mod Rheumatol* 2009；**19**：478-487.
8) Haraoui B, et al.：Clinical outcomes of patients with rheumatoid arthritis after switching from infliximab to etanercept. *J Rheumatol* 2004；**31**：2356-2359.
9) Nikas SN, et al.：Efficacy and safety of switching from infliximab to adalimuma.：a comparative controlled study. *Ann Rheum Dis* 2006；**65**：257-260.
10) Aaltonen KJ, et al.：Systematic review and meta-analysis of the efficacy and safety of existing TNF blocking agents in treatment of rheumatoid arthritis. *PLoS One* 2012；**7**：e30275.

〈天野宏一〉

Chapter VIII

関節リウマチの治療法 3
（ステロイド，NSAIDs，手術）

Chapter Ⅷ　関節リウマチの治療法3(ステロイド，NSAIDs，手術)

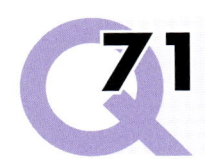

Q71 ステロイドに関節破壊抑制効果はありますか？

A ステロイドの関節リウマチにおける強力な抗炎症効果は誰でも認めるところですが，関節破壊抑制効果については，ときに異論が議論されることもあります．しかし，半世紀以上かけて人類が培ってきたエビデンスに基づく医療の観点から，われわれは複数のランダム化比較試験とそのメタ解析結果を尊重すべきであり，副作用の問題はあるものの，ステロイドには関節破壊抑制効果はあると評価すべきでしょう．

● 関節破壊の評価法

　関節破壊抑制効果といっても，その評価法が大きな問題となる．関節病変の評価はX線撮影が最も有用であり，1949年のSteinbrockerら[1]によるStage IからIVに分類する病期分類でもおもな構成要素となっている．この病期分類は関節リウマチ(RA)の進行度を大きく捉えるには現在でも有効な方法ではあるが，より詳細な違いや比較的短期間の変化を捉えるのには限界があった．そのため，標準X線写真と比較してGrade 0からGrade Vの6段階で複数の関節病変を評価するLarsen法[2]と，手指の骨病変と関節裂隙を点数化するSharp法[3]という2つのスコア法が開発された．その後van der Heijdeらは，足趾の評価を加えて

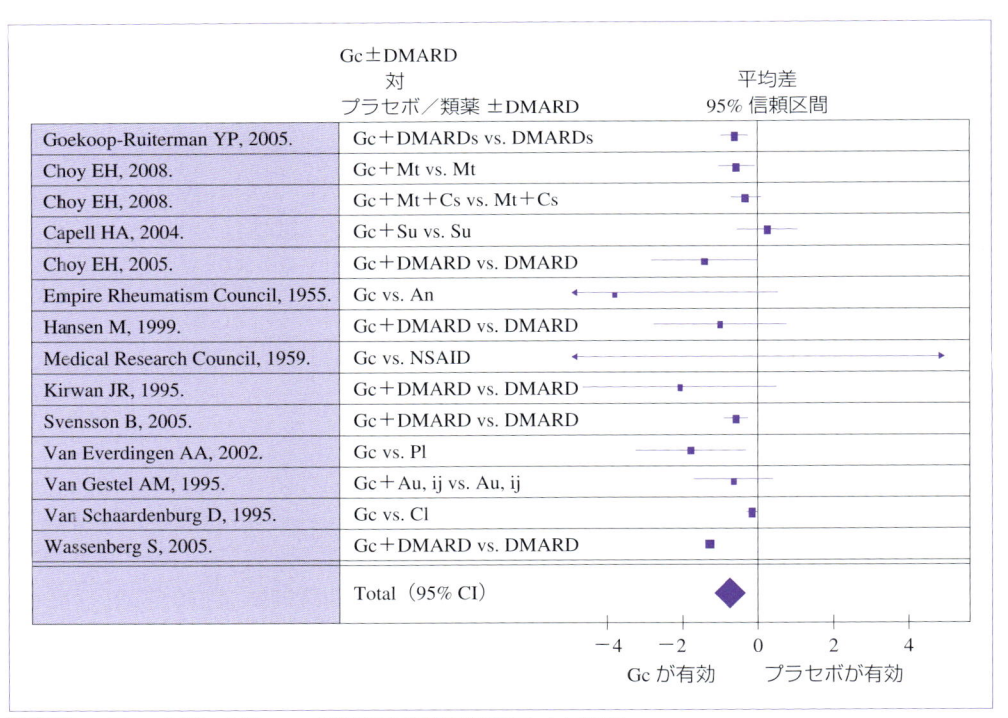

	Gc±DMARD 対 プラセボ／類薬 ±DMARD	平均差 95% 信頼区間
Goekoop-Ruiterman YP, 2005.	Gc＋DMARDs vs. DMARDs	
Choy EH, 2008.	Gc＋Mt vs. Mt	
Choy EH, 2008.	Gc＋Mt＋Cs vs. Mt＋Cs	
Capell HA, 2004.	Gc＋Su vs. Su	
Choy EH, 2005.	Gc＋DMARD vs. DMARD	
Empire Rheumatism Council, 1955.	Gc vs. An	
Hansen M, 1999.	Gc＋DMARD vs. DMARD	
Medical Research Council, 1959.	Gc vs. NSAID	
Kirwan JR, 1995.	Gc＋DMARD vs. DMARD	
Svensson B, 2005.	Gc＋DMARD vs. DMARD	
Van Everdingen AA, 2002.	Gc vs. Pl	
Van Gestel AM, 1995.	Gc＋Au, ij vs. Au, ij	
Van Schaardenburg D, 1995.	Gc vs. Cl	
Wassenberg S, 2005.	Gc＋DMARD vs. DMARD	
	Total（95％ CI）	

　　　　　　　　　　　　　　　－4　－2　　0　　2　　4
　　　　　　　　　　　　　　　Gcが有効　　プラセボが有効

図1 ステロイドによるRAの関節破壊阻害効果のメタ解析

Gc：ステロイド，DMARD：抗リウマチ薬(単剤)，DMARDs：抗リウマチ薬(複数)，Mt：メトトレキサート，Cs：シクロスポリン，Su：サラゾスルファピリジン，An：鎮痛薬，Pl：プラセボ，Au, ij：注射金製剤，Cl：クロロキン

（文献4より引用改変）

modified Sharp スコアに発展させ，近年の多くの臨床試験における関節病変の評価に使われている．

● ステロイドの関節破壊抑制効果のエビデンス

　ステロイドの抗炎症効果は極めて強力であり，1948 年に Hench が世界で初めて RA 患者に使用して以来，患者の関節腫脹と疼痛を軽減する効果に関して異論はない．1950 年代からステロイドと非ステロイド性抗炎症薬を比較したランダム化比較試験が行われており，長期効果として関節病変の評価も行われている．その後，近年のスコア法による評価も行われ，メタ解析も複数公表されている．

　最近のメタ解析として，Graudal と Jürgens による報告[4]を紹介する．彼らは過去の臨床試験を検索し，ステロイドによる関節破壊抑制効果をみた 13 のランダム化比較試験の結果を検討した．関節破壊の評価法は様々であるが，図1のように，ステロイド単独または抗リウマチ薬との併用群は，対照群に比べてステロイドの関節破壊抑制効果は明らかであった．これらの結果は，少なくともプレドニゾロン換算で 5 〜 10 mg/日のステロイドには，少なくとも 1 〜 2 年間の関節破壊抑制効果があることは明らかというべきであろう．

文献

1) Steinbrocker O, *et al.*：Therapeutic criteria in rheumatoid arthritis. *JAMA* 1949；**140**：659-662.
2) Larsen A, *et al.*：Radiographic evaluation of rheumatoid arthritis and related conditions by standard reference films. *Acta Radiol Diagn (Stockh)* 1977；**18**：481-491.
3) Sharp JT, Lidsky MD, *et al.*：Methods of scoring the progression of radiologic changes in rheumatoid arthriti.：correlation of radiologic, clinical and laboratory abnormalities. *Arthritis Rheum* 1971；**14**：706-720.
4) Graudal N, *et al.*：Similar effects of disease-modifying antirheumatic drugs, glucocorticoids, and biologic agents on radiographic progression in rheumatoid arthriti.：meta-analysis of 70 randomized placebo-controlled or drug-controlled studies, including 112 comparisons. *Arthritis Rheum* 2010；**62**：2852-2863.

（川合眞一）

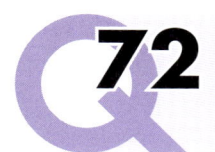

Q72 ステロイドはどのような場合に使用すればよいですか？

A 関節リウマチにおけるステロイド療法は，全身性血管炎を有する例，また種々の臓器障害などで抗リウマチ薬が使いにくい例，重度の関節炎が容易に改善しない一部の例が適応です．抗リウマチ薬に代えて妊娠や授乳期に使うこともあります．血管炎を除けばプレドニゾロン換算で 5 mg/日以下の低用量の投与を原則とし，併用する抗リウマチ薬の効果を期待して最長でも 6 か月以内を目途に中止を目指すのがよいでしょう．

● ステロイドの有効用量

1）血管炎合併例

　関節リウマチ（RA）患者の 1% 未満と考えられている全身性血管炎合併例に対するステロイドの中等量〜高用量治療には，必ずしも十分なエビデンスはない．しかし，重症例にはプレドニゾロン（prednisolone：PSL）換算で 0.5 〜 1 mg/kg/日のステロイド療法や免疫抑制薬投与が有効なことがある．

2）関節破壊抑制効果

BeSt 研究[1]におけるステロイド併用群は PSL 換算で 60 mg/日で開始して 7 週目に 7.5 mg/日まで減量するプロトコルであり，Wilske ら[2]の step down bridge 治療戦略の実践である．Q71 で解説したステロイドの関節破壊抑制効果を証明した臨床試験では，BeSt 試験以外はいずれも PSL 換算で 5 〜 10 mg/日の有効性が確認されている．

3）抗炎症効果

Pincus ら[3]は 1 〜 4 mg/日のプレドニゾン（PSL と同力価）で治療中の患者をランダムに継続群とプラセボへの変更（ステロイド中止）群とに振り分けた．その結果，このような低用量であってもステロイドの中止によって炎症症状が増悪し，4 mg/日未満の PSL の有効性が確認できたとしている．なお，健常成人の副腎皮質から分泌されるステロイドの 1 日量はコルチゾールで 10 mg（PSL 換算 2.5 mg）であることから，PSL 換算 1 〜 4 mg/日投与はステロイド 1 日分泌量相当ということになる．

●ステロイドの副作用発現用量

ステロイドの副作用は多様であり，一般に用量依存性である．RA 患者に対して生物学的製剤治療を行う際，一般感染の増加とともに日和見感染を合併することが大きな問題である．Harigai ら[4]は，インフリキシマブ治療後にニューモシスチス肺炎を合併した症例を検討したところ，65 歳以上，既存の肺病変に並んで PSL 換算 6 mg/日以上のステロイド投与が危険因子として抽出されたと報告した．また，ステロイド性骨粗鬆症はときに極めて重篤となり，患者によっては日常生活動作が大きく制限される．これについても，PSL 換算 5 mg/日以上の投与で骨折頻度が用量依存性に増加する[5]．他の副作用についても，一般に PSL 換算 5 mg/日以上というのが 1 つの目安といえよう．

●どのような場合がステロイドの適応か（表1）

前述したように，全身性血管炎を合併した RA 患者（わが国では悪性関節リウマチとよぶ）では，症例によって大量ステロイド療法を含めた強力な免疫抑制療法を行うことがある．ただし，その適応は慎重に決定すべきである．

ヨーロッパリウマチ学会（EULAR）[6]によると，疾患活動性が高い患者に対して当初から抗リウマチ薬に低用量ステロイドを併用することを必ずしも否定していない．しかし，関節破壊抑制効果が証明されているのは PSL 換算で 5 〜 10 mg/日のステロイド治療であり，明らかに副作用の発現にも関与する用量である．そのため，ステロイドに関節破壊抑制効果を期待して積極的に投与することは勧められない．一方，抗炎症効果は 1 〜 4 mg/日から得られることを考慮すると，筆者としては，ステロイドを使用する場合でも PSL 換算で 5 mg/日以下を勧めたい．また，やはり EULAR が勧めるように，開始したとしてもなるべく早く漸減し，遅くとも 6 か月以内の中止を目指すべきであろう．

表1 RA に対するステロイド療法の適応病態

1. 中等量以上 （一般に PSL 換算 0.5 〜 1 mg/kg/日）	・血管炎合併例
2. 低用量 （できれば PSL 換算 5 mg/日以下）	・高疾患活動性で日常生活動作制限が強い例 ・妊婦 ・授乳婦 ・重症臓器障害を合併した活動性の高い例

妊娠時にはメトトレキサート（MTX）をはじめ，いくつかの抗リウマチ薬の使用が禁忌または制限されている．ステロイドの大量投与も胎児の口蓋裂を合併させる可能性が知られているが，低用量であれば問題はないとされている[7]．さらに，授乳時や腎不全などの臓器障害でも比較的安全に投与可能なことから，低用量ステロイドは抗リウマチ薬治療が困難で，なおも活動性の高い患者全般が適応であると考えられる．もちろん，その場合は副作用対策は必須である．

文献

1) Goekoop-Ruiterman YP, et al.：Clinical and radiographic outcomes of four different treatment strategies in patients with early rheumatoid arthritis（the BeSt study）：a randomized, controlled trial. *Arthritis Rheum* 2005；52：3381-3390.
2) Wilske KR, et al.：Remodeling the pyramid-a concept whose time has come. *J Rheumatol* 1989；16：565-567.
3) Pincus T, et al.：Efficacy of prednisone 1-4 mg/day in patients with rheumatoid arthritis：a randomised, double-blind, placebo controlled withdrawal clinical trial. *Ann Rheum Dis* 2009；68：1715-1720.
4) Harigai M, et al.：Pneumocystis pneumonia associated with infliximab in Japan. *N Engl J Med* 2007；357：1874-1876.
5) Da Silva JA, et al.：Safety of low dose glucocorticoid treatment in rheumatoid arthritis：published evidence and prospective trial data. *Ann Rheum Dis* 2006；65：285-293.
6) Smolen JS, et al.：EULAR recommendations for the management of rheumatoid arthritis with synthetic and biological disease-modifying antirheumatic drugs：2013 update. *Ann Rheum Dis* 2014；73：492-509.
7) 川添麻衣，他：関節リウマチと妊娠．臨床婦人科産科．2014；68：453-461.

（川合眞一）

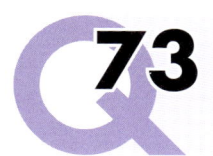

Q73 ステロイドは感染症のリスクをどの程度上げますか？

A ステロイド治療時には感染症の発症が増加します．適切な予防策を講じることが重要になります．ステロイド投与量が感染症リスクと相関します．関節リウマチ診療においては，メトトレキサートや生物学的製剤との併用で感染リスクが高まるため，可能な限り減量をすすめ，予防対策を行うことが重要です．

●ステロイド治療による免疫力低下

ステロイドは，長期投与により免疫力低下をきたし，日和見感染症をきたすことが知られている．ステロイドはマクロファージの貪食作用の抑制や好中球の接着，遊走能を低下させることで自然免疫を抑制する．また，リンパ球減少やT細胞機能を抑制することで細胞性免疫を抑制する．さらに，液性免疫も抑制する．

対照研究ではプレドニゾロン（PSL）20 mg/日以上のとき，約2倍の頻度になるといわれている[1]．自験例で関節リウマチ（RA）に限らず全膠原病患者における感染症とステロイドの関連について調べたところ，併発感染症がステロイド投与群では18.5％，ステロイド非投与群では6.8％とステロイド投与群で有意に高率に認められた．ステロイド6か月間投与量は感染症の頻度と有意の正の相関を認め，高用量になるほど感染症の頻度は増加していた（**図1**）．

●ステロイドで誘発される感染症

ステロイドで誘発される感染症には，一般細菌感染症の他に，結核，非定型抗酸菌症真菌症などの細胞内寄生菌感染症，ニューモシスチス肺炎（PCP），サイトメガロウイルス感染，

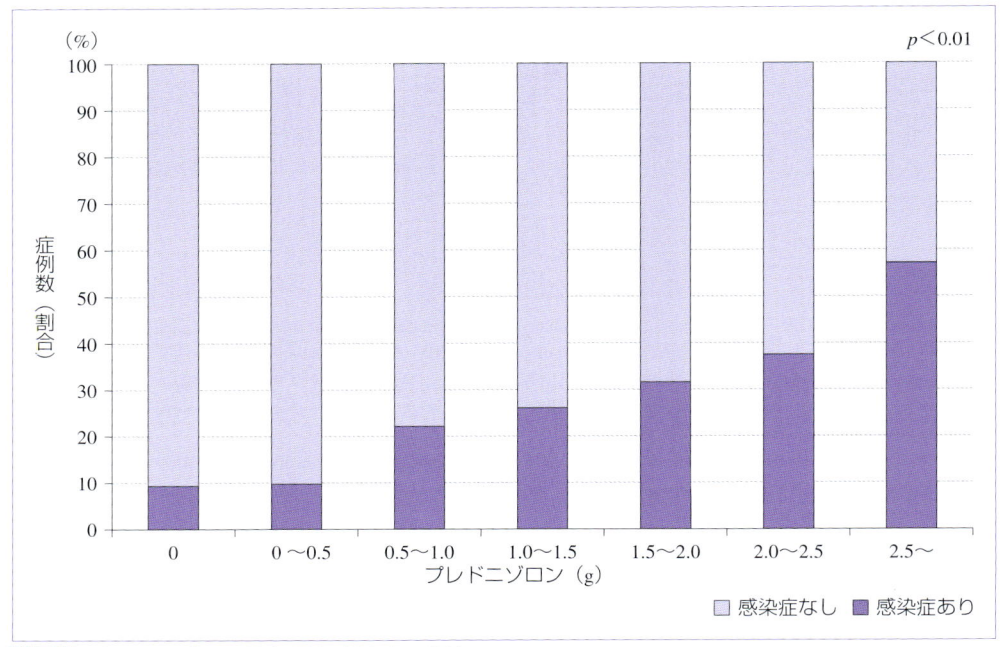

図1 プレドニゾロン投与量と感染症の頻度

B型肝炎ウイルス(HBV)再活性化によるde novo肝炎があげられる．

細菌感染はステロイド治療開始の比較的早期(月単位)に起こることが多く，結核や帯状疱疹などのウイルス感染，真菌感染は長期治療時におこりやすくなる．

PCPはPSL 16 mg/日以上×8週間以上が発症危険因子とされている[2]．

MTX，生物学的製剤とステロイド併用の注意点

RA診療で，メトトレキサート(MTX)や生物学的製剤とステロイドを併用する際にはさらに注意が必要である．日本リウマチ学会(JCR)はTNFα阻害薬，アバタセプト，トシリズマブ使用ガイドラインにおいて，ステロイドは減量をすすめ，可能であれば中止することが望ましいとしている．インフリキシマブ投与下のRA患者のPCP発症の危険因子は，①65歳以上，②既存肺疾患，③PSL 6 mg/日以上のステロイド投与としている[3]．また，JCRと日本結核病学会はPSL 10 mg/日以上×1か月以上のステロイド使用を予定しているもので，ツベルクリン反応陽性または胸部X線上結核感染の証拠となる所見，結核感染を受けた可能性が大きい者は結核の化学予防の適応としている[4]．

ステロイド治療時には発熱，炎症反応が抑制されるため，感染症の症状がマスクされやすくなる．したがって，だるさ，倦怠感などの全身症状，あるいは咳などの局所症状が軽度であってもX線検査や血液検査を積極的に行い，早期診断を心がけることが重要である．

文献

1) Stuck, A. *et al.*：Risk of infectious complications in patients taking glucacorcicoids. *Rev. Infect. Dis* 1989,**11**：954-963.
2) Kent A.：Pneumocystis carinii Pneumonia Without Acquired Immunodeficiency Syndrome More Patients, Same Risk. *Arch Intern Med* 1995；**115**：1125.

3) Harigai, M. *et al*.：Group PPuA-TNFTP.：*Pneumocystis pneumonia* assosiated with infliximab in Japan. *N.Engl.J.Med* 2007；**357**：1874-1876.
4) 日本結核病学会予防委員会，有限責任中間法人日本リウマチ学会：さらに積極的な化学予防の実施について．結核 2004；**79**：747-748.

（大島久二・久田治美・伊東秀樹・牛窪真理）

Q74 ステロイドの関節注射の有効性と副作用について教えてください．

A ステロイド関節内注射の効果は強力であり，効果の発現も早く，局所関節の関節破壊を抑制することが期待できます．ステロイド関節内注射の副作用として感染，関節内・周辺の石灰化，皮膚の委縮，骨壊死，ステロイド関節症・シャルコー関節症，結晶誘発性関節炎，骨粗鬆症等があります．さらに，全身へのステロイドの移行も良好なため，ステロイドの全身作用も認められます．

●有用性

　関節リウマチ(RA)の全身的なコントロールが良好であるにもかかわらず，少数関節に滑膜炎が残存する場合に，関節内注射を併用することにより，局所的な改善を得られることがある．全身的なコントロールが良好であれば，その局所効果は長時間にわたり，局所関節の関節破壊を抑制することも期待できる．比較的滑膜に限局されており，軟骨あるいは軟骨下骨の破壊が軽微なものが最もよい適応となる[1]．

　ステロイド関節内注射は即効性があり，滑膜を減少させ，1年以上継続することもある．十分な穿刺排液とともに行えば平均8週の持続効果がある．関節液中の白血球数は2〜6か月間減少しており，1週後のパンヌスの減少にも影響するとの報告や，関節液中のアルブミンの濃度，粘性やムチンの濃度を増加させたとの報告もある．また，関節超音波検査でもパンヌスや滑膜増殖の減少が認められた[2]．ステロイド関節内注射は局所の炎症を抑制することでプロテアーゼやコラゲナーゼを抑制し，また軟骨基質でのプロテオグリカン合成を促進することにより，軟骨に対して保護的な効果をもっている[3]．

●副作用

　ステロイド関節内注射の副作用として局所の感染，関節内・周辺の石灰化，皮膚の委縮，ステロイド関節症，シャルコー関節症，結晶誘発性関節炎，骨粗鬆症，ステロイドの全身作用，リポジストロフィーなどがあげられる．軟骨破壊，骨壊死の報告もあるが，直接軟骨を破壊するかどうかは議論の分かれるところである．

　感染の発生頻度は 1：1,000 〜 1：25,000 の確率であるといわれており，頻度は高いとはいえないが，清潔操作には細心の注意が必要である．シャルコー関節の発症頻度が増える原因は，ステロイド薬の頻回の注射による関節疼痛の消失が関節の防御反応を低下させ，その結果関節破壊の進行をまねくためと考えられる．

　注射回数を増やすことにより，ステロイド薬の全身的および局所的副作用の発現頻度は上がる．1週間に1回以上の頻度で行った場合に出現の可能性が高まるが，2〜4週間以上に1回程度であればステロイド経口摂取に比べ全身的副作用の発現は少ないとの報告があ

表1 ステロイド関節注射の有用性と副作用

有用性	局所的改善 即効性 長期的効果も期待
副作用	感染(1,000～25,000回に1回) 関節内・周辺の石灰化 皮膚萎縮 ステロイド関節症 シャルコー関節症 結晶誘発性関節炎 骨粗鬆症 ステロイドの全身作用 リポジストロフィー

る[1]．患者の症状をあわせステロイド関節内注射の施行頻度を決定する．

有用性と副作用を**表1**にまとめた．

文献

1) 松原　司：整形外科から．－運動器疾患と炎症 Arthraitis 2004；**2**：98-102.
2) 加藤　信広：関節外科 2011；**30**：65-74.
3) Vershure, P. J, et al.：Stimulation of proteoglycan synthesis by triamcinolone acetonide and insulin-like growth factor1 in normal and arthritic murine articular cartilage. J Rhuumatol 1994；**21**：920-926.

（大島久二・伊東秀樹・久田治美・牛窪真理）

Q75 関節リウマチ治療における正しいNSAIDsの使い方を教えてください．

A NSAIDsの最も注意すべき副作用である消化管障害を回避するため，COX-2選択的阻害薬を中心に使用し，危険因子の多い場合はプロトンポンプインヒビターを併用する．高齢者の腎機能障害にも注意し，漫然とした長期使用は控える．

非ステロイド性消炎鎮痛薬(NSAIDs)の効用と注意点

関節痛の治療に頻用される非ステロイド性消炎鎮痛薬(nonsteroidal anti-inflammatory drugs；NSAIDs)は，関節リウマチ(RA)の関節破壊を抑制することはできないものの，抗リウマチ薬や生物学的製剤による治療が効果を示すまでの疼痛を緩和することができるため，抗リウマチ薬や生物学的製剤を補助する薬剤として現在でも重要な薬剤である．関節痛を抑制することで，患者の日常生活動作(ADL)や生活の質(QOL)を改善し，その後の治療アドヒアランスにもよい影響を与えることができる．

十分量のメトトレキサート(MTX)や生物学的製剤の使用で，速やかに臨床的寛解を達成することが現実のものとなった現在，鎮痛薬は効果もさることながら，安全性に重きがおかれるようになった．NSAIDsで最も懸念される副作用は，消化管障害でありピロリ菌の除菌療法が進み，胃・十二指腸潰瘍の主原因は，NSAIDs使用になってきている．1990年の日本

リウマチ財団の報告では，NSAIDsの3か月間の使用で17%の活動性胃・十二指腸潰瘍所見が内視鏡で確認されている[1]．この高率の副作用を回避する手段としては，COX-2選択的阻害薬の使用で発症リスクを半減でき，リスクの高い患者では，プロトンポンプインヒビター（PPI）を併用することでさらに発現率を低下させられる．NSAIDs潰瘍の危険因子をリスクの高い順に表1にまとめた[2]．また，カプセル内視鏡やダブルバルーン内視鏡で明らかになってきたNSAIDsによる小腸を含めた下部消化管障害についても，COX-2選択的阻害薬は生理的粘膜の恒常性に必要なプロスタグランジンを抑制しないため，出血のリスクが低い．

COX-2選択的阻害薬による心血管イベントは，欧米でのRA患者の死亡原因の1位であるが，日本人では少ない．わが国でのCOX-2選択的阻害薬であるセレコキシブの特定使用成績調査では（$n = 5,000$），投与量がRA患者使用量の半量の投与量である変形性関節症患者が対象患者の80%であったが，心血管イベントは他のNSAIDsと変わらないことが示されている[3]．ただし，海外のデータからは，1年半を超える長期に高用量を使用する場合に注意しておく必要がある．

腎機能障害は，COX-2選択的阻害薬も他のNSAIDs同様に注意が必要で，多くの場合，腎機能の低下している高齢者に常用量投与することにより，尿細管障害が生じる．

RA患者における現在のNSAIDs使用の基本は，血中濃度半減期，剤型，COX阻害の選択性を考慮することからはじめる．高齢化してきているRA患者や肝・腎障害などを有する患者では副作用が出現することが多く，短時間型もしくは中間持続型のNSAIDsを常用量の1/2〜1/3量から開始する．2剤以上のNSAIDsの併用は副作用が増すため推奨できない（表2）．ただし，直接胃粘膜障害のない坐薬などを考慮してよい．また，NSAIDsの増量をさけるため，侵害受容性疼痛以外の痛みの作用起点を抑制するアセトアミノフェンやトラマドールを併用するのがよい．痛みの性質と程度を考慮して薬剤選択し，副作用と効果のバランスを見ながら用量を調節していくことが望まれる．

表1 NSAIDs潰瘍の危険因子

① 潰瘍合併症の既往
② NSAIDsの重複使用
③ 高用量のNSAIDs使用
④ 抗凝固薬の使用
⑤ 消化性潰瘍の既往
⑥ 年齢 > 65歳
⑦ *H. Pylori* 感染
⑧ ステロイドの使用

（文献2より引用）

表2 合併症を減らすNSAIDs使用のコツ

- 急性疼痛には短時間作用型製剤，慢性疼痛には長時間作用型製剤を使い分ける．
- 消化管障害のリスクが強い場合，選択的COX-2阻害薬の使用とPPIの併用を考慮する．
- 高齢者には腎臓機能を考慮し，短時間作用型製剤で1/2〜1/3量から使用開始する．
- NSAIDsの2剤以上の併用は，副作用の頻度のみが増加し，効果の増強は望めないので避ける．
- 長期使用は消化管障害，心血管イベントリスクをともに増加させるため，RAの疾患活動性が低下すれば，減量・中止を考慮する．

文献

1) 塩川優一，他：非ステロイド抗炎症薬による上部消化管傷害に関する疫学調査．リウマチ 1991；**31**：96-111.
2) Scheiman JM, et al.：Unmet needs in non-steroidal anti-inflammatory drug-induced upper gastrointestinal diseases. *Drugs* 2006；**66**（Suppl.1）：15.
3) Hirayama A, et al.：Assessing the cardiovascular risk between celecoxib and nonselective nonsteroidal antiinflammatory drugs in patients with rheumatoid arthritis and osteoarthritis.：all ACCEPT study investigators in Japan. *Circ J* 2013；**78**：194-205.

（川人　豊）

Q76 COX-2選択的阻害薬を心血管イベントのリスクがある関節リウマチ患者に使用してもよいですか？

A 海外の報告では心血管イベントリスクのある患者へCOX-2阻害薬を投与することにより2～9件/1,000患者・年の新たな心血管イベントが発生すると見積もられており，注意が必要です．ジクロフェナクの投与の際も同様に注意が必要です．

● COX-2選択的阻害薬の心血管イベントリスクに関する海外の報告

2000年に，関節リウマチ（RA）患者におけるCOX-2選択的阻害薬（COX-2阻害薬）であるロフェコキシブ（図1）[1]とCOX-2選択性のないNSAIDs（nsNSAIDs）であるナプロキセン1,000 mg/日の上部消化管イベントリスクを比較したVIGOR試験の結果が発表された[2]．両群とも観察期間の中央値は9か月であったが，この間ロフェコキシブ群で心筋梗塞が多く発症していた（0.4 % vs 0.1 %）．最終的に2004年米国メルク社はロフェコキシブを回収した．同様にCOX-2阻害薬であるバルデコキシブとその前駆体であるパレコキシブにおいても心血管イベントリスクが報告され，2005年ファイザー社はバルデコキシブを回収し，米国食品医薬品局（Food and Drug Administration：FDA）はパレコキシブを承認しなかった．

● コキシブ系・nsNSAIDs・プラセボのリスク

2013年ロフェコキシブを含むコキシブ系4剤，nsNSAIDs，プラセボの大血管イベントリスク（冠動脈疾患と脳卒中等の合計）を比較したメタ解析の結果が発表された[3]（図2）．それによるとコキシブ系群の大血管イベントリスクはプラセボ群より有意に上昇していた（コキシブ系群1.15%/年 vs プラセボ群0.82%/年，RR 1.37，95% CI 1.14-1.66，$p=0.0009$）．しかしジクロフェナク150 mg/日群でも大血管イベントリスクは有意に上昇していた（RR 1.41，95%CI 1.12-1.78，$p=0.0036$）．イブプロフェン2,400 mg/日群では冠動脈疾患リスクは上昇していたが，大血管イベントリスクは上昇していなかった．ナプロキセン1,000 mg/日群では冠動脈疾患リスクも大血管イベントリスクも上昇していなかった．またすべてのNSAIDsにおいて心不全による入院リスクが上昇していた．大血管イベントの高リスク患者を抽出し1年間の大血管イベントの過剰リスクを算出したところ，1,000患者当たりコキシブ系群で7件，ジクロフェナク150 mg/日群で8件の過剰リスクが認められ，それぞれ2件が致死的であった．低リスク患者では両群とも2件の過剰リスクが認められた．すなわちコキシブ系と大量ジクロフェナクに同等の大血管イベントリスクの上昇が観察された．これを受けて欧州医薬品庁（European Medicines Agency：EMA）のファーマコビジランス・リスク評価委員会（Pharmacovigilance Risk Assessment Committee：PRAC）は，ジクロフェナクも心血管イベント

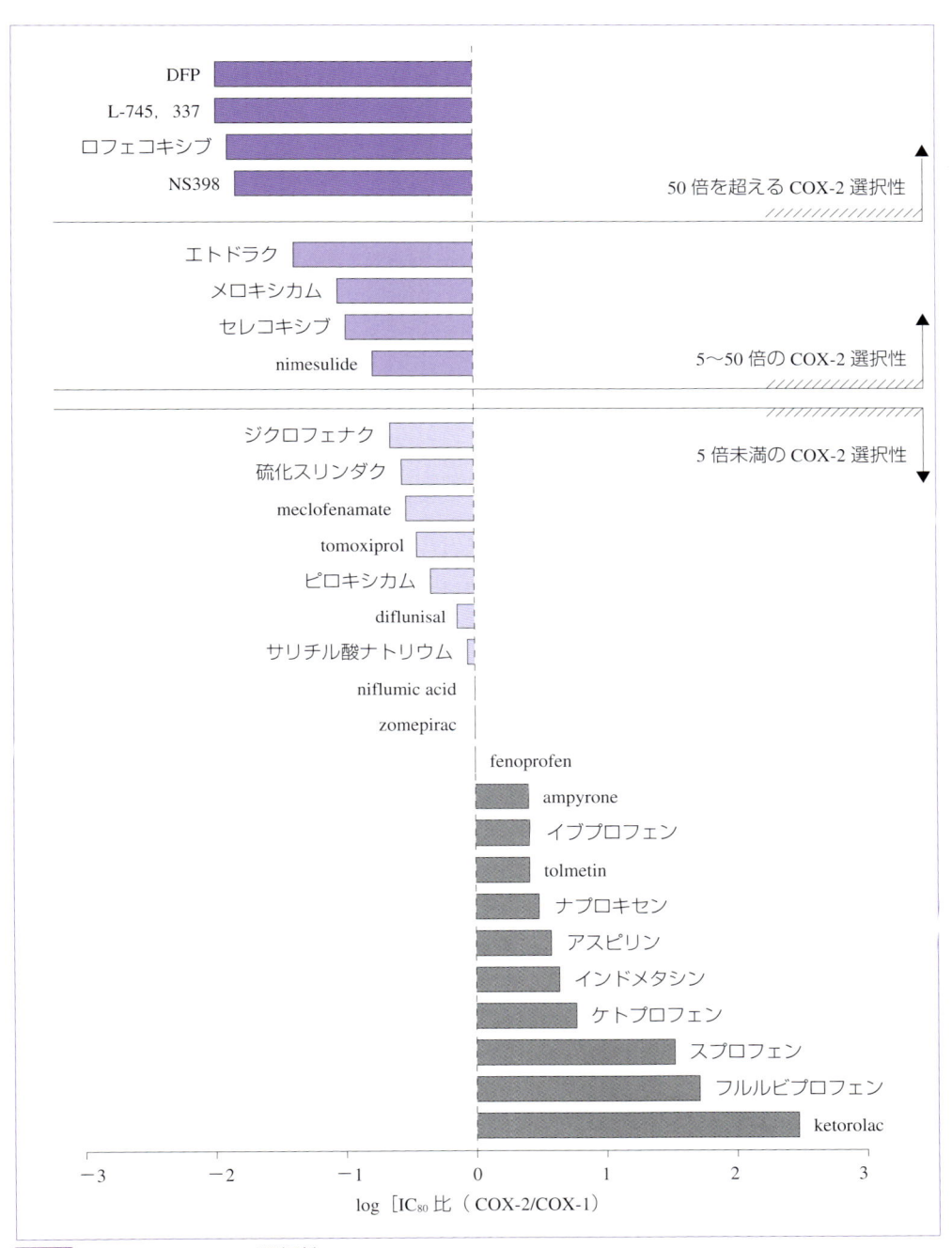

Q76 COX-2 選択的阻害薬を心血管イベントのリスクがある関節リウマチ患者に使用してもよいですか？

図1 NSAIDs の COX-2 選択性.
各 NSAIDs における COX-1（全血）の IC80 と COX-2（全血）の IC80 の比を対数で表した．0 は COX-1 選択性と COX-2 選択性が同等であることを示す．

（文献 1 より引用改変）

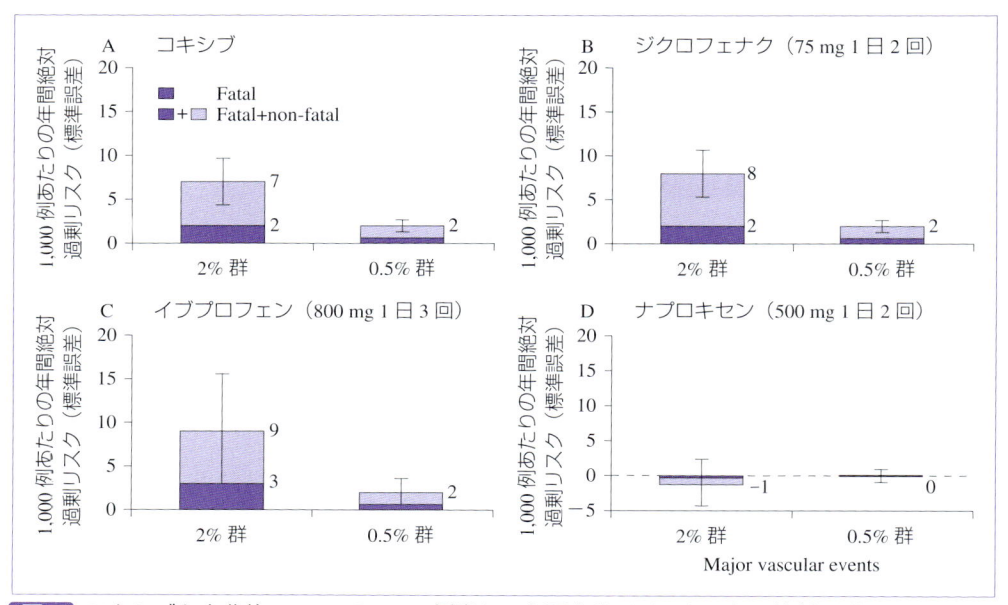

図2 コキシブと古典的 NSAID の 1,000 例当りの主要血管イベントの年間絶対過剰リスク

予想主要血管イベントリスクが年間 2.0％と 0.5％の患者群における,コキシブ,ジクロフェナク,イブプロフェン,ナプロキセンの主要血管イベントの過剰リスク(±1 標準誤差).プラセボに割り当てられた患者の絶対年間リスクは,適切な予防治療(例,降圧薬,スタチン,プロトンポンプ阻害薬)が全て行われた仮想上の患者におけるリスクとした.

(文献 3 より引用改変)

リスクに対して COX-2 阻害薬と同様の注意を払うよう勧告した.

現在,前向きランダム化試験としてセレコキシブ,イブプロフェン,ナプロキセンを用いた PRECISION 研究が行われている.

●日本人におけるセレコキシブの血管イベントリスクに関する報告

最近,日本人における変形性関節症または RA 患者のセレコキシブの血管イベントリスクを評価した前向き比較観察研究である ACCEPT 研究の結果が発表された[4].セレコキシブ群における血管イベントリスク(内訳:心筋梗塞,狭心症,心不全,脳梗塞,くも膜下出血を含む脳出血)は 6.2/1,000 患者・年,NSAIDs 群においては 6.8/1,000 患者・年で,発生率に有意差はなかった.

●COX-2 阻害薬が大血管イベントリスクを上昇させる機序

COX-2 阻害薬が大血管イベントリスクを上昇させる機序として,血小板で COX-1 により産生されるトロンボキサン A2 と,血管内皮細胞で COX-2 により産生されるプロスタサイクリン(PGI2)の不均衡が原因とする考え(FitzGerald の仮説)がある.しかし上記のメタ解析でみられたように nsNSAIDs であるジクロフェナクでも心血管イベントが増加している.また COX-2 阻害薬のエトドラクとメロキシカムは大血管イベントを増加させないという報告もあり,その正確な機序は不明である.

文献

1) Warner TD, *et al*.: Nonsteroid drug selectivities for cyclo-oxygenase-1 rather than cyclo-oxygenase-2 are associated with human gastrointestinal toxicit.: a full in vitro analysis. *Proc Natl Acad Sci U S A*. 1999 ; **96** : 7563-7568.

2) Bombardier C, *et al.*：Comparison of upper gastrointestinal toxicity of rofecoxib and naproxen in patients with rheumatoid arthritis. VIGOR Study Group. *N Engl J Med*. 2000；**343**：1520-1528.
3) Coxib and traditional NSAID Trialists'（CNT）Collaboration, *et al.*：Vascular and upper gastrointestinal effects of non-steroidal anti-inflammatory drug.：meta-analyses of individual participant data from randomised trials. *Lancet*. 2013；**382**：769-779.
4) Hirayama A, *et al.*：Assessing the cardiovascular risk between celecoxib and nonselective nonsteroidal antiinflammatory drugs in patients with rheumatoid arthritis and osteoarthritis. *Circ J*. 2013；**78**：194-205.

（荻島　博）

Q77 関節リウマチ患者に行われる手術療法にはどのようなものがありますか？

A 手術療法には，炎症を外科的に切除する鏡視下または直視下での滑膜切除術，元の関節機能を利用した関節形成術，そして関節破壊が進行した場合には関節固定術，さらには機能を再建する目的で行われる人工骨頭置換術や人工関節置換術があります．また，最近では足趾に対して切除関節形成術，中足骨骨切りによる関節温存術も行われます．また環軸椎亜脱臼に対しては後方除圧固定術があります．このような術式は，部位や状態に応じて適応を決めます．

●最近の手術療法の傾向

　様々な薬物治療の進歩により，これまでコントロール困難であった滑膜炎が劇的に沈静化され，その結果滑膜切除術の適応が限定されるようになった．しかし一方で，これら薬剤でも関節破壊が進行する場合もいまだに経験される．また最近では，全体の病勢が落ち着くことでさらなる生活の質（QOL）向上のニーズが高まっている傾向もみられ，今後は個々の状況に応じた機能回復や整容的改善を求めた外科的治療が必要になってくると思われる．これからは薬による治療を主体として，障害された部位にはオプションとして手術療法を考える治療体系が求められる．

●各部位の手術療法

1）上肢の手術

　肩関節には鏡視下滑膜切除術や人工骨頭置換術，人工関節置換術が施行され，肘関節に対しては，関節破壊が軽度の症例には滑膜切除術，または橈骨骨頭切除を加える関節形成術，進行例には人工関節置換術が適応となる．手関節ではSauvé-Kapandji術などの関節形成術や橈骨手根骨の部分固定術，進行例には関節全固定術が適応となり，手指関節に対しては，滑膜切除術，関節形成術，人工関節置換術，関節固定術が施行される．

2）下肢の手術

　股関節は人工関節置換術，膝関節は滑膜炎が強く関節破壊が軽度な症例には鏡視下滑膜切除術，進行例には人工関節置換術が行われる．足関節（後足部）は滑膜切除術，進行例には人工関節置換術（距腿関節）や関節固定術（距腿関節，距踵関節，距舟関節）が行われる．足趾関節（前足部）は骨切除関節形成術が行われてきたが，最近では母趾には骨切り術，または人工関節置換術や関節固定術が，またⅡ～Ⅴ足趾に対しては中足骨短縮骨切りによる関節温存術が施行される機会が増えてきた．

3）脊椎の手術

上位頸椎環軸椎亜脱臼に対して強い頸部痛や神経症状がある場合には後方除圧固定術が行われる．

●生物学的製剤時代の手術療法

東京女子医科大学附属膠原病リウマチ痛風センターでは，手術時の罹病期間を調査したところ年々長くなっていることが判明した（図1）[1]．つまり，手術に至るまでの期間が伸びてきていることは，薬物治療により関節破壊の抑制や除痛効果が成功していることを意味すると考えられる．

術式別での検討では滑膜切除術の件数は2000年以降漸減しており，また以前よく行われていた人工膝関節置換術も減少傾向にある一方で，手指や肘関節，足関節などの人工関節が増加していた（図2）[2]．また，手指や手関節，足趾形成術といった小関節の関節形成術も最近では特に増加していた．

これらの術式の変化は，炎症性滑膜が薬物治療により鎮静化され外科的切除の適応が変化してきていること，膝関節などの大関節に対して除痛に成功し関節破壊の進行を抑制していること，その一方でリウマチ全体の病勢が安定することで機能や整容面での患者自身のよりレベルの高いQOLを求めるニーズが増えていること，などによると考えられる．

●手術療法のポイント

①手術を行うタイミングは，薬物や装具，理学療法でも局所の障害が改善しない場合に専門医に相談する．
②四肢筋力や関節可動域を常に維持するよう理学療法もあわせて行う．
③喫煙などの節制や，糖尿病，高血圧，心血管障害など他疾患の治療もあわせて十分に行う．
④個人差の大きな疾患であり個々の状態で術式が異なることを理解していただき，信頼関係を構築する．

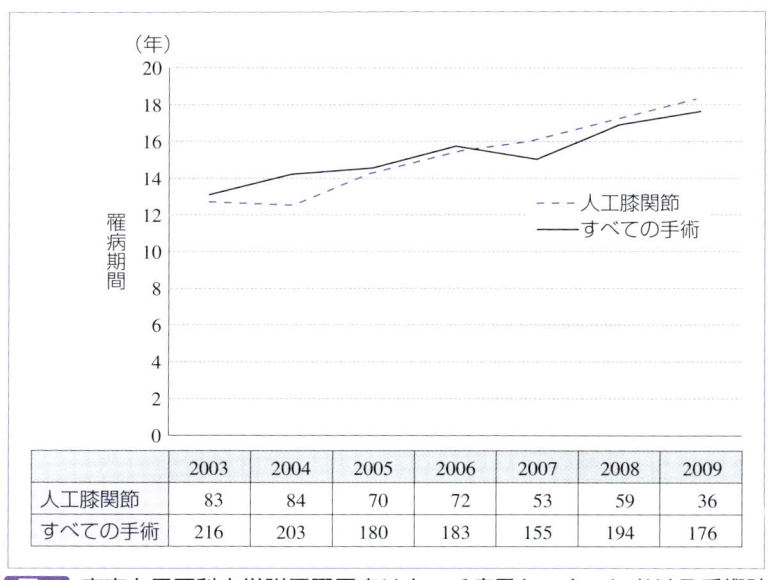

	2003	2004	2005	2006	2007	2008	2009
人工膝関節	83	84	70	72	53	59	36
すべての手術	216	203	180	183	155	194	176

図1 東京女子医科大学附属膠原病リウマチ痛風センターにおける手術時の罹病期間の推移

図2 東京女子医科大学附属膠原病リウマチ痛風センターにおける2000年以降の手術変遷

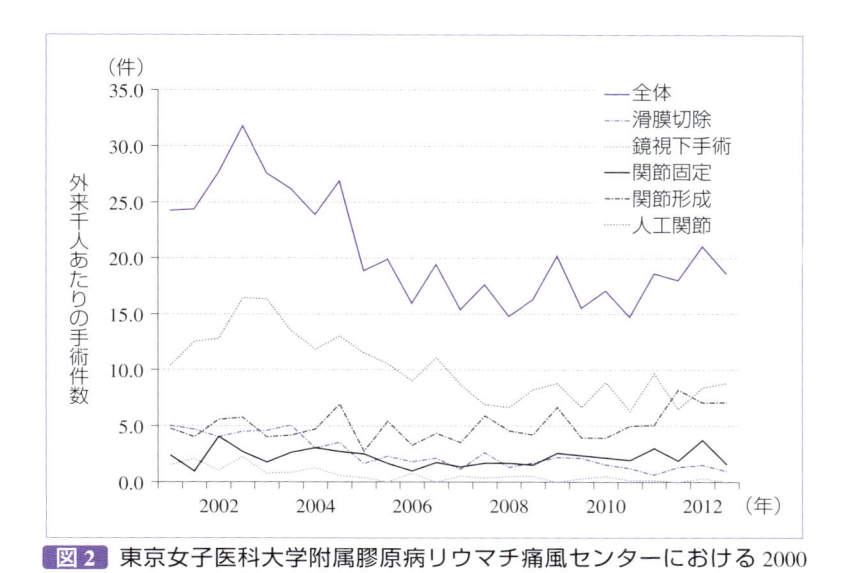

⑤周術期では十分に観察を行い，休薬によるリウマチ再燃，創部感染や塞栓等合併症の早期発見を心がける．
⑥周術期の服薬指導は重要であり，特に抗凝固薬など他疾患の服薬状況も確認する．
⑦術後，早期より理学療法開始となることが多く，その場合には転倒等外傷に注意する．

文献

1) Momohara S, et al.：The increasing disease duration of patients at the time of orthopaedic surgery for rheumatoid arthritis. *Rheumatol Int.* 2012；**32**：3323-3324.
2) Momohara S, et al.：Recent trends in orthopedic surgery aiming to improve quality of life for those with rheumatoid arthriti.：data from a large observational cohort. *J Rheumatol.* 2014；**41**：862-866.

（桃原茂樹）

Q78 頸椎，手，肘，股，膝，足関節，足に対する手術の効果と手術を考慮すべき時期を教えてください．

A 手術療法には，滑膜切除術，腱縫合術，関節固定術，切除関節形成術，人工関節置換術などがあります．

● 上肢関節と下肢関節の手術の意味

上肢関節の手術と下肢関節の手術とでは意味が大きく異なる．手術には，軟部組織の手術（滑膜切除，腱鞘滑膜切除，腱縫合など）と骨関節の手術がある．手術の効果は，炎症と痛みを取り除くことと関節機能の回復である．

①上肢関節では，手関節が基本関節となり，必要に応じ肘関節，指関節が手術適応とな

る．肩関節の頻度は低い．日常生活動作障害の程度を優先するが，一般的適応は，手関節関連が重要である．

②下肢荷重関節では，移動動作時に強い疼痛のため，障害関節が優先される．罹患頻度は，膝関節が高い事から日常的な疼痛時には，人工関節が行われる．ほぼ同程度に傷害されている時には，体幹に近い関節から行う．足関節，足趾の手術は，後回しにされる傾向にある．

● 手術の種類と適応および効果

関節リウマチ（RA）の手術療法は，トータルマネージメントの観点から最大の効果を求めて施行されるべきである．手術の種類には，滑膜切除術，腱縫合術，関節固定術，関節形成術および人工関節置換術がある．すなわち軟部組織の手術から関節機能再建術まで障害により適応が異なる（**表1**）．

手術用法の効果は，軟部組織の手術としては，滑膜切除により炎症の消退と疼痛の改善および機能の改善である．骨・関節の手術は，除痛と変形矯正および機能改善である．

● 手術を考慮すべき時期

手術のタイミングは，障害関節の部位により異なる．上肢関節と下肢荷重関節では，日常生活動作に与える影響が大きく異なることからタイミングも異なる．しかし基本のタイミングは，関節の基本構造が保たれている，筋力の低下がない，骨質の良好な状態，関節可動域が保たれている，皮膚などの状態がよいなどの条件が必要である（**表2**）．

1）上肢の手術のタイミング

上肢の機能の中心は，手関節である．すなわち手関節の手術が原則優先すべきである．すなわち手関節の無痛性と安定性は，把持能力の基本である．また回内，回外運動は，ADL上不可欠な機能である．手関節では，伸筋腱断裂は絶対的適応，痛み，脱臼，把持困難など

表1 関節リウマチの手術の種類と適応関節

手術の種類	適応関節
滑膜切除	肘，手，指，膝
腱縫合	手
関節固定	指，足
関節形成	趾
人工関節	膝，股，足，肩，肘，指

表2 手術のタイミングの基本条件

関節の基本構造がたもたれている
筋力の低下がない方がよい
骨室の良好な方がよい
関節の可動域が保たれている方がよい
皮膚の状態がよいことが必要

↓

疼痛が改善しないときには，画像所見と合わせ機能再建手術を考慮すべきであろう

表3 上肢関節の手術のタイミング

手関節が上肢の基本関節である
手関節の無痛，安定性は，把持能力に影響する
前腕の回外制限は，ADLで障害度が大きい

肩関節	肘関節	手・指関節
夜間痛，安静時痛	動作時痛 リーチができない 起き上がり動作時痛 支持，把持困難	伸筋腱断裂 把持困難 自発痛 脱臼

がみられるときがタイミングである（表3）．肘関節では，動作時痛，安静時痛，リーチ動作が困難などである．肩関節では，夜間痛，安静時痛が適応とされている．

①手の手術

RAの手の手術療法は，手関節，指関節の滑膜切除術，関節形成術，関節固定術，種々の変形の矯正術と多岐にわたっている．手関節の手術治療の必要性は高く，伸筋腱の断裂に対する腱移植や縫合術がある．手関節の手術には，Darrach法とSauve-Kapandji法が行われている．手指関節は，MCP関節，PIP関節，拇指への固定術，形成術などが行われている．

②肘関節

肘関節は，リーチ機能に対する関与が大きく，人工関節の適応は，LarsenのgradeIV以上の症例で，特に疼痛を伴う拘縮，疼痛を伴う不安定性，骨性ないし線維性の強直がある場合などである．

③肩関節

肩関節については，除痛効果はすぐれているものの，可動域の成績が安定していない．これは多くの症例にみられる肩関節筋拘縮と腱板機能不全が原因となっている．

2）下肢の手術のタイミング

下肢の手術には，滑膜切除術，関節形成術，関節固定術および人工関節を中心とする関節機能再建術である．下肢の荷重関節であること，片側が悪いと反対側への影響が大きい，画像上進行例 Larsen gradeIII 以上は，経時的に進行することが知られている（表4）．

①滑膜切除術

今日ではほとんど行われない．しかし生物学的製剤にても残存する膝関節などに適応が再検討されている．罹患頻度から考えると膝関節の手術が多く，次いで足趾の切除形成術がよく行われている．

②切除関節形成術

多くの患者が足，趾の変形で困っている．足趾の変形には，切除関節形成術が最もすぐれており，日常生活で通常の履き物が装用可能となり，喜ばれる手術である．

③人工関節置換術

下肢の関節では，人工股関節，人工膝関節，人工足関節，人工趾関節などがあり，ほぼ満足する結果を得ることができる．破壊された関節の機能再建を目的に，様々な人工関節が開発されている．

表4　下肢関節の手術のタイミング

下肢は加重関節である（代償関節はない）
片方が悪いと，ADL障害が大きい
対側へ悪影響をもたらす
画像所見が参考となる（Larsen grade 分類 III 以上）

股関節	膝関節	足関節，足部
夜間痛	夜間痛	自発痛
安静時痛	安静時痛	歩行時痛
外出困難	屈曲拘縮30°	内外反変形
可動域制限	外出不能	履き物困難
臼底が消失傾向	対側への過負荷	足底部痛

股関節で生じた破壊性病変は，ほとんどの症例で進行性であることから人工股関節の適応は，疼痛の持続と夜間痛である．膝関節では，様々な治療の結果歩行障害と疼痛が適応であり，いずれも安定した成績を得ることができる．

文献

1) Charnley J：Low friction arthroplasty of the hip. Springer-Verlag, Berlin, Heidelberg, New York, 1979
2) Freeman MAR, et al.：Total ankle arthroplasty. A long term review of the London Hospital experience. J Bone Joint Surg Br. 1985；67：785-790.
3) Niwa S, et al.：Total Knee replacement. Springer-Verlag, Berlin, Heidelberg, New York, Tokyo, 1988
4) Tillmann K：The rheumatoid foot. Georg Thieme Publishers, Stuttgart, 1979

（勝呂　徹）

Q79 生物学的製剤を使用している患者と使用していない患者で，手術に違いはありますか？

A 生物学的製剤使用の有無により，手術の方法，適応やタイミングなどに若干の違いがあります．また生物学的製剤を使用している場合，周術期管理には十分な注意が必要です．

●生物学的製剤使用患者に対する手術

生物学的製剤の出現により関節リウマチ（RA）の薬物療法は著しく進歩したが，治療開始の遅れや，十分な治療がなされなかったために関節破壊が進行する症例は依然多い．関節の機能回復を図る外科的治療は，今もなおRA治療体系において重要な位置を占めている．

すでに関節構造が破綻した関節に対して人工関節置換術は有効な治療法であり，特に股関節，膝関節，肘関節などでは頻用されている．これらの関節における人工関節置換術の手術の方法やタイミング[1]は生物学的製剤使用の有無にかかわらず同等である．

一方足関節においては，生物学的製剤を使用する場合，手術導入のタイミングを遅らせてもよいのかもしれない．われわれはTNF阻害療法中の足関節を継時的に評価し，Larsen grade IIIもしくはIVの足関節の一部にX線学的修復所見が生じることを確認した（図1）[2]．画像的修復所見が認められた足関節では疼痛は改善し，患者は手術を希望しなくなることが多い．Larsen gradeが進行し足関節痛により歩行困難を訴える患者に対しては，すぐに手術を選択するのではなくTNF阻害療法を導入することも一つの選択肢になり得る．

前足部の変形（外反母趾および槌趾変形など）に対しては，これまで関節機能を犠牲にする手術を行ってきた．しかし，生物学的製剤使用により疾患活動性および局所の滑膜炎が厳密にコントロールできるようになり，関節温存による前足部形成術が注目を集めている[3]．長期成績が待たれるところではあるが，厳密に管理された状態では足趾の関節機能を温存した関節形成術（図2）の可能性は十分にあり，患者のADLがより向上することを期待している．

生物学的製剤により，RAの滑膜炎が良好にコントロールできるようになり滑膜切除術の頻度は減少した．しかし，生物学的製剤治療により疾患活動性がある程度低下した症例において，炎症が残存した関節に対し滑膜切除を行い疾患活動性が改善したとの報告もある[4]．疾患活動性をコントロールできないためにやむをえず滑膜切除を行ってきた従来の手術適応

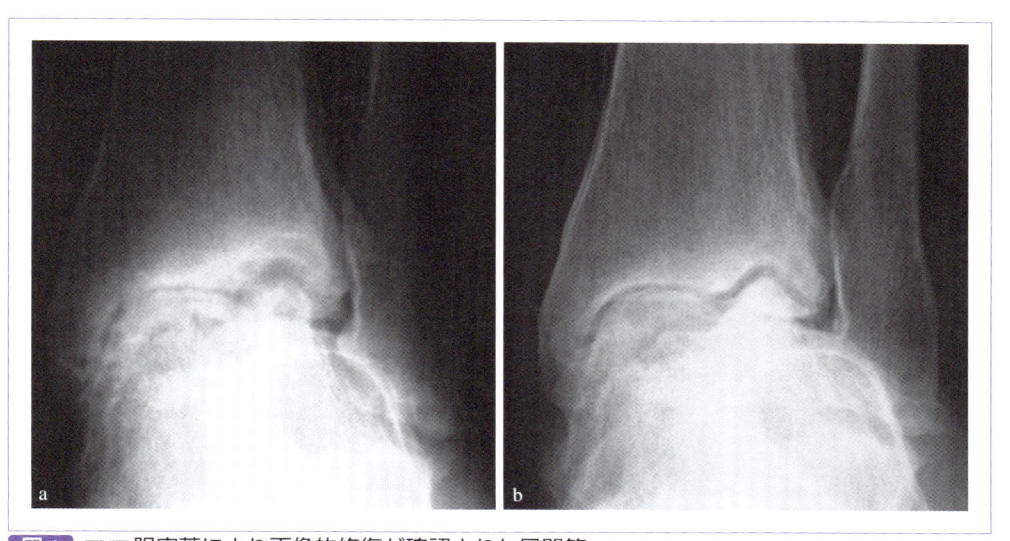

Q79 生物学的製剤を使用している患者と使用していない患者で，手術に違いはありますか？

図1 TNF阻害薬により画像的修復が確認された足関節
a：TNF阻害療法開始前　Larsen IV の骨破壊を認める．b：TNF阻害療法1年後　軟骨下骨は明瞭に描出され骨びらんは消失した．

（文献2より引用）

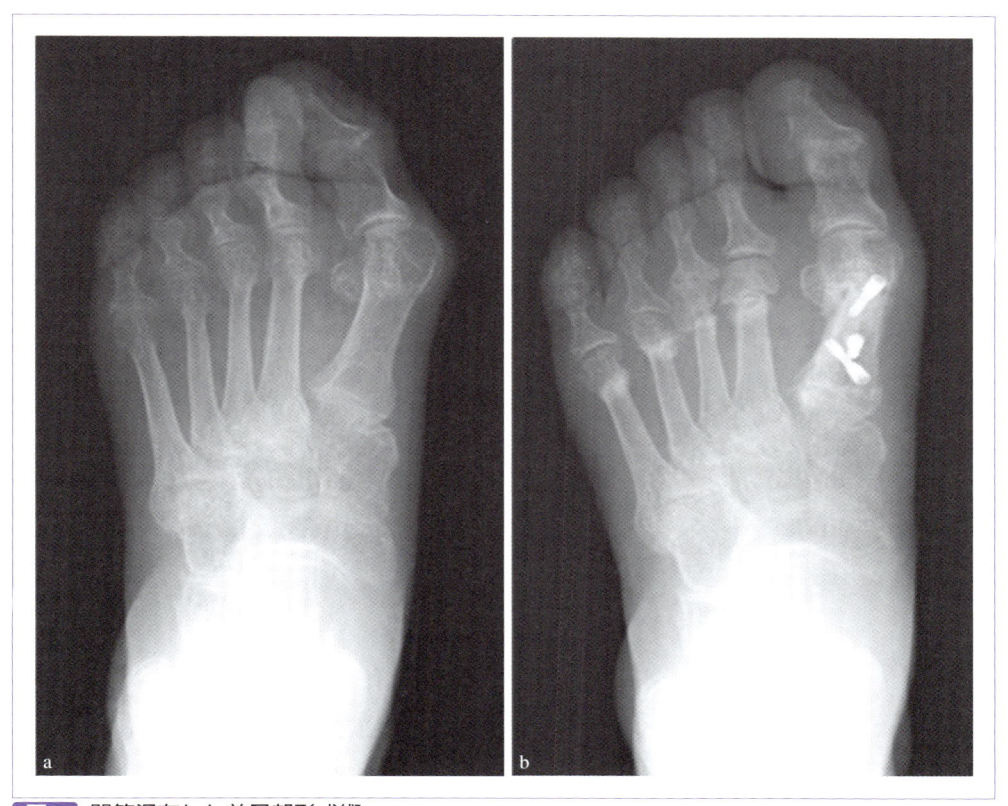

図2 関節温存した前足部形成術
a：術前　外反母趾とII～V足趾の槌趾変形を認める．b：術後　MTP関節を温存し，前足部の形成を行った．

ではなく，生物学的製剤の効果を最大化させる観点から生物学的製剤治療中の患者に滑膜切除術を実施する意義はあると考えられる．

　生物学的製剤使用中の患者に対する周術期管理に関しては注意が必要である．完全なコンセンサスは得られていないが，TNF阻害薬は術後感染のリスクを上昇させるとの報告[5,6]があり，現時点では生物学的製剤使用患者の周術期には休薬を行った方がよいであろう．手術前は生物学的製剤の半減期の2倍程度を目安に休薬し，術後は創が治癒し感染徴候のないことを確認してから生物学的製剤を再開することが勧められる．

文献

1) 松下功：人工関節置換術．竹内勤（編）：関節リウマチ治療「実践バイブル」．南江堂 2013；261-267．
2) Seki E., et al.：Radiographic progression in weight-bearing joints of patients with rheumatoid arthritis after TNF-blocking therapies. *Clin Rheumatol* 2009；**28**：453-460．
3) Yano K., et al.：Proximal rotational closing-wedge osteotomy of the first metatarsal in rheumatoid arthriti：clinical and radiographic evaluation of a continuous series of 35 cases. *Mod Rheumato.* 2013；**23**：953-958．
4) Kanbe K, et al.：Efficacy of arthroscopic synovectomy for the effect attenuation cases of infliximab in rheumatoid arthritis. *Clin Rheumatol* 2006；**25**：877-881．
5) Den Broeder AA., et al.：Risk factors for surgical site infections and other complications in elective surgery in patients with rheumatoid arthritis with special attention for anti-tumour necrosis facto：a large retrospective study. *J Rheumatol* 2007；**34**：689-695．
6) Suzuki M et al.：Risk of postoperative complications in rheumatoid arthritis relevant to treatment with biologic agent：a report from the Committee on Arthritis of the Japanese Orthopaedic Association. *J Orthop Sci* 2011；**16**：778-784．

（松下　功）

Q80 手術後の注意点と，再手術の必要性について教えてください．

A 関節リウマチの手術後に最も注意すべき点は，術後感染と疾患活動性のコントロールです．再手術の必要性は術後感染の場合に考えられます．

●関節リウマチの術後注意点

　関節リウマチ（RA）の術後管理で最も重要なのは感染である．一般的にRAでは長期罹患期間の患者において，ステロイドなどの影響で皮膚が薄くなり，外的刺激で容易に皮下出血や皮膚剝離が起こりやすい状態となる．したがって，術後創部の皮膚ケアに十分に注意する必要がある．術後抗菌薬の点滴や内服は短期的投与で十分であるが，創部腫脹の軽減のため鎮痛剤の点滴投与は有効である．具体的にはフルルビプロフェンアキセチル（ロピオン®）50 mgを生食100 mgに溶解して点滴投与を術後3日間行う．人工関節術後の腫脹，創部のコントロールに有効である．基本的には術後創部の愛護的処置と清潔保持，安定性の確保が重要である．また足部の手術では術後，足からの汗による細菌増殖が誘因となるため早期のフィルムによる創部被覆は避ける．近年，生物学的製剤使用中の人工関節置換術の感染リスクは約2倍も高いとの報告がある[1]．しかしわれわれのデータでは，137例153関節中，深部感染はエタネルセプト投与中の人工肘関節1例と表層感染6例（足趾形成術3例；インフリキシマブ1例，エタネルセプト2例，人工膝関節創部縫合遅延1例；トシリズマブ1例，人工股関節血腫1例；トシリズマブ1例，滑膜切除縫合遅延1例；トシリズマブ1例）であ

り感染率5.1%，深部感染0.7%であった[2]．

　整形外科手術には大きく分けて3つある．①人工関節，②関節形成術，③脊椎手術である．特に人工関節では術後深部静脈血栓症や肺塞栓症が合併することがある．特に術前高脂血症，糖尿病，高血圧，心臓疾患合併や術中駆血帯時間の長い症例では注意を要する．術前後のD-dimer，活性化部分トロンボプラスチン時間（APTT）のチェックや下肢のむくみ，重い痛みに注意する．時に色素沈着，脂肪織炎，皮膚潰瘍へと進展する．術後は下肢加圧ポンプや弾性ストッキングの着用を行い，深部静脈血栓症の予防を行う．術後に合成Xa阻害薬やヘパリンの皮下注射を静脈血栓塞栓の発症抑制のために用いる．深部静脈血栓症を発症した場合は抗凝固療法や血栓溶解療法がある．

●術後の疾患活動性コントロール

　術前に抗リウマチ薬であるメトトレキサート（MTX）の休薬はエビデンス的には必要ないといわれているが，筆者は手術する週のみ休薬としている．ただしステロイドの内服は継続する．生物学的製剤の休薬では，半減期を考慮して，インフリキシマブ4週，エタネルセプト1週，トシリズマブ2週，アダリムマブ2週，アバタセプト2週，ゴリムマブ2週，セルトリズマブ・ペゴル2週としている．特にエタネルセプトに関しては2週以上休薬すると，疾患活動性が上昇し，術後のリハビリがスムーズにいかなくなることがある．ステロイドを内服している症例では術後3日までステロイドカバーの点滴を行う．具体的にはヒドロコルチゾンコハク酸エステルナトリウム（ソルコーテフ®）100 mgを生食100 mLに溶解し1日1回術後2日まで継続し，術後3日目はソルコーテフ® 50 mgとして点滴して止める．これは術後出血や腫脹を誘因としたRAの疾患活動性の乱れをコントロールする作用があり，特に重要である．最近は内視鏡手術が発展してきており，肩や肘などの上肢関節の滑膜切除は疾患活動性コントロールもしやすく術後疼痛も少ないので有用である[3]．

●再手術の必要性

　整形外科術後に再手術となるケースは稀であるが，RAにおいても十分起こり得る．①人工関節術後に長期滲出液が出る場合，細菌感染が考えられる場合，②術後脱臼骨折や偽関節，③脊椎術後の血腫，④神経血管損傷，⑤変形治癒などである．基本的には同じ手術は施行しないが，滑膜切除など患者の満足度が術後早期に得られている場合は，希望により行うときもある．生物学的製剤により疾患活動性コントロールがしやすい現在では人工関節のゆるみなどによる再置換術も経験上少ない．

文献

1) Suzuki M, et al.：Risk of postoperative complications in rheumatoid arthritis relevant to treatment with biologic agent.：a report from the Committee on Arthritis of the Japanese Orthopaedic Association. *J Orthop Sci* 2011：**16**：778-784.
2) 神戸克明，他：関節リウマチにおける生物学的製剤と手術療法．関節の外科 2008：**35**：157-162.
3) Kanbe K, et al.：Efficacy of arthroscopic synovectomy for the effect attenuation cases of infliximab in rheumatoid arthritis. *Clin Rheumatol* 2006：**25**：877-881.

（神戸克明）

Chapter IX

関節リウマチの治療法 4
（新規低分子化合物，新規生物学的製剤，バイオシミラー等）

Chapter Ⅸ　関節リウマチの治療法4（新規低分子化合物，新規生物学的製剤，バイオシミラー等）

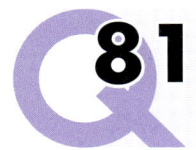

Q81 今後，関節リウマチに対して，開発が期待される治療標的にはどういったものがありますか？

A 新規IL-6阻害薬，IL-17やGM-CSFをはじめとしたサイトカインや細胞表面分子を標的とした生物学的製剤とキナーゼを標的とした低分子量化合物の開発が期待されています．

● はじめに

　関節リウマチ（RA）は滑膜炎を主座とする全身性自己免疫疾患で，関節破壊は発症早期から進行して不可逆的な身体機能障害を生じる．しかし，生物学的製剤によるサイトカインや細胞表面分子に対する分子標的治療の導入は，高い臨床的寛解導入率をもたらし，構造的，機能的寛解を維持することを可能とした．さらに，低分子量化合物による細胞内シグナル分子に対する標的治療も注目されている．

● サイトカイン標的治療

　TNFやIL-6等の炎症性サイトカインは，RAの病態形成に中心的な役割を担い，これらを標的とした治療が効率的な寛解導入をもたらした．5種類のTNF阻害薬がすでに市販されており，IL-6とその受容体に対する抗体は，トシリズマブに加え4種類の抗体が治験段階にある．抗体製剤はキメラ抗体から，ヒト化抗体，ヒト抗体へと進化し，Fab部分をポリエチレングリコール修飾して生体内安定性を高めた抗TNFペグ化抗体セルトリズマブも市販された．また，Fcに可変領域重鎖を結合した抗IL-6受容体ナノボディALX-0061などの次世代型抗体も開発中である．さらに，TNF抗体インフリキシマブのバイオシミラーは平成26年に市販予定で，そのほかにも多くの類似薬が治験段階にある．

　抗IL-17抗体Secukinumabは第Ⅲ相試験中であるが，抗IL-17抗体Ixekizumab，抗IL-17受容体抗体Brodalumabは，既存の生物学的製剤以上の効果が得られず，開発中止となった．単球，破骨細胞，マクロファージの分化，活性化を誘導するGM-CSFの受容体に対する抗体Mavrilimumabは，第Ⅱ相試験で良好な治療効果が得られ，マクロファージや樹状細胞から産生されるIL-20に対する抗体NNC-0109は，第Ⅱ相試験で良好な疾患制御が得られた．わが国では，破骨細胞の成熟誘導に必須なRANKLに対する抗体Denosmabによる関節破壊制御を主要評価項目とした第Ⅲ相試験を実施中である．

　一方，IL-1受容体拮抗薬アナキンラは，炎症性サイトカインを標的とするがRAに対しては効果がなく，抗p40（IL-12/IL-23）ヒト抗体Ustekinumabは，乾癬には奏功するがRAには強力な効果は得られなかった．

● 細胞表面分子標的治療

　リンパ球が活性化される際には共刺激分子からのシグナルの共存が必須で，共刺激分子の異常は免疫系の活性化や自己免疫疾患の発症につながる．代表的な共刺激分子であるCD28を介するシグナルを阻害するCTLA4-Ig融合蛋白アバタセプトは，RAに対して使用され高い臨床効果をもたらした．B細胞の共刺激分子であるBAFF/APRILを標的とした抗BAFF抗体Belimumabは欧米で全身性エリテマトーデス（SLE）に承認されているが，RAに対しては試験中断となり，抗BAFF抗体Tabalmab，TACI-Ig融合蛋白Ataciceptも同様の結果となった．

　一方，B細胞表面抗原CD20に対するキメラ抗体リツキシマブを用いたB細胞除去療法

Q81 今後，関節リウマチに対して，開発が期待される治療標的にはどういったものがありますか？

表1 関節リウマチを対象とした生物学的製剤の開発状況

標的	薬剤名	治験段階
IL-6	Sarilumab（IL-6R）	第Ⅲ相
	Sirukumab	第Ⅲ相
	Clazakizumab	第Ⅲ相
	Olokizumab	中断
	ALX-0061（IL-6R）	第Ⅱ相
IL-17	Ixekizumab	中断
	Secukinumab	第Ⅲ相
	Brodalumab（IL-17R）	中断
T cell	Tregalizumab（CD4）	第Ⅱ相
B cell	Rituximab（CD20）	中断（欧米でRAに承認）
	Ocrelizumab（CD20）	中断
	Ofatumumab（DD20）	中断
	SBI-087（CD20）	中断
	Ocaratuzumab（CD20）	中断
	Belimumab（BAFF）	中断（欧米でSLE承認）
	Tabalumab（BAFF）	中断（SLE治験中）
	Atacicept（BAFF/APRIL）	中断（SLE治験中）
Others	MNC0109-0012（IL-20）	第Ⅱ相
	NNC0114-0005（IL-21）	第Ⅱ相
	NNC141-0100（NKG2a）	第Ⅱ相
	Mavrilimumab（GM-CSFRa）	第Ⅱ相
	Denosumab（RANKL）	第Ⅲ相
	Ustekinumab（p40）	中断（乾癬に承認）

は，TNF阻害薬抵抗性のRAに対する治療として日本以外の先進国で承認されている．日本では，抗CD20ヒト化抗体Ocrelizumabの治験が実施されたが，日和見感染症などの理由により治験中断となった．欧米では，CD4の特定のエピトープに結合し，制御性T細胞を誘導する抗CD4ヒト化抗体Tregalizumabを用いた第Ⅱ相試験が実施されている（**表1**）．

●経口低分子量化合物によるキナーゼ阻害薬

RAでは細胞内の多様なシグナル伝達経路の活性化が病態形成に関与し，治療標的としての可能性を有するが，生物学的製剤は高分子量であり細胞内に移行できない．低分子量化合物ならば，細胞内シグナル伝達分子に鍵と鍵穴の関係のようにはまって阻害することができる．最近，キナーゼを標的とした内服可能な低分子量化合物が注目されている．

JAKは造血系細胞を中心に発現するチロシンキナーゼで，転写因子Statを介して約40のサイトカインのシグナル伝達を担う．JAK3のATPリン酸化部位に選択性を有する低分子量化合物トファシチニブの治験では，メトトレキサート（MTX）未治療，MTX治療抵抗性，TNF阻害薬治療抵抗性のRAに対して，MTXとの併用または単独療法でTNF抗体アダリムマブと同等の高い臨床効果を示した．おもな有害事象は，感染症，肝機能値異常，高脂血症，好中球減少，貧血等である．平成25年3月に日本で市販されたが，長期安全性を調査するために6,000例を対象に市販後全例調査中である．

JAK1/JAK3に対する選択的阻害薬VX-509は，海外で第Ⅱ相試験が実施され，トファシチニブと同様の臨床的効果が示されたが，安全性も相似していた．わが国で開発されたJAK1/JAK3選択性を有するASP015Kの治験も開始された．JAK1/JAK2に特異性を有するバリシチニブ，JAK1に特異性を有するGLPG0634を用いた第Ⅱ相試験でも高い臨床効果が示された．

表2 免疫疾患，癌等を対象とした JAK 阻害薬の開発状況

Agent	標的 JAK(s)	適応	開発段階
Tofacitinib	JAK1，JAK3	関節リウマチ 乾癬 潰瘍性大腸炎 ドライアイ 腎移植 若年性特発性関節炎	日米で承認 第Ⅲ相治験 第Ⅲ相治験 第Ⅱ相治験 第Ⅱ相治験 第Ⅰ相治験
Decernotinib(VX-509)	JAK3	関節リウマチ	第Ⅱ相治験
R-348	JAK3	関節リウマチ	第Ⅰ相治験
Paficitinib(ASP-015K)	JAK3	関節リウマチ	第Ⅱ相治験
Ruxolitinib	JAK1，JAK2	骨髄線維症 真性多血症 本態性血小板血症 急性白血病，リンパ腫 多発性骨髄腫 前立腺癌 乳癌	米国で承認 米国で承認 第Ⅱ相治験 第Ⅱ相治験 第Ⅱ相治験 第Ⅱ相治験 第Ⅱ相治験
INCB18424	JAK1，JAK2	乾癬	第Ⅱ相治験
Baricitinib （LY3009104 or INCB28050）	JAK1，JAK2	関節リウマチ 乾癬 糖尿病性腎症	第Ⅱ相治験 第Ⅱ相治験 第Ⅱ相治験
CYT387	JAK1，JAK2	骨髄線維症	第Ⅱ相治験
Filgotinib(GLPG0634)	JAK1，JAK2，TYK2	関節リウマチ	第Ⅱ相治験
SAR302503(TG101348)	JAK1，JAK2	骨髄線維症	第Ⅱ相治験
Pacritinib(SB1518)	JAK2	骨髄線維症	第Ⅱ相治験

　Syk も B 細胞受容体や Fc 受容体のシグナルを伝達するチロシンキナーゼである．RA を対象とした経口 Syk 阻害薬フォスタマチニブの第Ⅲ相試験では十分な治療効果が証明されず，治験中断となった．別の Syk 阻害薬 PRT-062607，HM-0523 も第Ⅰ相試験が終了した．現在，Btk 阻害薬などを含め，キナーゼを分子標的とした低分子量化合物の開発が急がれている（表2）．

（田中良哉）

Q82 JAK 阻害薬（トファシチニブなど）の使い方と注意点は？

A メトトレキサートによる治療抵抗性症例において十分な全身検索で感染症と悪性腫瘍がないことを確認の上投与します．しかし，安全性については確認途上にあり，生物学的製剤より先に用いるかどうかは結論が出ていません．

● 使い方

　JAK は種々のサイトカインにより細胞内において活性化される蛋白である（図1）．JAK に

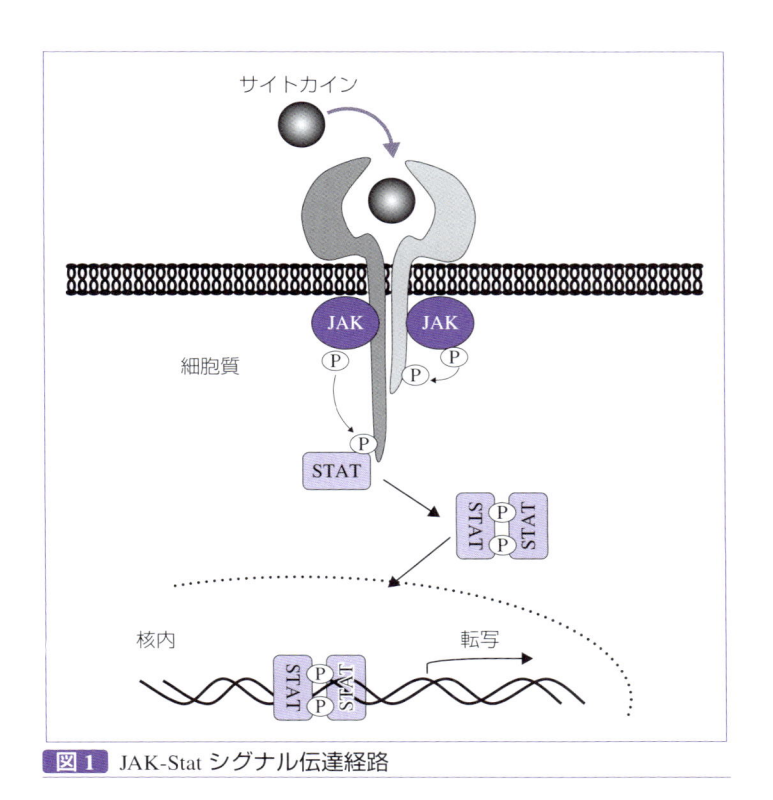

図1 JAK-Stat シグナル伝達経路

機能不全があるヒトでは，おもにリンパ球の異常により免疫不全症を呈することから免疫抑制剤として開発された．近年行われた治験では生物学的製剤に類似した効果を示すことが明らかとなり，2013年3月にわが国で新規抗リウマチ薬として承認されている．従来のメトトレキサート（MTX）やサラゾスルファピリジン等の conventional synthetic DMARDs とは異なり，特定の分子を特異的に抑制することから，targeted synthetic DMARDs（ts DMARDs）に分類されている．本剤が注目されている最大の理由は，内服薬でありながら生物学的製剤に匹敵する抗リウマチ効果を示している点である．その作用機序は複雑であり，既存の複数の生物学的製剤の作用を部分的に有する研究結果が報告されている．そのため，生物学的製剤に治療抵抗性であった症例において効果は期待できる．しかし，これまでにない新しい作用機序を有する薬剤であることから，その使用方法についてはいまだ一定の結論はない．日本リウマチ学会（JCR）からの使用ガイドラインには，MTX 8 mg/週を超える用量を3か月以上継続して使用してもコントロール不良の症例が対象であり，原則として MTX を投与できない症例では推奨されていない．

本項執筆時点では，関節リウマチ治療ガイドラインと過去10年にわたる生物学的製剤による治療経験に基づき，MTX 治療抵抗性の症例には生物学的製剤の追加併用が行われ，治療減弱した症例では他の生物学的製剤に変更することがまず行われている．そのため複数の生物学的製剤に治療抵抗性であった症例において生物学的製剤を中止後，本剤が投与されているのが現状である．しかし，承認前の治験では，多剤の生物学的製剤に抵抗性であった症例では本剤の治療効果が低下する可能性があることが指摘されている．そのため，治療効果を期待するのであれば MTX 治療に抵抗性の症例に追加投与することが理想的である．しか

し，本剤の最大の課題は治療効果ではなく安全性にあるとされている．

●注意点

安全性の面で最も懸念されていることは悪性腫瘍と感染症である．悪性腫瘍については治験期間中に増加する傾向がみられたが，現在ではその発症率は生物学的製剤と変わりないとされている．わが国においては500名を超える症例が治験に参加し，悪性腫瘍発現率が増えることはなかったが，発現臓器は海外と異なる傾向がみられていることと，添付文書の記載は2011年時点でのデータに基づいていることから，長期投与における安全性については最新データの更新を注意深く見守る必要がある．

本剤の投与により生体内でJAKが抑制されることで，最も早く影響を受けるのがリンパ球である．治療効果とともに好中球やリンパ球の数が減少する傾向にあり，リンパ球数が500/mm^{3}未満では感染症を併発する可能性が格段に高くなるため投与禁忌となっている．そのため，投与中は好中球数，リンパ球数に注意することが肝要である．本剤の半減期は約3時間と短く，血球減少がみられても，その程度により減量・中止することで通常は1〜2週間で回復する．感染症の危険因子として65歳以上の高齢者，ステロイド投与と糖尿病合併があげられているため，該当する症例では細心の注意が必要である．

最後に本剤は内服薬であるが，生物学的製剤とほぼ同等の経済的負担を強いられる．しかし，経口内服薬を強く望む患者も存在するため，現状では65歳未満でステロイド投与と糖尿病の合併がないMTX治療抵抗性症例において，全身の注意深いスクリーニングの後に血球の推移に注意しながら投与するのがよいのではないかと思われる．

（山岡邦宏）

Q83 Syk阻害薬（Fostamatinibなど）の特徴と，期待される関節リウマチに対する有効性は？

A Syk阻害薬は，B細胞受容体やFc受容体などの免疫グロブリンスーパーファミリー受容体からのシグナルを媒介するspleen tyrosine kinase(Syk)を標的とする薬剤で，関節リウマチに対する有効性が期待されている薬剤です．

●Sykによるシグナル伝達機構と関節リウマチの病態との関連

Spleen tyrosine kinase(SyK)は，細胞質内の分子に対してリン酸基を付加するリン酸化酵素の1つであり，B細胞受容体やFc受容体といった免疫受容体からの細胞内シグナル伝達経路を媒介することで，抗原や免疫複合体に対する免疫細胞の活性化を制御する働きを持っており，免疫や炎症の病態において重要な役割を果たしている[1,2]．

関節リウマチ(RA)においては，自己抗原とこれに特異的なIgGによる免疫複合体の形成が病態形成に深く関与している．免疫複合体は，Fcγ受容体に結合することでSykを介して最終的にマクロファージや好中球を活性化して炎症性サイトカインの産生を誘導する[2]．またreceptor activator of NF-κB(RANK)を介した破骨細胞分化誘導やTNF-αによる滑膜細胞からの炎症性サイトカインやタンパク分解酵素の産生などもSyK依存性であることが報告されている[2]．実際，RAのマウスモデルにおいては，Syk欠損マウスやSyk阻害剤の投与

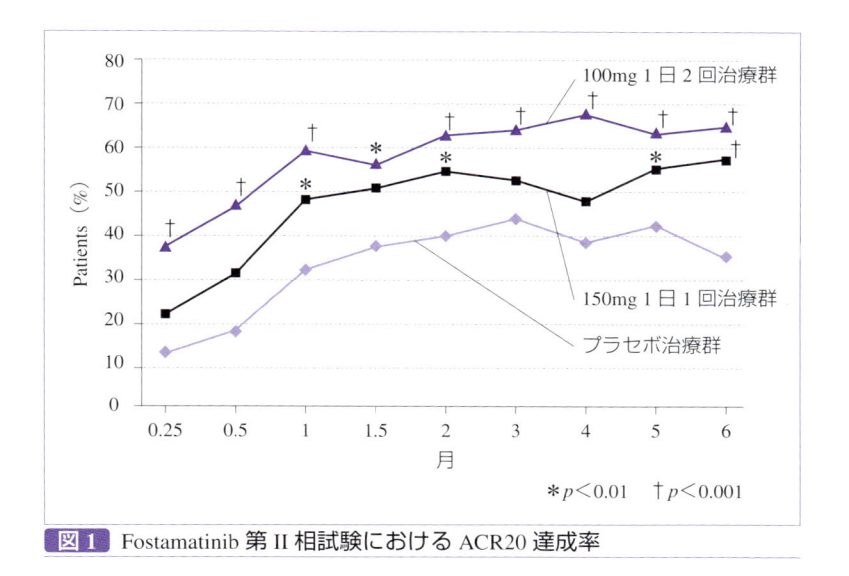

Q83 Syk阻害薬(Fostamatinibなど)の特徴と，期待される関節リウマチに対する有効性は？

図1 Fostamatinib 第Ⅱ相試験における ACR20 達成率

によって関節炎および関節破壊が抑制されることが明らかにされている[2]．以上のように，Sykは RA の病態形成において重要なシグナル分子として機能する．

● Syk阻害薬の特徴とRAに対する有効性

Sykは，免疫，炎症病態における重要性からRAをはじめとした自己免疫疾患における治療標的分子として注目されている．他の細胞内シグナルに対する阻害薬と同様に，Sykについてもその働きを特異的に阻害する低分子化合物の開発が進行している．特にRAに対する開発が先行したのは，Fostamatinib(R788)である．欧米において実施された，メトトレキサート(MTX)抵抗性RAを対象とした第Ⅱ相試験では，治療開始6か月後のACR20達成率は，プラセボ治療群の35%に対してFostamatinib 100 mgの1日2回投与群，150 mgの1日1回投与群においてそれぞれ67%，57%と有意に高く，Fostamatinibによる関節炎改善効果が確認された(図1)[3]．副作用としては，下痢，上気道炎，好中球減少，血圧上昇などが報告された[3]．しかしMTXおよび1剤のTNF阻害薬に対して抵抗性のRA症例を対象に実施された第Ⅲ相試験では，24週後のACR20達成率はMTX＋プラセボ群の21.1%に対して，Fostamatinib 100 mgの1日2回治療群では36.2%と有意に高い改善($p = 0.004$)を認めたものの，4週目以降に100 mgの1日2回投与から150 mgの1日1回投与に変更する群では27.8%($p = 0.168$)とプラセボ群に対する優位性を示すことができなかった．以上の結果などから，FostamatinibのRAに対する臨床開発は中止となっている．

現在，Fostamatinib以外のSyk阻害薬の開発が進行中であり，今後の進展が期待される．

文献

1) Sada K, et al.：Structure and function of Syk protein tyrosine kinase. *J Biochem* 2001；**130**：177-86.
2) Geahlen RL, et al.：Getting Sy.：spllen tyrosine kinase as a therapeutic target. *Trends Pharmacol Sci* 2013；**35**：414-422.
3) Weinblatt ME, et al.：An oral spleen tyrosine kinase(Syk) inhibitor for rheumatoid arthritis. *N Eng J Med* 2010；**363**：1303-1312.

（近藤裕也）

Q84 MAPK阻害薬の特徴と，期待される関節リウマチに対する有効性は？

A 細胞内シグナル伝達を阻害する低分子化合物で，抗炎症効果が期待され関節リウマチに有効である可能性がありますが，効果は十分に示されていません．

● MAPK阻害薬の特徴と現状

mitogen-activated protein kinase（MAPK）は各種細胞に広く発現しているセリン/スレオニンキナーゼであり，増殖刺激，サイトカイン，物理化学的ストレスなどで活性化されて，細胞増殖，サイトカイン産生，MMP産生など様々な細胞機能発現に関与している．MAPKはextracellular signal-regulated kinase（ERK）1/2，ERK5，c-jun N-terminal kinase（JNK），p38 MAPK等の分子からなるファミリーで，それぞれが独立してキナーゼカスケードを形成している．

その中でp38αMAPKは関節リウマチ（RA）患者の滑膜に高発現しており，IL-1，IL-6，TNFなどの産生を介して炎症反応に関与することから，関節リウマチの治療標的として期待されている．p38 MAPKは4つのアイソフォームp38（α，β，γ，δ）からなり，特にp38αMAPKに高選択的な阻害薬が開発され，臨床試験が行われた．p38α阻害薬であるVX-702の第Ⅱ相臨床試験ではメトトレキサート（MTX）の併用（304試験：$n = 117$），非併用（VeRA

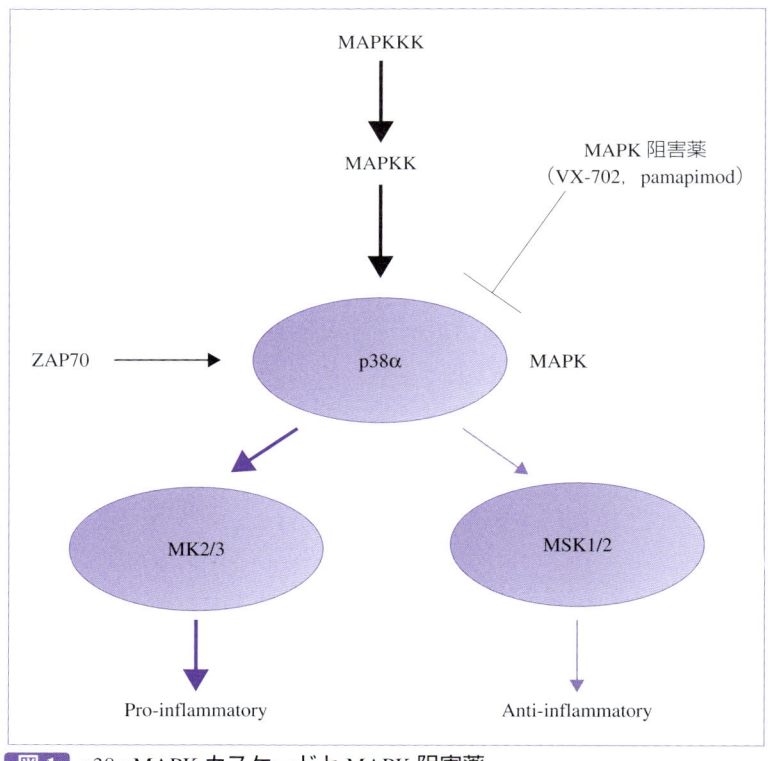

図1 p38αMAPKカスケードとMAPK阻害薬

試験：$n = 313$）の両試験で投与 2 週目に圧痛関節・腫脹関節数の減少を認めた．しかし，12 週後の評価では MTX 併用の VX-702 10 mg 週 2 回間欠投与群でプラセボに比べて有意に高い ACR20 を達成（44％ 対 22％，$p = 0.047$）したのみであり，治療効果は期待されたほどではなかった．一方で，投与 2 週間以内に CRP，可溶性 TNF 受容体の血中濃度が一過性に低下し，その後 12 週にかけて元のレベルに戻っていくという現象が認められた．

さらに，別の p38α 選択阻害薬である pamapimod において MTX 7.5 mg/週～20 mg/週との単剤比較試験も行われた．pamapimod は 50 mg，150 mg，300 mg の 3 つの用量で単剤投与されたが，12 週後の ACR20 response はそれぞれ 23％，18％，31％ と，MTX 単剤投与群（45％）に比べて高い改善は得られなかった．

上記 2 つの MAPK 阻害薬の第Ⅱ相臨床試験では RA での十分な治療効果は得られず，MAPK 阻害薬の開発は頓挫していた．しかし，最近 p38αMAPK の下流には TNFα，IL-6 など炎症性サイトカインの産生にかかわる MAPK-activated protein kinases（MK）2/3 カスケードと，IL-10 や IL1 receptor antagonist の産生により抗炎症にゆるやかに働く mitogen-and stress-activated kinases（MSK）1/2 カスケードの 2 つが存在し，これらがバランスをとり炎症を制御していることが示されてきている．また，p38αMAPK では典型的な MAPKKK / MAPKK / MAPK の 3 段階からなるシグナルカスケードの他に zeta-chain-associated protein kinase 70（ZAP70）を介した活性化も示されている（図 1）．この p38αMAPK カスケードにおいては MK 2/3 の経路を強く抑制することで関節炎抑制効果が期待されるため，現在は MK 2/3 を抑制する薬剤の開発が試みられている．

文献

1) Chakravarty SD, et al.：Kinase inhibitor．：a new tool for the treatment of rheumatoid arthritis. *Clin Immunol* 2013：**148**：66-78.
2) Cohen SB, et al.：Evaluation of the efficacy and safety of pamapimod, a p38 MAP kinase inhibitor, in a double-blind, methotrexate-controlled study of patients with active rheumatoid arthritis. *Arthritis Rheum* 2009：**60**：335-344.
3) Damjanov N, et al.：Efficacy, pharmacodynamics, and safety of VX-702, a novel p38 MAPK inhibitor, in rheumatoid arthriti．：results of two randomized, double-blind, placebo-controlled clinical studies. *Arthritis Rheum* 2009：**60**：1232-1241.

（梅田直人）

Q85 抗 BAFF/APRIL 抗体（Belimumab など）の特徴と，期待される関節リウマチに対する有効性は？

A B 細胞機能を抑制する抗体であると想定されており，関節リウマチへの効果も示されています．

● BAFF，APRIL とは

B cell activating factor belonging to the TNF family（BAFF），A proliferation inducing ligand（APRIL）は TNF ファミリーに属するサイトカインで，好中球，単球，マクロファージ，樹状細胞などから分泌され，B 細胞の生存，成熟と抗体産生に重要な役割を果たしている．BAFF は B lymphocyte stimulator（BLyS）とも呼ばれており 3 量体を形成している．BAFF は分泌されると B 細胞に発現している受容体である BAFF receptor（BAFF-R），transmembrane

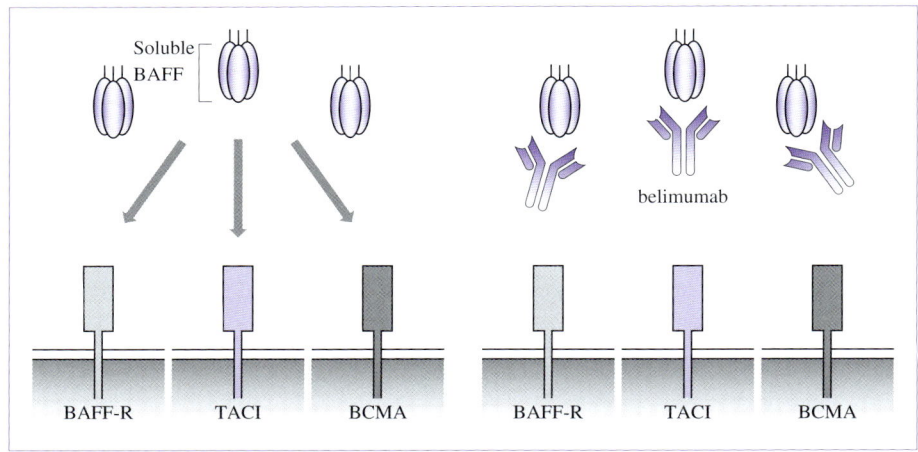

図1 BelimumabはBAFFの受容体への結合を阻害する

(文献1より引用改変)

activator and calcium modulator and cyclophilin ligand interactor(TACI), B cell maturation antigen (BCMA)に結合する.一方, APRILはBAFFに共通してTACI, BCMAに結合する他にheparan sulphate proteoglycan(HSPG)に結合する.シグナルが入るとTNF receptor-associated factors(TRAFs)を介してNF-κB経路が活性化され,B細胞の分化,成熟が起こると考えられている.BAFFトランスジェニックマウスでは自己抗体産生がみられ全身性エリテマトーデス(SLE)での糸球体腎炎やSjögren症候群での唾液腺炎様の病態を呈すること,リウマチ性疾患患者において血清中のBAFF/APRIL濃度が高値を示し疾患活動性,自己抗体価と有意に相関することから,関節リウマチにおいてもBAFF/APRILを標的としたB細胞機能抑制が治療につながると期待されている.

● BelimumabとAtacicept

現在,関節リウマチ(RA)の治療薬ではBAFF/APRILを阻害する代表的な抗体としてBelimumab,融合蛋白としてAtaciceptが注目されている.

Belimumabは完全ヒト化抗BAFF/抗体で,可溶性BAFFに結合してBAFFがB細胞表面の受容体に結合するのを阻害する(図1).その結果,自己反応性B細胞の生存を阻害し,B細胞の免疫グロブリン産生形質細胞への分化を抑制すると考えられている.SLEでは有効性が確認され,2011年にアメリカ食品医薬品局(FDA)での認可を得ている.RAにおいても第II相試験でプラセボに比べACR20を有意に改善したという報告がある.

AtaciceptはTACIとヒトIgGのFc部分を融合した可溶性完全ヒト型リコンビナント融合蛋白である.SLEで臨床試験が行われたが,重篤な感染症の合併が問題となった.RAで行われた第II相試験ではプラセボと比べ26週でのACR20は有意な改善は認めなかったが,リウマトイド因子,IgGの低下を認めた.

関節リウマチにおいて抗BAFF/APRIL抗体はこれまでの臨床試験において治療効果を認めており,さらなる検討が待たれる.

文献

1) Robert CR, *et al.*: Signaling by the tumor necrosis factor receptor superfamily in B-cell biology and disease. *Immunol Rev*. 2011; **244**:

115-133.
2) Stohl W, et al.：Efficacy and safety of belimumab in patients with rheumatoid arthritis：a phase II, randomized, double-blind, placebo-controlled, dose-ranging Study. *J Rheumatol*. 2013；**40**：579-589.
3) van Vollenhoven RF, et al.：Atacicept in patients with rheumatoid arthritis and an inadequate response to methotrexate：results of a phase II, randomized, placebo-controlled trial. *Arthritis Rheum*. 2011；**63**：1782-1792.

（梅田直人）

Q86 抗RANKL抗体(Denosumabなど)の特徴と，期待される関節リウマチに対する有効性は？

A RANKLは破骨細胞分化に必須な因子で，抗RANKL抗体Denosumabは骨粗鬆症性骨折防止のみならず関節リウマチの骨破壊にも有用と考えられます．

●破骨細胞分化におけるRANKLの役割

破骨細胞は造血幹細胞に由来し，単球・マクロファージ系の前駆細胞から分化するが，その分化過程においてTNF受容体スーパーファミリーのRANKL（receptor activator of nuclear factor kappa B ligand）が重要な役割を果たすことが知られている．RANKLは前駆細胞に存在する受容体RANKに結合して細胞内にシグナルを伝えることにより破骨細胞への分化を誘導する．また骨芽細胞や骨髄ストローマ細胞において，RANKLは活性型ビタミンD3，プロスタグランディンE2，副甲状腺ホルモン（parathyroid hormone：PTH），そしてIL-1をはじめとする様々な炎症性サイトカインなどにより産生が誘導される．一方，オステオプロテジェリン（osteoprotegerin：OPG）はTNF受容体スーパーファミリーに属する分泌型蛋白で，RANKに対して競合的にRANKLと結合することで強力に破骨細胞分化を抑制する（図1）[1]．

このような基礎研究を受けてRANKLを標的として開発された完全ヒト型抗RANKL抗体Denosumabは，破骨細胞分化を阻害することによって強力な骨吸収抑制作用を示す．健常な閉経後女性に対する単回皮下注射の結果，Denosumabは用量依存的に骨吸収マーカーを低下させ，その効果が数か月という長期間に及ぶことが報告された．

●抗RANKL抗体Denosumabの作用

Denosumabに関しては，主として骨粗鬆症治療薬として様々な臨床試験が行われている．閉経後骨粗鬆症に対する第Ⅲ相国際臨床試験であるFREEDOM試験において，プラセボ投与群に比してDenosumab投与群（60 mg皮下注を6か月ごとの投与）では投与開始36か月後の新規椎体骨折の発生が68％減少，また大腿骨近位部骨折の発生が40％減少させた[2]．また国内のDIRECT試験でも椎体骨折では2年間で相対リスク減少率66％（新規椎体骨折では74％），非椎体骨折57％で，腰椎，大腿骨，橈骨のBMDは投与3か月後から有意な上昇が認められた[3]．

関節リウマチ（RA）における骨破壊においても破骨細胞が中心的な役割を果たすことが知られているため，RA関節破壊に対してもDenosumabの効果が期待されている．CohenらはRA患者を対象とした臨床試験において，プラセボ，Denosumab 60 mg，180 mgをそれぞれ半年に1回皮下注射した3群を比較した．その結果，初回投与後6か月の時点で，MRIにおける骨びらん評価は，プラセボ群と比較して，Denosumab 60 mg群では形成抑制傾向を，

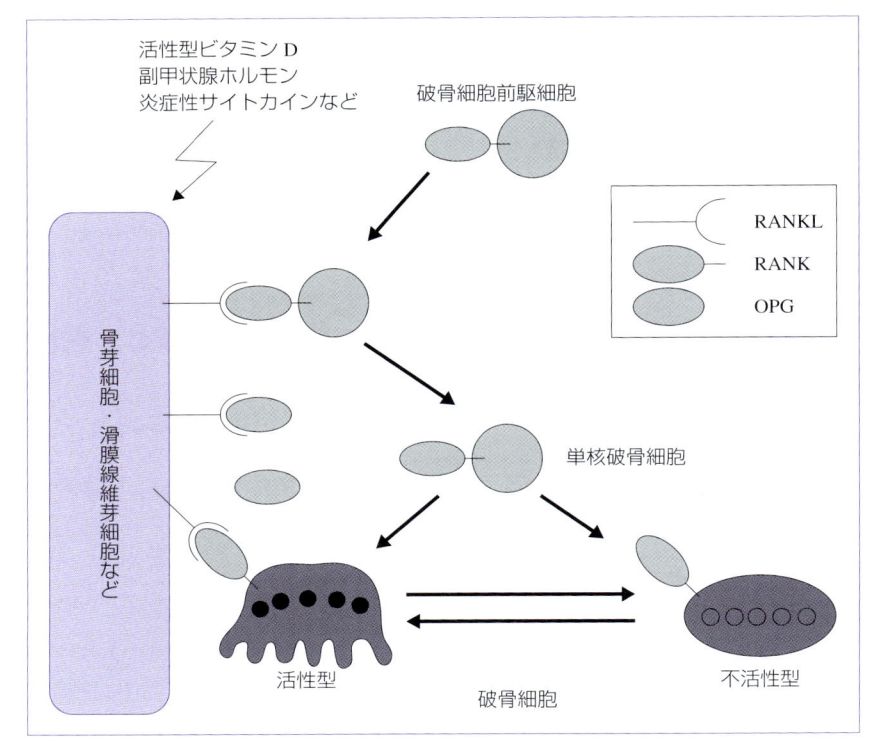

図1 RANKL-RANK-OPG システムによる破骨細胞分化制御メカニズム
（文献1より引用改変）

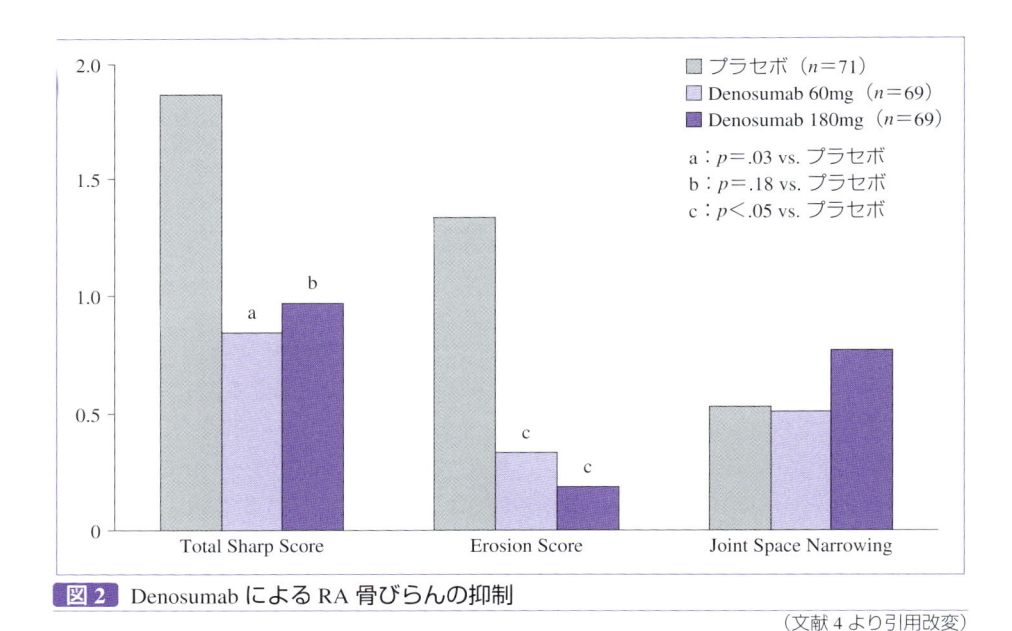

図2 Denosumab による RA 骨びらんの抑制
（文献4より引用改変）

Denosumab 180 mg 群では有意な形成抑制効果が示された．また投与後1年の時点において，modified Sharp erosion score は Denosumab 60 mg 群，180 mg 群でプラセボ群と比較してスコアが有意に低かった[4]．関節裂隙の狭小化や疾患活動性の抑制には効果がなかったこと

から，RA滑膜炎に対するDenosumabの効果は明らかではないが，骨びらんの進行抑制や骨粗鬆症治療には極めて有効であることが示された（図2）．現在わが国でもRA関節破壊に対するDenosumabの作用が検討されており，その成果が期待されている．

文献

1) Tanaka, S, et al.：Role of RANKL in physiological and pathological bone resorption and therapeutics targeting the RANKL-RANK signaling system. *Immunological Rev.* 2005；**208**：30-49.
2) Cummings, S. R, et al.：Denosumab for prevention of fractures in postmenopausal women with osteoporosis. *N Engl J med* 2009；**361**：756-765.
3) Nakamura, T, et al.：Clinical Trials Expres.：Fracture Risk Reduction With Denosumab in Japanese Postmenopausal Women and Men With Osteoporosi.：Denosumab Fracture Intervention Randomized Placebo Controlled Trial（DIRECT）．*J clin Endocrinol metab* 2014；**99**：2599-2607.
4) Cohen, S.B, et al.：Denosumab treatment effects on structural damage, bone mineral density, and bone turnover in rheumatoid arthriti.：a twelve-month, multicenter, randomized, double-blind, placebo-controlled, phase II clinical trial. *Arthritis Rheum* 2008；**58**：1299-1309.

（田中　栄）

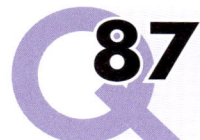

Q87 抗IL-17抗体の特徴と，期待される関節リウマチに対する有効性は？

A 抗IL-17抗体はこれまでのところ関節リウマチに一定の有効性はあるものの，その効果はTNF阻害療法やIL-6阻害療法を上回るものではありません．

● IL-17阻害薬の有効性

インターロイキン-17（IL-17）は，線維芽細胞や上皮細胞，血管内皮細胞，マクロファージなど広範な細胞に作用して，IL-6やtumor necrosis factor-α（TNF-α）といった炎症性サイトカインやケモカインを誘導し，好中球を遊走させることにより炎症を誘導する．近年，IL-17を産生するT細胞が，従来知られていたinterferon-γ（IFN-γ）産生性Th1細胞や，IL-4産生性Th2細胞とは異なる新たなCD4陽性T細胞サブセットであることが明らかとなり，現在ではIL-17を産生するCD4陽性T細胞はTh17細胞と分類されている．マウスの関節炎モデルでは，IL-17の阻害は高い治療効果をもたらす．またTh17細胞の産生するIL-17が炎症の局所においてIL-6の産生増幅を引き起こすことが関節炎の病態に重要であると報告され，IL-17阻害によるTh17細胞のエフェクター機能の阻害は関節リウマチ（RA）において高い有効性が期待された．

これまでに複数のIL-17を阻害する製剤のRAにおける臨床試験が報告されている．抗IL-17抗体SecukinumabのRAに対する第II相臨床試験では，CRPなどのパラメータの改善はみられたが，プライマリーエンドポイントである16週の段階でのACR20反応性は達成されなかった．IL-17レセプター抗体であるBrodalumabのRAにおけるPhase Ib試験では症例数が少ないが，ACR20における有効性を示さず，CRPの低下も認められなかった．別の抗IL-17抗体であるIxekizumabは生物学的製剤未使用例とTNF阻害薬不応例を対象として，12週の段階で有意なACR20反応性を示した[1]．ACR20反応性は生物学的製剤未使用例ではプラセボ35％に対しIxekizumab 30 mgでは70％，TNF阻害薬不応例ではプラセボ23％

表1 炎症性疾患におけるサイトカイン阻害の効果

	関節リウマチ	強直性脊椎炎	乾癬	炎症性腸疾患
TNF	○	○	○	○
IL-23-IL-17	△	○	○	×

に対し Ixekizumab 80 mg で 40% であった．ただし，この治験では生物学的製剤未使用例に対しては Ixekizumab 3, 10, 30, 80, 180 mg が使用されたが，有意な ACR20 反応性を示したのは 30 mg のみであり，用量依存性が確認されていない．有効性についてはさらなる検討が必要である．

　これまでのところ IL-17 を阻害する製剤は RA において高い有効性を示しているとはいえない．Secukinumab，Ixekizumab とも乾癬においては高い有効性を示していることから，これらの製剤は生体内で IL-17 を阻害する活性は十分発揮していると考えられる．炎症性腸疾患においても，マウスモデルでは抗 IL-17 抗体は有効であるものの，ヒトのクローン病では無効であり，マウスモデルとヒト疾患の病態の相違が認められている．炎症性疾患でまとめてみると，TNF 阻害療法は多くの疾患で有効であるのに対し，IL-17 阻害療法は有効な疾患とそうでない疾患に分かれる傾向がみられる（表1）．RA においては IL-17 を阻害する製剤はある程度の有効性を示し，第 1 選択というよりも第 2 選択以降で使用する製剤になる可能性があると考えられる．Ixkizumab は TNF 阻害薬不応例の一部に対し高い有効性を示しており，他のクラスの生物学的製剤の不応時に選択する価値があるかもしれない．今後 IL-17 を阻害する製剤に反応する RA の層別化が進むことが期待される．

文献
1) Genovese MC. et al.：Phase 2 randomized study of subcutaneous ixekizumab, an Anti-IL-17 monoclonal antibody, in biologic-naïve or TNF-IR patients with rheumatoid arthritis. *Arthritis Rheumatol* 2014；[Epub ahead of print]

（藤尾圭志）

Q88 バイオシミラーと後発医薬品（ジェネリック医薬品）の違いを教えてください．

A 先行バイオ医薬品とバイオシミラーの製法が同一ではない以上，両者の品質特性も同一にはなりえません．この点が先発低分子医薬品と後発医薬品の関係と異なります．このためバイオシミラーの製造販売承認申請には，先行バイオ医薬品に対する同質性/同等性を証明する非臨床/臨床試験の施行が必要となります．

●バイオシミラーとは

　バイオシミラー（biosimilar products）とは，すでに承認された生物学的製剤と同様に作用するよう製造された医薬品で，similar biotherapeutic products, follow-on protein products,

表1 承認申請書に添付すべき資料の範囲

承認申請資料		新有効成分	バイオ後続品	後発医薬品
イ．起原又は発見の経緯及び外国における使用状況等に関する資料	1. 起原又は発見の経緯	○	○	×
	2. 外国における使用状況	○	○	×
	3. 特性及び他の医薬品との比較検討等	○	○	×
ロ．製造方法ならびに規格及び試験方法に関する資料	1. 構造決定及び物理的化学的性質等	○	○	×
	2. 製造方法	○	○	△
	3. 規格及び試験方法	○	○	○
ハ．安定性に関する資料	1. 長期保存試験	○	○	×
	2. 苛酷試験	○	△	×
	3. 加速試験	○	△	○
ニ．薬理作用に関する資料	1. 効力を裏づける試験	○	○	×
	2. 副次的薬理・安全性薬理	○	×	×
	3. その他の薬理	△	×	×
ホ．吸収，分布，代謝，排泄に関する資料	1. 吸収	○	△	×
	2. 分布	○	△	×
	3. 代謝	○	△	×
	4. 排泄	○	△	×
	5. 生物学的同等性	×	×	○
	6. その他の薬物動態	△	△	×
ヘ．急性毒性，亜急性毒性，慢性毒性，催奇形性，その他の毒性に関する資料	1. 単回投与毒性	○	△	×
	2. 反復投与毒性	○	○	×
	3. 遺伝毒性	○	×	×
	4. がん原性	△	×	×
	5. 生殖発生毒性	○	×	×
	6. 局所刺激性	△	△	×
	7. その他	△	△	×
ト．臨床試験の成績に関する資料	臨床試験成績	○	○	×

○：添付が必用，△個々の医薬品により添付を判断する，×添付は不要

(文献3より引用改変)

subsequent-entry biologicsとも称される．わが国におけるバイオシミラーの同義語として「バイオ後続品」がある．平成21年3月4日付薬食発第0304007号「バイオ後続品の品質・安全性・有効性確保のための指針」において，バイオ後続品とは，国内ですでに新有効成分含有医薬品として承認されたバイオテクノロジー応用医薬品(先行バイオ医薬品)と同等/同質の品質，安全性，有効性を有する医薬品として，異なる製造販売業者により開発される医薬品と定義されている[1]．

●バイオテクノロジー応用医薬品の特徴

バイオテクノロジー応用医薬品(バイオ医薬品)は，①ヒトインスリン製剤などの小さな蛋白で，生体内に存在するホルモンやサイトカインと同一かほとんど同一と見なすことができる第一世代バイオ医薬品と，②およそ1,300個のアミノ酸からなる分子量約150,000の大きな蛋白である抗体製剤の第二世代バイオ医薬品に大別できる．

第二世代のバイオ医薬品は複数の機能部位から構成される複雑な構造を持ち，またその糖鎖の不均一性が体内動態に大きく影響する場合もあり，製造過程の小さな違いによって最終製品の品質特性が変わってしまう可能性がある．

●バイオ後続品と後発医薬品(ジェネリック医薬品)との違い

　一般にバイオ後続品を製造しようとする製造販売会社が，先行バイオ医薬品の製法に関する情報を入手することは困難であり，独自に製法を開発・確立する必要がある．したがって先行バイオ医薬品とバイオ後続品の製法に違いが生じることは避けられず，バイオ後続品は先行バイオ医薬品と同一たりえない．このためバイオ後続品の申請には，品質特性，安全性，有効性の点でバイオ後続品が先行バイオ医薬品と類似性が高いと判断できる「同等性/同質性」を示すデータを提出する必要があり，品質特性解析に加えて，非臨床試験，臨床試験の実施が必要となる[2]．評価の対象は，生物活性(*in vitro*，必要に応じて *in vivo*)，免疫原性(抗体の出現の有無，それが中和抗体であるかどうか等)，不純物(目的物質由来不純物，製造工程由来不純物，精製工程での除去状況)，臨床的有効性，繰り返し投与による安全性など，広範囲にわたる(表1)[3]．さらにバイオ後続品においては製造販売後にも，免疫原性等について引き続き調査を行うことが求められる．

　これに対して後発医薬品(ジェネリック医薬品)の製造においては，先発低分子医薬品と同一の構造を有する安定した分子を化学合成することが可能である．後発医薬品の場合，生物学的同等性試験を行い，主成分の血中濃度の推移が先発医薬品と統計学的に有意差がないことが証明されれば，臨床試験を行うことなく，安全性や有効性が同等と判断される．

　バイオ後続品の開発費用は，開発に非臨床試験および臨床試験による同等性/同質性の評価等を要することから，後発医薬品の開発費用よりもはるかに大きくなる．このためバイオ後続品の薬価は，後発品の薬価算定(先発品×0.7)をベースとして，一定割合を「上乗せ」することが認められている．

文献

1) 薬食審査発第0304007号バイオ後続品の品質・安全性・有効性確保のための指針．平成21年3月4日．
2) McKeage K.：A Review of CT-P13：An Infliximab Biosimilar. *BioDrugs* 2014；**28**：313-321.
3) 薬食審査発第0304004号バイオ後続品の承認申請について．平成21年3月4日．

　　　　　　　　　　　　　　　　　　　　　　　　　　　　　　　　　(荻島　博)

Q89 インフリキシマブバイオシミラー(CT-P13)の有効性と安全性はインフリキシマブと同等ですか？

A 承認前の開発試験のデータに基づくと，CT-P13はインフリキシマブと同等の有効性と安全性をもつことが示されています．しかし，同一薬剤でないため，免疫原性を考慮して，他の新規生物学的製剤同様，市販後調査を含め安全性，有効性を見極める必要があります．

●生物学的製剤の費用対効果

　関節リウマチ(RA)治療は，生物学的製剤の使用により寛解率が増加し，疾患の予後が大きく改善している．生物学的製剤の使用で確かに間接経費(失職，休職，労働生産性低下など)を軽減できることが知られているが，一方でRAの直接経費の中で薬剤費が，生物学的

Q89 インフリキシマブバイオシミラー(CT-P13)の有効性と安全性はインフリキシマブと同等ですか？

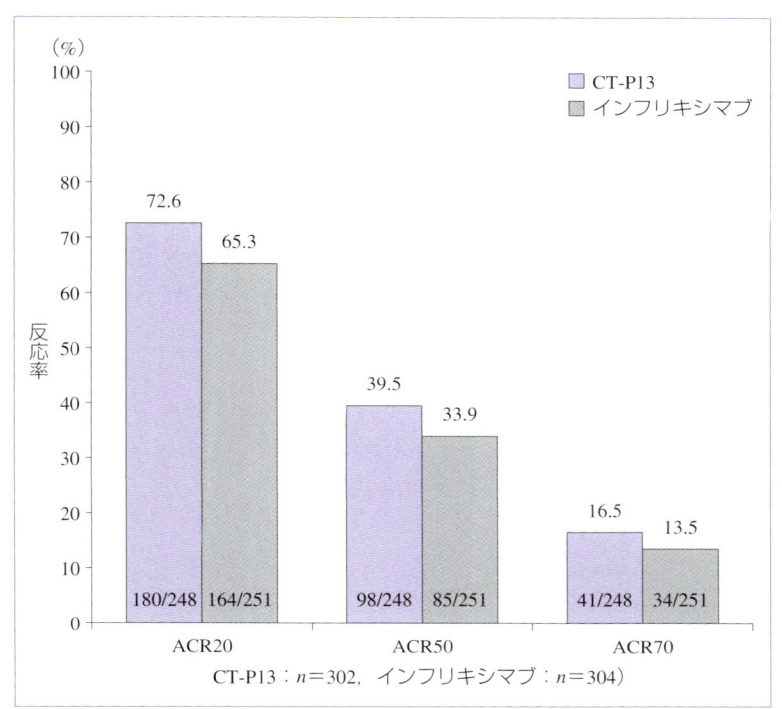

図1 CT-P13 とインフリキシマブの治療開始 14 週での ACR 反応率

CT-P13：$n=302$，インフリキシマブ：$n=304$

(文献 2 より引用)

製剤の使用に伴い高騰してきており，生涯を通じての長期間での生物学的製剤の費用対効果の検討はほとんどされていない．Furneri らは，バイオフリー寛解に至る患者が有意に多いこと，生物学的製剤のコストの減少などを考慮すれば，RA への生物学的製剤の費用対効果は高い可能性を示している[1]．バイオフリー寛解は不可能ではないが，高率に長期間維持することは難しく，医療経済全体からみると，生物学的製剤のコストの減少を目指すことになる．

●バイオシミラーの効果と安全性

そこで，登場したのが，特許期間が満了した生物学的製剤の後続品であるバイオシミラー (biosimilar)とよばれる医薬品である．一般に，低分子化合物であるジェネリック医薬品とは異なり，宿主や精製法，蛋白の糖鎖の付き方も違い，不純物のプロファイルを含め，先行品と同等ではない．このため，効果のみならず安全性においても十分な評価が必要となる．インフリキシマブ(IFX)のバイオシミラー薬剤である CT-P13 が，日本でも 2014 年 4 月に製造販売承認された．しかし，IFX は，もともとマウス蛋白を含有するキメラ型抗体であるがゆえに，免疫原性の観点から，Ⅰ型(投与時反応，アナフィラキシー反応)やⅢ型アレルギーを介する副作用，中和抗体やクリアランスを誘導する抗体の出現による効果減弱があり，メトトレキサート(MTX) 使用が必須である．CT-P13 は，そのバイオシミラーであり，医療コストや患者負担を下げる意味で期待されるが，効果・安全面の精査が求められる．

● CT-P13 の効果と安全性

CT-P13 の効果と安全性をみた第Ⅲ相臨床試験(無作為二重盲検多施設国際共同試験)で

は，MTX の併用下 3 mg/kg の投与量で，治療開始後 14 週の CT-P13 と IFX の ACR20%，ACR50%，ACR70% 反応率は，それぞれ 72.6%/65.3%，39.5%/33.9%，16.5%/13.5% と同等であった（図 1）．30 週での ACR20% 反応率は CT-P13 群で 60.9%，IFX 群で 58.6%，DAS28-CRP の低疾患活動性患者率，寛解率にも有意差がない．また，30 週での PK（薬物動態）/PD（薬力学），副作用の発現率も差が認められていない[2]．日本人でも MTX の併用下 3 mg/kg の投与量での 54 週の SDAI での疾患活動性，mTSS（modified Total Sharp Score），HAQ，有害事象に大きな差異は認められておらず，14 週時点の抗薬物抗体陰性症例を対象とした AUC（血中濃度−時間曲線下面積），Cmax（最高血中濃度）など PK における同等性が示されている[3]．

まとめ

このように，現在までの開発試験においては，IFX のバイオシミラー製剤である CT-P13 は，効果と安全性は同等であることが示されている．今後の市販後の調査を踏まえながら，医療経済を考慮した本剤の使用の検討が期待される．

文献

1) Furneri G, et al. Systematic literature review on economic implications and pharmacoeconomic issues of rheumatoid arthritis. Clin Exp Rheumatol 2012；30(4 Suppl 73)：S72-84.
2) Yoo DH, et al. A randomised, double-blind, parallel-group study to demonstrate equivalence in efficacy and safety of CT-P13 compared with innovator infliximab when coadministered with methotrexate in patients with active rheumatoid arthriti.：the PLANETRA study. Ann Rheum Dis. 2013；72：1613-1620.
3) 竹内 勤，他：バイオ後続品 CT-P13 と先発品 Infliximab における PK の同等性お呼び有効性・安全性の検討．Mod Rheumatol. Supplement 2014（The 58th Annual Scientific Meeting.：S60.

（川人 豊）

Q90 バイオシミラーの今後の展望について教えてください．

A 多くのバイオ医薬品は安価なバイオシミラーに順次移行することが予想されますが，莫大な開発費用による企業負担などのため普及には時間が必要となります．

バイオシミラーの意義

関節リウマチ（RA）の治療の進歩に生物学的製剤（バイオ医薬品）が大きく貢献した．その一方で，高額なバイオ医薬品の使用は患者の医療費負担を増し，医療財政を圧迫するとともに，医療格差を生み社会的に大きな問題となっている．バイオ医薬品の特許期間の満了が 2015 年前後に集中するため，世界各国の製薬企業が競って後続品の開発を行っており，市場規模の爆発的な拡大が予測されている[1]．化学合成医薬品での後発医薬品（ジェネリック医薬品）と異なり，バイオ医薬品の場合はバイオシミラーとよばれる．RA に効能を有するバイオ医薬品のバイオシミラー開発状況を表 1 に示す．特許失効または近いうちに失効が予測されるインフリキシマブ，エタネルセプト，アダリムマブのバイオシミラー開発は後発品メーカーだけでなく，メガファーマや他分野の大企業まで参入し激しい競争が展開されている．残念ながら日本企業は大きく後れを取っており，国内導入に向けて先行する海外企業と

表1 関節リウマチに効能を有するバイオ医薬品の特許失効年とバイオシミラー開発状況

一般名	製品名	特許失効			バイオシミラー開発会社
		米国*	欧州	日本	
インフリキシマブ	レミケード	2018	2015	2013	セルトリオン(韓国) サムスンバイオエピス(韓国)
エタネルセプト	エンブレル	2012	2015	2015	上海CP公司(中国) ハンファ化学(韓国) ミセナックス(台湾) LGライフサイエンス(韓国) ルピン(インド) プロタリックス(イスラエル) サムスンバイオエピス(韓国) コヒーラス・バイオサイエンス(米国)
アダリムマブ	ヒュミラ	2016	2018	2018	ベーリンガー・インゲルハイム(ドイツ) ファイザー(米国) ノバルティス(スイス) CND(韓国)
トシリズマブ	アクテムラ	2015	2010	2018	
アバタセプト	オレンシア	2019	2017	2020	
セルトリズマブ	シムジア	2024	2024	2022	
ゴリムマブ	シンポニー	2024	2024	2021	

*米国特許は順次延長され,多くの製剤の失効が2020年以降となっている.

の連携を模索している.わが国ではインフリキシマブのバイオシミラーであるCT-P13の臨床試験が終了し,承認待ちの状態である(表1).

● バイオシミラーの今後の導入

それでは,今後バイオ医薬品は順次バイオシミラーに置き換えられていくのであろうか.医療費削減は喫緊の課題であるが,一方で医薬品の安全性の担保も必須である.バイオ医薬品は抗体や受容体製剤などバイオテクノロジーを利用して開発された蛋白のため,アミノ酸配列が同一であっても,糖鎖修飾などの翻訳後修飾や高次構造が同じとは限らず,製造過程で混入する不純物も異なる[2].そのため,厚労省の指針では先行品と同等・同質の品質,有効性,安全性を示すことが明記されている.ジェネリック医薬品と異なり,開発段階で薬物動態(PK),薬力学(PD)試験および安全性を確認するための臨床試験の実施が求められる.さらに,製剤による免疫原性や混入物に差がある可能性があるため安全性情報収集のための製造販売後調査も求められる.したがって,先行バイオ医薬品と同規模の第Ⅲ相臨床試験と市販後調査が必要で,参入する企業にとって莫大な開発資金が大きな足かせとなっている.ただし,1つの疾患で同等性/同質性が認められ,他の疾患においても薬理学的に同様の作用が期待できれば,臨床試験を実施せずに効能効果の外挿が認められる場合もある.また,バイオシミラーの薬価は先行品の70%と定められているが,臨床試験の充実度に応じて10%を上限とした加算が認められている.最近の薬価改定で先行バイオ医薬品の薬価が切り下げられており,バイオシミラーとの価格差は圧縮し,企業としての利益も減ってしまう.さらに,アメリカでは先行バイオ医薬品を有する会社の保護のため特許期間の延長を認めており,たとえばエタネルセプトの特許は2012年から2028年まで延長された.ヨーロッパでも同様の動きがあるが,国ごとに対応は異なり,延長される期間も短い.日本では特許

延長の動きは今のところない．このように，バイオシミラーの普及に障害となる数々の要因が存在するが，後発品に分類されるバイオシミラーは診療報酬における加算の算定対象となり，DPC対象病院では後発医薬品指数にも貢献する．複数の効能を有するバイオ医薬品(たとえばインフリキシマブではRAだけでなくクローン病，潰瘍性大腸炎，強直性脊椎炎，尋常性乾癬，Behçet病)の場合，先行品の各効能に対する承認時期が異なるため，バイオシミラーの効能効果が追加される時期に時間差がある．わが国では1薬効1薬剤の原則を採用している総合病院が多く，これら施設ではすべての効能が承認されるまでバイオシミラーへの変更は困難である．

今後バイオシミラーの導入は順次拡大することは間違いない．ただし，上述した様々な障害が存在するため，その変化は必ずしも急速でないことが予想される．これまで経済的理由によりバイオ医薬品の使用ができなかった症例にとって，バイオシミラーの導入は大きな福音となる．しかし，使用患者数が増加すればトータルでの医療費削減効果は期待できず，むしろ医療費増大につながる懸念も示されている．

文献

1) Scheinberg MA, et al.：The advent of biosimilar therapies in rheumatology-"O Brave New World". *Nat Rev Rheumatol* 2012；**8**：430-436.
2) Schneider C：Biosimilars in rheumatolog.：the wind of change. *Ann Rheum Dis* 2013；**72**：315-318.

（桑名正隆）

Chapter X
関節リウマチの臓器障害／合併症と治療

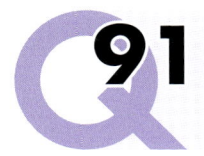

Q91 関節リウマチの関節外病変に対する生物学的製剤治療のエビデンスについて．

A 生物学的製剤は関節リウマチの関節炎に対し，高い有効性を有していますが，関節外病変に対する効果についての報告は限定されています．アミロイドーシスや血管炎，そして合併する Sjögren 症候群に対する効果が報告されています．

関節リウマチにおける関節外病変

　関節リウマチ（RA）の関節外病変は全身症状と局所症状に分類される（表1）．代表的な全身性症状として倦怠感，リンパ節腫脹に加え，発熱が上げられる．局所症状としては皮膚病変，眼病変，心・肺病変，腎病変，神経病変などに加え，血球減少などの血液異常が認められる．皮膚病変としてしばしば認められるリウマトイド結節は RA 患者の 15～25% にみられ，数 mm から 2 cm 程度の無痛性の可動性のない皮下の硬結として肘関節伸側や後頭部，仙骨部など物理的な力の加わる部分に出現する．これと同様な結節が肺，胸膜，心筋，髄膜，腎などの内臓にみられることもある．血管炎に伴う潰瘍や蕁麻疹様皮疹，紅斑などに加え多彩な皮膚病変もみられる．心内外膜炎，胸膜炎，間質性肺炎・肺線維症，びまん性汎細気管支炎，閉塞性気管支炎などの心・肺病変も比較的高率に認められる関節外病変として知られている．これらの病変は皮膚病変とともにリウマトイド因子（RF）が高値で疾患活動性の高い症例や抗 CCP 抗体陽性例でみられる傾向がる．

　RA に血管炎を伴う悪性関節リウマチ（MRA）の上強膜炎，Sjögren 症候群（SS）の乾燥性角結膜炎もしばしば眼病変として認められる．腎病変としてはアミロイドーシスがよく知られ，抗リウマチ薬などの副作用とともに問題となる．SS を合併する症例では間質性腎を認めることもある．RA に特有な消化器病変はないが，非ステロイド系抗炎症薬やステロイド薬を内服している症例ではしばしば胃腸障害がみられ，腎と同様にアミロイドーシスが進行すると吸収不良症候群などが起こる．神経病変では血管炎に伴う多発性単神経炎や頸椎の病変に伴うしびれや運動麻痺が出現する．

関節外病変に対する生物学的製剤治療の効果

　これらの病変のうち，アミロイドーシスは効果的な治療法もなく，RA における難治性病態として問題となっていた．しかし，Nakamura らは RA 患者におけるアミロイド A（AA）アミロイドーシスに対するエタネルセプトとシクロホスファミドの有効性を比較した結果，エタネルセプト治療群では有意に腎機能の改善が導かれ，生命予後もよかったと報告している[1]．一方，Kuroda らは 133 例の AA アミロイドシースの RA 患者において，生物学的製剤の治療効果をレトロスペクティブに検討した結果，腎透析の導入に対する割合に非生物学的製剤治療群とは有意差は認めなかったが，有意に死亡率が低くなったと報告している[2]．このような生物学的製剤のアミロイドーシスに対する効果は腎病変にとどまらず，消化管病変[3]や血管炎[4]に対しても有効であることが報告されている．

　RA の関節外病変として SS に伴う乾燥症状もしばしば認められる．これに対する生物学的製剤の効果を検討した報告では，リツキシマブが最も高い有効性を認めている[5]．インフリキシマブはその導入早期から試みられてきたが，有効とする報告と無効とする報告がほぼ同等で，エタネルセプトについては無効との報告のみとなっている．アバタセプトについて

表1 関節リウマチの関節外症状

全身症状		発熱，倦怠感，リンパ節腫脹
局所症状	皮膚病変	リウマトイド結節，皮膚潰瘍，網状皮斑
	眼病変	上強膜炎，乾燥性角結膜炎，角膜潰瘍，虹彩毛様体炎
	心病変	心膜炎，心筋症
	肺病変	間質性肺炎・肺線維症，胸膜炎，肺結節，びまん性汎細気管支炎，閉塞性細気管支炎，肺高血圧症
	消化器病変	アミロイドーシス，血管炎，薬剤性胃腸・肝障害，肝腫（結節性再生性過形成）
	腎病変	アミロイドーシス，間質性腎炎，薬剤性腎障害
	神経病変	多発性単神経炎，頸椎環軸椎関節亜脱臼，頸椎環軸椎関節垂直脱臼
	血液異常	貧血，白血球増多・減少，血小板増多・減少

はその報告数が限られているが，その有用性が報告されている[6]．

文献

1) Nakamura T, et al.: Effectiveness of etanercept vs cyclophosphamide as treatment for patients with amyloid A amyloidosis secondary to rheumatoid arthritis. *Rheumatology* 2012; **51**: 2064-2069.
2) Kuroda T, et al.: Treatment with biologic agents improves the prognosis of patients with rheumatoid arthritis and amyloidosis. *J Rheumatol* 2012; **39**: 1348-1354.
3) Lee CK, et al.: Successful treatment with anti-tumor necrosis factor alpha for reactive small-bowel amyloidosis. *Endoscopy* 2011; **43**: E326-E327.
4) Iijima T, et al.: Tocilizumab improves systemic rheumatoid vasculitis with necrotizing crescentic glomerulonephritis. *Mod Rheumatol* 2014. [Epub ahead of print]
5) Gottenberg JE, et al.: Efficacy of rituximab in systemic manifestations of primary Sjögren's Syndrom.: results in 78 patients of the AutoImmune and Rituximab registry. *Ann Rheum Dis* 2013; **72**: 1026-1031.
6) Adler S, et al.: Evaluation of histological, serological and clinical changes in response to abatacept treatment of primary Sjögren's syndrom.: A pilot study. *Arthritis Care Res*(Hoboken) 2013; **10**: 1002.

（髙崎芳成）

Q92 関節リウマチでみられる肺障害の特徴と治療法を教えてください．

A 関節リウマチそのものに起因する肺障害には間質性肺炎，気道病変，胸膜炎，肺血管病変などがあります．またリウマチ治療薬の副作用による薬剤性間質性肺炎や，免疫力低下に伴う日和見感染症にも注意をはらう必要があります．それぞれの肺障害により治療法は異なります．

● 関節リウマチそのものによる肺障害

関節リウマチ（RA）では肺のすべての構成組織に障害をきたしうる（表1）．高分解能CTでは，RA患者の2/3以上に何らかの肺障害が認められる[1]．肺障害は，RA患者の死因として感染症に次いで多い．

表1 関節リウマチ自体による肺病変

①間質性病変	・間質性肺炎 ・器質化肺炎 ・リウマチ結節	③胸膜病変	・胸膜炎，胸水貯留 ・胸膜線維化
②気道病変	・閉塞性細気管支炎 ・濾胞性細気管支炎 ・気管支拡張症	④肺血管病変	・血管炎 ・肺高血圧症

　最も頻度が高いのは間質性肺炎である．間質性肺炎はリウマトイド因子（RF）高値例，男性，喫煙者に多い．画像上，RAによる間質性肺炎を特発性間質性肺炎や他の膠原病による間質性肺炎と区別することはできない．また，リウマチ治療薬による間質性肺炎やニューモシスチス肺炎などの日和見感染症との鑑別が困難なことがある．これらの疾患の鑑別には薬剤投与歴と間質性肺炎発現との関係評価に加え，気管支肺胞洗浄検査が有用なことがある．薬剤性間質性肺炎では，気管支肺胞洗浄液中のリンパ球数や好酸球数が極めて高くなることが多い．また洗浄液中に病原微生物を検出することにより感染症の診断が可能である．

　間質性肺炎に次いで多いのは気道病変である．濾胞性細気管支炎の頻度が高い．濾胞性細気管支炎は画像上非結核性抗酸菌症との鑑別が困難なことが多く，気管支肺胞洗浄検査が必要なことがある．細気管支炎を伴う症例では，重篤な細菌感染症を併発することがある．

　胸膜病変は剖検例では頻度は高いが，臨床的に胸水が確認されるのは約5％程度である[2]．胸水は滲出液でリンパ球が増加する．一般的に胸水のpHは低く（＜7.3），糖は低値（＜60 mg/dL），LDHは高値（＞700 IU/L）を示す．胸水中のRFは血清中の値より高い．

　肺障害の治療には高用量のステロイドが用いられる．難治例に対しては，シクロホスファミドやアザチオプリンなどの免疫抑制剤の追加投与も行われる．生物学的製剤は関節破壊に対しては有効であるが，肺障害に対する効果は明らかではない．

●薬剤性間質性肺炎

　薬剤投与中に間質性肺病変の出現・増悪がみられた場合には，疾患自体によるものや感染症のほかに，薬剤性間質性肺炎の可能性も考えなければいけない．リスク因子として既存の間質性肺病変や喫煙があげられる．頻度はさほど高くないが（メトトレキサート：約0.4％，レフルノミド：1.3％，生物学的製剤：0.1～1％）[3]，診断の遅れにより死亡に至ることがある．治療には原因薬剤の中止と高用量のステロイド投与が行われる．

●日和見感染症

　原病による肺障害と免疫能の低下，ステロイドや免疫抑制剤の投与，さらには生物学的製剤の投与により易感染状態にある．一般細菌による肺炎が最も高頻度であるが，ニューモシスチス肺炎を含む真菌感染症，結核，非結核性抗酸菌症にも罹患しやすい．病原微生物の同定と感受性抗菌薬の投与を行う．

文献
1) Bilgici A, et al.：Pulmonary involvement in rheumatoid arthritis. *Rheumatol Int* 2005；25：429-435.
2) Kelly CA.：Rheumatoid arthriti.：classical rheumatoid lung disease. *Baillieres Clin Rheumatol* 1993；7：1-16.
3) 日本呼吸器学会薬剤性肺障害の診断・治療の手引き委員会：関節リウマチ（RA）治療薬．薬剤性肺障害の診断・治療の手引き．第1版，メディカルレビュー社，2012；58-61.

（坂本　透）

Q93 関節リウマチでみられる腎障害の特徴と治療法を教えてください.

A 関節リウマチ固有の腎障害に加え,治療薬や合併症による腎障害などがみられ,その原因や腎組織病変に基づいて,当該薬剤の中止やステロイドによる治療を行います.

● 関節リウマチにおける腎障害の診断

1) 関節リウマチ(RA)では,蛋白尿単独は 7 〜 13%,血尿単独は約 20%,蛋白尿血尿は 5 〜 10%,血清クレアチニン(Cr)上昇は 5 〜 17% にみられるとの報告がある[1]. RA 発症後の経過が長いほど,腎障害の頻度は高くなり,加齢による腎機能低下も合併しやすい. 2 +以上の尿蛋白,尿蛋白潜血ともに 1 +以上,血清 Cr 上昇の腎障害では原因精査が必要である.

2) 筋肉量が少ない RA 患者では筋肉の分解産物である Cr の血中濃度が上昇しにくく,腎機能は過大評価されやすい.その場合は筋肉量の影響が少ないシスタチン C による評価がより正確である.

● RA における腎障害の原因

RA 固有の腎障害,治療薬や合併症による腎障害に分類され,治療薬によるものが最も多い.

1) RA 固有の腎障害

IgA 腎症様糸球体腎炎を呈することが多いが,血尿単独が多く,腎不全に至る可能性は低い[2].

2) RA 治療薬による腎障害

① 抗リウマチ薬
- 金製剤や SH 基剤(D-ペニシラミン,ブシラミン)は,糸球体を障害し,使用例の 5 〜 10% に蛋白尿,2 〜 3% でネフローゼ症候群を示す.使用後開始 1 年以内の発症が多い.腎生検組織はおもに膜性腎症で,時に微小変化群や SH 基剤ではまれに MPO-ANCA 陽性の半月体形成性腎炎を呈する.
- ロベンザリットは 10 〜 30% に間質性腎炎を起こす.
- タクロリムス,シクロスポリンを長期間使用すると血管障害による腎機能低下を起こすことがある.
- メトトレキサート(MTX),レフルノミド,生物学的製剤,アクタリット,ミゾリビン,サラゾスルファピリジンによる腎障害は少ない.

② 非ステロイド性抗炎症薬(NSAIDs)

プロスタグランジン産生抑制により腎血流が低下し,尿細管壊死,急性腎不全を起こす.特に,心不全,糖尿病,脱水,高齢者で多い.また,アレルギー機序により間質性腎炎を起こすことがあり,尿中 NAG(N-acetyl-β-D-glucoamidase),$\beta 2$ ミクログロブリン増加がみられる. COX-2 選択的阻害薬でも腎障害は起こりうる.

3) 合併症による腎障害(表 1)
- Sjögren 症候群合併例では間質性腎炎や尿細管性アシドーシスをみる.悪性関節リウマチでは血管炎を呈するものの,腎障害はあまりみられない.

- RA の活動性が持続すると，炎症性蛋白である血清アミロイド A（SAA）に由来する AA アミロイドが組織に沈着し腎アミロイドーシスとなる．蛋白尿で発症し，治療抵抗性ネフローゼ症候群や腎機能低下となり予後は不良である．

● RA 腎障害の治療

1）血尿単独

RA 固有の腎障害の場合が多く，肉眼的血尿でなければ腎生検は不要で経過観察でよい．

2）蛋白尿単独

金製剤や SH 基剤による薬剤性腎障害で軽度蛋白尿（1 + ～ 2 +）単独の場合は，当該薬剤の中止で徐々に改善することが多い．ネフローゼ症候群の場合は，薬剤性と腎アミロイドーシスの可能性があるため，腎生検で組織診断を行う．膜性腎症にはステロイド治療を行うが，腎アミロイドーシスには有効な治療が確立されておらず，SAA 低下を目的として RA 治療を強化する．

3）血尿と蛋白尿

糸球体腎炎の可能性が高いため，腎生検を行い組織診断に基づきステロイドを中心とした治療を行う．

4）腎機能低下

薬剤性では当該薬剤を中止する．腎機能低下が進行する場合は腎生検を行う．間質性腎炎ではステロイド，半月体形成性腎炎では大量ステロイド，免疫抑制薬による治療を行う．

表1 RA にみられる腎障害

分類		頻度	おもな組織像	血尿	蛋白尿	腎機能低下	治療	予後
RA 固有の腎障害		多い	IgA 腎症様糸球体腎炎	あり	まれ	なし	不要	良好
RA治療薬による腎障害	金製剤	多い	膜性腎症	なし	ネフローゼ	なし	薬剤中止	良好
	SH 基剤（D-ペニシラミン，ブシラミン）	多い	膜性腎症	なし	ネフローゼ	なし	薬剤中止	良好
		まれ	半月体形成性腎炎	あり	あり	あり	薬剤中止と大量ステロイド	不良
	タクロリムス，シクロスポリン	少ない	血管障害	なし	なし	あり	薬剤中止	時に腎機能低下残存
	NSAIDs	少ない	尿細管壊死	なし	軽度	あり	薬剤中止	時に腎機能低下残存
		少ない	間質性腎炎	なし	軽度	あり	薬剤中止とステロイド	時に腎機能低下残存
合併症	Sjögren 症候群	多い	間質性腎炎 尿細管性アシドーシス	なし	軽度	あり	ステロイド	時に腎機能低下残存
	腎アミロイドーシス	少ない	アミロイド沈着	時にあり	ネフローゼ	あり	有効な治療なし	不良

文献

1) 寺井千尋:関節リウマチにおける臨床的に意味のある腎障害の診断とその対策. 分子リウマチ治療. 2010;3:92-96.
2) Nakano M, et al.: Analysis of renal pathology and drug history in 158 Japanese patients with rheumatoid arthritis. Clin Nephrol. 1998;50:154-160.

（今田恒夫）

Q94 関節リウマチでみられる眼病変の特徴と治療法を教えてください．

A 関節リウマチでみられる眼病変としては，ドライアイ・強膜炎・角膜潰瘍があります．点眼による治療を行いますが，壊死性強膜炎・角膜潰瘍ではステロイド・免疫抑制剤などの全身投与を行うことがあります．また，壊死性強膜炎・角膜潰瘍が進行した場合には，手術を行います．

●ドライアイ

ドライアイ(dry eye：DE)は，関節リウマチ(RA)において最も頻度が高い眼合併症である．RA患者におけるDEの頻度は約90％であり，RA患者の約11～31％は二次性Sjögren症候群の所見として現れる[1]．DEの症状は，眼乾燥感のほか，羞明，異物感，眼不快感，霧視，充血など多彩である．涙液の減少により，眼表面に上皮障害を起こす(図1)．治療は，人工涙液，ヒアルロン酸点眼，ムチン／水分分泌促進点眼(ジクアホソルナトリウム)，ムチン分泌促進点眼(レバミピド)などの点眼薬を用いる．上皮障害の程度が強い場合には，防腐剤なしの点眼薬を選択する．点眼薬で十分な効果が得られない場合には，涙液を眼表面に貯留させる目的で涙点プラグを挿入する．

●強膜炎

強膜炎は，DEの次に多いRAの眼合併症である[2]．強膜の充血および浮腫を呈し，自覚症状は，眼痛，異物感，流涙，羞明などである．強膜炎の程度は，上強膜炎程度の軽微なものから壊死性強膜炎に進展し，穿孔に至る例まで様々である．軽微なものの治療は，ステロイド点眼を行うが，壊死性のような難治例では，ステロイド，免疫抑制剤の全身投与を行う．炎症が遷延化し，強膜の菲薄化が進行した場合には，穿孔や感染のリスクが高くなるため，羊膜移植・角膜移植・強膜移植などの手術が必要になる．

●角膜潰瘍

角膜潰瘍は，角膜周辺部に沿って拡大し，高頻度に病変部の強膜炎や結膜充血を伴う(図2)．原因としては，免疫複合体が角膜周辺部や結膜に沈着し，炎症による非特異的な組織破壊を生ずるためと考えられている[3]．急速に菲薄化が進行して，周辺部や傍中心部に角膜穿孔を伴うことがあるため，注意深い経過観察が必要である．治療は，ステロイド点眼を行う他，他科と連携し，ステロイドおよび免疫抑制剤などの全身投与を行い，RAの活動性をコントロールする．穿孔した場合には，小さい場合にはステロイド点眼と治療用コンタクトレンズ装用により軽快することが多いが，大きな角膜穿孔に至った場合には，角膜移植を行う．

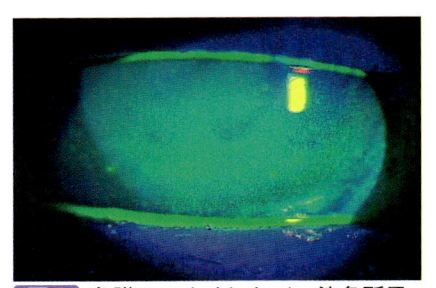

図1 角膜のフルオレセイン染色所見
角膜全体に点状染色像を認める．

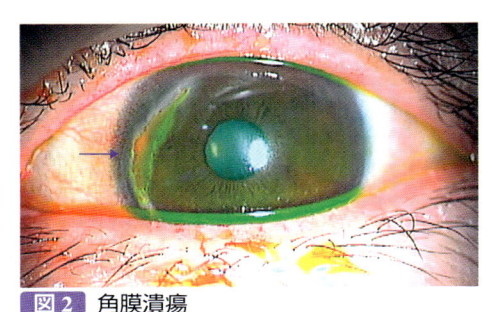

図2 角膜潰瘍
角膜周辺部の潰瘍と潰瘍周囲の結膜充血を認める．

文献

1) Villani E, et al.：Corneal involvement in rheumatoid arthriti.：an in vivo confocal study. *Invest Ophthalmol Vis Sci* 2008；**49**：560-564.
2) 小川葉子, 他：リウマチ性疾患に伴う眼症状とその鑑別. リウマチ科 2012；**47**：243-250.
3) 切通彰：周辺部. 眞鍋禮三, 他(監). 井上幸次, 他(編). 角膜クリニック. 第2版, 医学書院, 2003；62-64.

（西條裕美子・小川葉子・坪田一男）

Q95 悪性関節リウマチの治療法を教えてください．

A 臓器病変を回避するために，多量のステロイド，免疫抑制薬，生物学的製剤，血漿交換療法，抗凝固療法が行われる．治療法の選択は臨床病態(表1)により異なる．

●全身性動脈炎型

全身性動脈炎型では，ステロイドの大量投与(メチルプレドニゾロンパルス療法またはプレドニゾロン換算1 mg/kg/日)を行う．結節性多発動脈炎の治療に準じ，免疫抑制剤(シクロホスファミドの間欠的点滴静注療法，アザチオプリン内服)を併用する[1,2]．発症要因にIgG型リウマトイド因子(RF)が自己凝集して免疫複合体を形成し，血管炎を起こすことが知られている[3,4]．IgGRF除去目的のために血漿交換療法が行われる[5]．TNF阻害薬，リツキシマブ，トシリズマブによる治療の有効性が症例報告されている[1,2]．

●末梢動脈炎型

末梢動脈炎型では，関節リウマチ(RA)の治療を継続しながらプレドニゾロン30 mg/日程度の中等量のステロイド治療を行う．閉塞性内膜動脈炎を起こすため，抗凝固薬を併用する．可能であれば血漿交換療法を併用する．

●肺臓炎型

肺臓炎(間質性肺炎)型では，病理組織によって治療反応性が異なる[6]．usual interstitial pneumonitis(UIP)は，一般にステロイドや免疫抑制薬に対する反応性は不良であるため，積極的な治療介入は行わない．しかし，増悪が明らかな場合には，ステロイドおよび免疫抑制薬治療を行う．nonspecific interstitial pneumonia(NSIP)は亜急性の経過で進行し，ステロイド

表1 悪性関節リウマチの予後と組織所見，臨床像との関係[7]

血管炎の有無	病型	病理学的特徴	臨床的特徴	生命に対する予後
血管炎型	全身性動脈炎（systemic arteritis 型, Bevans 型）	内臓を系統的に侵す	胸膜炎，心囊炎，肺臓炎，心筋炎	不良
血管炎型	末梢性動脈炎型（periheral arteritis 型, Bywaters 型）	四肢末端および皮膚を侵す	多発性単神経炎，皮膚潰瘍，指趾潰瘍，上胸膜炎，皮結節，皮膚出血	良好
非血管炎型	肺臓炎（pneumonitis 型）	肺臓を主として侵す（血管炎はない）	肺臓炎，肺線維症	不良
非血管炎型	全身性感染症	化膿性炎		不良

（文献7より引用改変）

に対する反応も期待できるため，ステロイド，免疫抑制薬にて治療される．organizing pneumonia（OP）は，ステロイド反応性は良好で，中等量のステロイド（プレドニゾロン換算0.5 mg/kg/日または30 mg/日）を投与する．

文献

1) Bartels CM at al.：Rheuamatoid vasculiti.：Vanisshing menace or target for new treatments? *Curr Rheumatol Rep* 2010；**12**：414-419.
2) Turesson C.：Extra-articular rheumatoid arthritis. *Curr Opin Rheumatol* 2013；**25**：360-366.
3) Haruta K *et al.*：Effect of immune complexes in serum from patients with rheumatoid vasculitis on the expression of cell adhesion molecules on polymorphonuclear cells. *Clin Exp Rheumatol*. 2001；**19**：59-68.
4) Tamura N *et al.*：Soluble CD154 in rheumatoid arthritis.：elevated plasma levels in cases with vasculitis. *J Rheumatol*. 2001；**28**：2583-2590.
5) Matsuda Y *el al.*：Double filtration plasmapheresis for the treatment of a rheumatoid arthritis patient with extremely high level of c-reactive protein. *Ther Apher Dial*. 2004；**8**：404-408.
6) 天野宏一：リウマトイド血管炎（＝悪性関節リウマチ）の診断と治療．日本臨牀 2013；**71** Suppl 1：452-456.
7) 京極方久：慢性関節リウマチ（悪性関節リウマチ），病理と臨床 1983；**1**：1185-1198.

（小林茂人）

Q96 関節リウマチでみられる二次性アミロイドーシスの特徴と治療法を教えてください．

A 関節リウマチに伴うアミロイドーシスは，関節リウマチによる長期にわたる慢性炎症により，アミロイド protein A が AA 型アミロイド蛋白として沈着する反応性アミロイドーシスです．臨床症状としては，下痢，蛋白尿，腎機能障害などを呈します．以前は予後の非常に悪い合併症でしたが，メトトレキサート，生物学的製剤の使用により発症は減少しているものと思われ，予後も改善しています．

●アミロイドーシスの分類

アミロイドーシスは，アミロイドが種々の臓器の細胞外に病的に沈着する疾患群です．ア

ミロイドーシスの分類は，大きく全身性アミロイドーシスと局所性アミロイドーシスに分類され，さらに全身性アミロイドーシスには，原発性アミロイドーシス，多発性骨髄腫に合併するアミロイドーシス，反応性アミロイドーシス，遺伝性（家族性）アミロイドーシス，血液透析に合併するアミロイドーシスなどに分類される．沈着するアミロイド蛋白は，AL，AA，ATTR，Aβ2m などがある．長期にわたる慢性炎症により，アミロイド protein A が AA 型アミロイド蛋白として沈着するものが，反応性アミロイドーシスで，かつてわが国では結核が原因疾患の 1 位であったが，現在では関節リウマチ（RA）が 1 位になっている．

● RA に伴う反応性アミロイドーシスの臨床症状と診断

AA 型アミロイドは，おもに消化管と腎に沈着し，臨床症状としては，下痢，蛋白尿，腎機能障害などを呈する．アミロイドーシスの診断は，胃粘膜生検，十二指腸粘膜生検，腹壁の脂肪生検，大腸粘膜生検，腎生検などの病理診断により行われる．日常臨床では，簡便に行うことが可能な上部消化管内視鏡による胃粘膜生検，十二指腸粘膜生検が多用される．アミロイドはコンゴレッド染色で陽性に染まる．

● RA に伴う反応性アミロイドーシスの遺伝的背景

AA 型アミロイド蛋白は，血清中の急性期炎症蛋白である血清アミロイド A（serum amyloid A）から作られる．RA では炎症性サイトカイン，特に IL-6 により肝臓で SAA が産生され，これが臓器に沈着する．SAA には遺伝子多型があるが，SAA1，SAA2，SAA4 があり，SAA1 が AA 蛋白形成に重要であるとされている．SAA1 の遺伝子型のうち，日本人に多い SAA1.3 陽性例は，アミロイドーシスを発症しやすいとされている．

● RA に伴う反応性アミロイドーシスの治療と予後

1998 年にメトトレキサート（MTX）が RA に対し保険適用を取得し，2003 年にはインフリキシマブが RA に適応され，わが国でも生物学的製剤による治療が開始された．さらに Treat to Target（T2T）の概念が普及し，RA 患者の疾患活動性のコントロールは格段に改善しており，反応性アミロイドーシスを発症する患者が減少することが期待されている．これまで，RA に伴う反応性アミロイドーシスの予後は極めて不良であった（図 1）[1]．RA の治療では，発症初期の活動性の高い時期を除けばなるべくステロイドは減量，中止をすることが望ましいが，アミロイドーシス合併が判明した場合は，ステロイドを増量し，また，以前は RA には保険適用のなかったシクロホスファミドを併用することが多く行われていた．特に，難治性の下痢が出現した場合には，禁食とし中心静脈栄養を行い，中等量から大量の水溶性ステロイドを使用していた．しかし生物学的製剤の登場後，その強力な抗炎症作用に期待がもたれ，アミロイドーシスの治療に多用されるようになっている．われわれは，生物学的製剤の使用により，アミロイドーシス合併患者の予後が劇的に改善したことを報告した（図 2）[2]．

しかし，難治性の下痢が出現した場合に，従来のようにまずステロイドを使用するのがよいのか，すぐに生物学的製剤を使用するのがよいのかについては結論がでていない．また，どの生物学的製剤を使用するのがよいのかについても一定の見解を得ていない．IL-6 を阻害し，SAA，CRP を強力に低下させるトシリズマブ（TCZ）は，作用機序からはアミロイドーシスの治療に理想的な薬剤であると考えられるが，すでに腎不全などの臓器病変が進行しているアミロイドーシス合併 RA 患者は易感染性を有しており，感染症発症時に CRP が上昇しない，あるいは発熱がないなどの，症状のマスキングをきたす可能性のある TCZ の使用については懸念もある．私達は現在，比較的早期に発見され，臓器病変の軽いアミロイドーシス合併患者には積極的にトシリズマブを使用し，腎不全の進行している高齢患者で

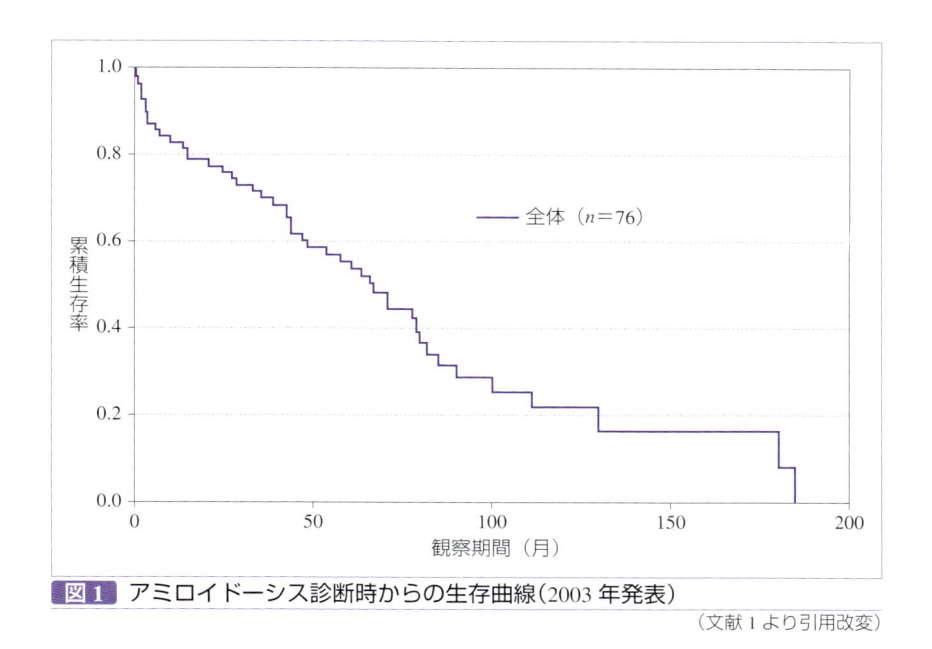

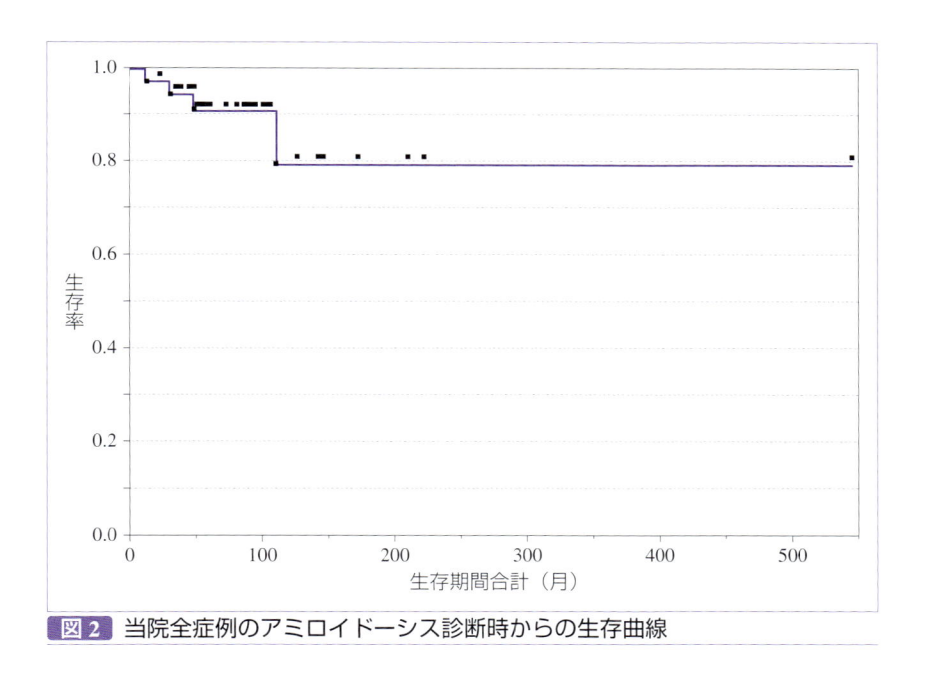

図1 アミロイドーシス診断時からの生存曲線（2003年発表）

（文献1より引用改変）

図2 当院全症例のアミロイドーシス診断時からの生存曲線

は，半減期が短く，感染症を合併しても中止することで易感染性が解除されやすいと考えられるエタネルセプトの半量投与を行っている．一番重要なことはアミロイドーシスの発症を予防することであり，高疾患活動性RA患者は，MTXと生物学的製剤で十分に活動性を抑えるべきである．われわれは，アミロイドーシスを発症していないRA患者において，アダリムマブの使用により，血清のプロテオーム解析で，SAAが有意に減少したことを確認した[3]．

RA治療の進歩により，アミロイドーシスの発症が予防され，さらに発症した場合でも治療可能で，予後がさらに改善されることが期待される．

文献
1) 黒田 毅，他：アミロイドーシス合併例の治療と予後の対策．新潟医学会誌 2003；**117**：502-208.
2) Unno M, *et al.*：The clinical feature of AA amyloidosis complicating rheumatoid arthritis（RA） and the efficacy of biological treatment against it. *Mod Rheumatol* 2012；**22**：S180.
3) Kobayashi T, *et al.*：Patients with rheumatoid arthritis treated with tumor necrosis factor inhibitor adalimumab. *J Periodontol* 2014；**26**：1-12．〔Epub ahead of print〕

（伊藤 聡）

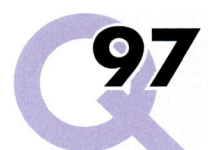

Q97 関節リウマチと骨粗鬆症との関連はありますか？

A 関節リウマチにおける炎症，不動，ステロイド投与などにより骨粗鬆症および骨折リスクの増加をきたしますが，一般的な骨粗鬆症および骨折の危険因子も関与します．

●傍関節性骨粗鬆症

関節リウマチ（RA）では，炎症性サイトカインにより様々な経路を介して破骨細胞の分化，活性化が誘導され，傍関節性骨粗鬆症や骨破壊を引き起こす．傍関節性骨粗鬆症は，RAの発症早期からみられ，特に橈骨遠位部の骨密度が早期から低下する．

●全身性骨粗鬆症

RAに伴う全身性骨粗鬆症発症には多くの因子が関与している（図1）．疾患に関連した因子として，炎症性サイトカインにより傍関節性のみでなく，全身性にも破骨細胞の誘導，活性化を介して骨吸収が促進される．最近，炎症性サイトカインは骨芽細胞の増殖，分化抑制を介して骨形成を抑制することも示されている．さらに，関節障害に伴う日常生活動作の低

一般的な危険因子	疾患に関連した危険因子
・加齢 ・性 ・家族歴 ・やせ ・生活習慣 ・転倒リスク	・炎症 ・不動 ・ステロイド ・サルコペニア

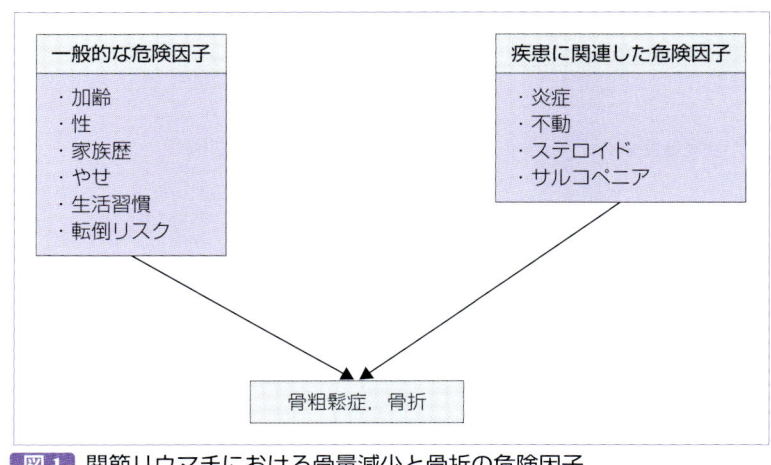

→ 骨粗鬆症，骨折

図1 関節リウマチにおける骨量減少と骨折の危険因子

表1 関節リウマチにおける骨折リスク

文献	例数	試験デザイン	骨折の種類	相対リスク（95%信頼域）	エビデンスレベル
1) 2)	13,738	CaMoS＋DOES＋Sheffield コホート研究のメタ解析（ステロイド使用は14%）	すべての骨折 骨粗鬆症関連骨折 大腿骨近位部骨折 大腿骨近位部骨折（骨密度で調整）	1.45（1.16-1.80） 1.56（1.20-2.02） 1.95（1.11-3.42） 1.73（0.94-3.20）	IV
		CaMoS＋DOES＋Sheffield コホート研究のメタ解析（ステロイド使用で調整）	全ての骨折 骨粗鬆症関連骨折 大腿骨近位部骨折	1.38（1.11-1.72） 1.46（1.12-1.90） 1.76（0.97-3.19）	IV
3)	RA：30,262，対照：90,783	GPRDコホートの縦断分析（RA患者の経口ステロイド使用37.7%），平均7.6年の経過観察	臨床骨粗鬆症関連骨折（男） 臨床骨粗鬆症関連骨折（女） 大腿骨近位部骨折 臨床椎体骨折 臨床骨粗鬆症関連骨折（ステロイド非使用例） 大腿骨近位部骨折（ステロイド非使用例）	1.4（1.2-1.7） 1.5（1.4-1.6） 2.0（1.8-2.3） 2.4（2.0-2.8） 1.3（1.2-1.4） 1.7（1.5-2.0）	IV

CaMoS：the Canadian Multicenter Osteoporosis Study, sample size；9,411例，25歳以上，女性の比率；69.
DOES：the Dubbo Osteoporosis Epidemiology Study, sample size；2,163例，60歳以上，女性の比率；61.
Sheffield：the Sheffield cohort, sample size；2,164例，75歳以上，女性の比率；100.
GPRD：the British General Practice Research Database, 40歳以上.

下による不動やサルコペニア，ステロイドや免疫抑制薬などの薬剤の影響からも骨粗鬆症を発症する（図1）．一方，中年以降の年代の女性患者が多いため，一般的な骨粗鬆症の危険因子としての加齢や性も危険因子となる（図1）．

　RA患者の骨折リスクに関する報告のうちステロイドの影響を除外したものを表1に示す．コホート研究のメタ解析[1,2]は，ステロイド使用で調整した結果においてすべての骨折および骨粗鬆症関連骨折のリスクの有意の増加を示した．大規模で長期のコホート研究[3]でも，ステロイド非使用例の検討で臨床骨粗鬆症関連骨折および大腿骨近位部骨折リスクの有意の増加が示された．以上から，ステロイドの影響を除いても，RAによる骨折リスクは臨床骨粗鬆症関連骨折で1.3倍，大腿骨近位部骨折で1.7倍程度に増加すると考えられる．

●ステロイド性骨粗鬆症

　ステロイド性骨粗鬆症は続発性骨粗鬆症のなかでも最も頻度が高く，骨密度低下よりも骨強度低下を強く引き起こし，ランダム化比較対照試験のプラセボ群では1年間に最大23%椎体骨折を生じるとされる．2014年わが国のステロイド性骨粗鬆症の管理と治療ガイドラインが改訂された（J Bone Miner Metab 2014；**32**：337-350．）．

文献

1) Kanis JA, et al.：A meta-analysis of prior corticosteroid use and fracture risk. *J Bone Miner Res* 2004；**19**：893-899.
2) Kanis JA, et al.：Assessment of fracture risk. *Osteoporos Int* 2005；**16**：581-589.
3) van Staa TP, et al.：Clinical assessment of the long-term risk of fracture in patients with rheumatoid arthritis. *Arthritis Rheum* 2006；**54**：3104-3112.

（宗圓　聰）

Q98 関節リウマチと動脈硬化症との関連はありますか？

A 欧米では関節リウマチ患者の心血管イベントや動脈硬化症の頻度が，一般人口と比較し高いことが知られています．日本人に関する報告は少ないですが，関節リウマチ患者の罹病期間や骨破壊と動脈硬化の進展が相関しているという報告もあります．

関節リウマチ患者の死因における欧米と日本の違い

　メトトレキサート（MTX）や生物学的製剤などが使用できるようになり，関節リウマチ（RA）の治療にパラダイムシフトがおきた現在でも，一般人口に比べRA患者の死亡率は高い．RAの死因は，欧米では約50%が心血管疾患（cardiovascular disease：CVD），続いて悪性疾患，感染症などが多い．一方わが国では，悪性疾患（24.2%），肺疾患（肺炎12.1%，間質性肺炎11.1%），脳血管疾患（8%），CVD（7.6%）の順に多い．わが国においては死因における脳血管疾患，CVDの割合は一般人口と比較し有意差は認めなかったが[1]，欧米ではRA患者のCVDや動脈硬化症の頻度は一般人口に比べ多い．

動脈硬化症について

　動脈硬化症は虚血性心疾患や脳血管障害の原因の1つと考えられている．動脈硬化症のリスクとして，年齢，高血圧，糖尿病，脂質異常症，喫煙などの他に慢性炎症があげられる．RAの病態に関わっているTNF-α（tumor necrosis factor-α），IL-6（interleukin-6）などの炎症性サイトカインは動脈硬化を促進する（表1）．また，TNF-α阻害薬などの生物学的製剤はRA患者の動脈硬化やCVDを減少させると報告されている[2]．RAの動脈硬化症に対しては，通常の動脈硬化症のリスクを減らすとともに，RAに対する治療を十分にしていくことが重要と考えられる．

日本人の関節リウマチ患者における動脈硬化症

　日本人のRA患者における動脈硬化症についての論文は非常に少ない．Kumedaらは，頸部ならびに大腿動脈の超音波検査を行ったところ，動脈硬化のリスク因子を一致させた健常者と比べ，RA患者の内膜中膜複合体厚が増加していたと報告した．また，内膜中膜複合体

表1 動脈硬化における炎症性サイトカインの役割

サイトカイン	動脈硬化における役割
TNF-α	血管内皮細胞表面の接着分子の発現を増加 炎症性細胞の血管壁への遊走を促進 マクロファージの泡沫化を促進 インスリン抵抗性を促進
IL-6	アテローム性プラークを増加 マウスにおいて動脈硬化を促進 阻害によりプラークが減少 脂質異常症は増悪の可能性
IL-17	マウスにおいてその阻害が動脈硬化の進展を抑制
Type I interferons	アテローム性プラークを増加 炎症性細胞の活性化とプラークの不安定化を促進

（文献2より引用改変）

厚はRAの罹病期間，骨破壊の程度，mHAQ（modified Health Assessment Questionnaire）と正の相関があった[3]．このことから日本人においてもRA患者では動脈硬化が進展している可能性が示唆される．しかし，日本人のRA患者に関する動脈硬化症や脳血管障害，CVDに関する検討は少ないため，今後のさらなる検討が望まれる．

文献

1) Nakajima A, et al.：Mortality and cause of death in Japanese patients with rheumatoid arthritis based on a large observational cohort, IORRA. *Scand J Rheumatol* 2010；**39**：360-367.
2) Barbhaiya M, et al.：Rheumatoid arthritis and cardiovascular disease：an update on treatment issues. *Curr Opin Rheumatol* 2013；**25**：317-324.
3) Kumeda Y, et al.：Increased thickness of the arterial intima-media detected by ultrasonography in patients with rheumatoid arthritis. *Arthritis Rheum* 2002；**46**：1489-1497.

（河野通仁・渥美達也）

Q99 関節リウマチと他の膠原病の合併について教えてください．

A 関節リウマチは，全身性エリテマトーデス（いわゆる rhupus syndrome），強皮症，Sjögren症候群，抗アミノアシルトランスファーRNA合成酵素（ARS）症候群との合併が知られています．関節リウマチの合併は，全身性エリテマトーデス患者の3〜9.7％，強皮症の6.2〜32％，抗ARS症候群の60〜90％と報告されています．

● オーバーラップ症候群の概念と分類

2つ以上の結合組織病の臨床所見を有し，分類基準を同時に満たす症例は，オーバーラップ症候群とよばれる[1]．すべての結合組織病はオーバーラップ症候群として他の結合組織病と合併しうるが，特に関節リウマチ（RA）は，全身性エリテマトーデス（systemic lupus erythematosus：SLE）（いわゆる rhupus syndrome），強皮症（systemic sclerosis：SSc），Sjögren症候群（Sjögren's syndrome：SS），抗アミノアシルトランスファーRNA合成酵素症候群（aminoacyl-t-RNA synthetase：ARS）との合併が知られている[1]．

オーバーラップ症候群は，特異的自己抗体の有無により分類される（表1）[1]．特異的自己抗体が検出されるオーバーラップ症候群には，抗ARS症候群（抗ARS抗体），多発性筋炎（polymyositis：PM）＋SSc（抗PM/Scl抗体），SLE＋SS（抗SS-B抗体）が含まれる．特異的自己抗体が検出されないオーバーラップ症候群には，RA＋SLE（いわゆる rhupus syndrome），SSc＋SS，RA＋SSc，SLE＋SSc，RA＋SS，PM＋SSが知られている．

● RAの合併を含むオーバーラップ症候群の臨床像（RA＋SLE，SSc＋RA）

RAとSLEの合併は，いわゆる rhupus syndrome とよばれるが，明確な定義はいまだ確立されていない[1]．RAとSLEの合併は稀とされており，SLE患者の3〜9.7％がRA同様の変形を伴うびらん性関節炎を呈すると報告されている[2]．SLE単独例と比較して，抗シトルリン化ペプチド抗体（ACPA），リウマトイド因子（RF）の陽性率は高く，抗核抗体（ANA），抗DNA抗体，抗Sm（smith）抗体は，抗RNP（ribonu cleoprotein）抗体は差がないとされてい

Chapter X 関節リウマチの臓器障害／合併症と治療

表1 オーバーラップ症候群の分類

特異的自己抗体の有無	オーバーラップ症候群
特的自己抗体あり	抗ARS症候群（抗ARS抗体） PM＋SSc（抗PM/Scl抗体） SLE＋SS（抗SS-B抗体）
特的自己抗体なし	RA＋SLE（いわゆるrhupus syndrome） SSc＋SS RA＋SSc SLE＋SSc RA＋SS PM＋SS

ARS：アミノアシルトランスファーRNA合成酵素，PM：多発性筋炎，SSc：強皮症，SLE：全身性エリテマトーデス，SS：Sjögren症候群，RA：関節リウマチ

（文献1より引用改変）

表2 RAの合併を含むオーバーラップ症候群の臨床像

オーバーラップ症候群	疫学	自己抗体のプロファイル	臨床的特徴	治療	文献
RA＋SLE (rhupus syndrome)	SLEの3〜9.7%	・SLE単独と比較して，ACPA，RFの陽性率は高い，ANA，抗DNA抗体，抗Sm抗体，抗RNP抗体は差なし	・SLE単独と比較して，ループス腎炎の合併は少ない ・関節の腫脹・圧痛はRA単独と差なし ・関節US・MRIにおける炎症所見，骨びらんはRA単独と差なし	・TNF阻害薬の使用はSLE悪化の懸念がある ・リツキシマブ，アバタセプトの有効性が期待できる	1) 2)
RA＋SSc	SScの6.2〜32%	・ACPAの陽性率は64%，RFの陽性率は60〜72% ・抗Scl70抗体の陽性率は17.9%，抗セントロメア抗体の陽性率は28.8%	・82.1%は限局皮膚硬化型，17.9%はびまん性皮膚硬化型	・エタネルセプト，リツキシマブが関節炎・皮膚硬化に対して有効な可能性が示唆	1)

RA：関節リウマチ，SLE：全身性エリテマトーデス，ACPA：anti-citrullinated peptides antibody，RF：リウマチ因子，ANA：anti-nuclear antibody，SSc：強皮症，Scl70：topoisomevase1

る[1,2]．臨床的所見では，SLE単独例と比較して，ループス腎炎の合併は少なく，RA単独例と比較して，関節の腫脹・圧痛，および関節超音波(US)・MRIにおける炎症所見，骨びらんは同様と報告されている[2]．治療に関しては，TNF阻害薬の使用はSLE悪化の懸念があり，リツキシマブ，アバタセプトの有効性が期待されている[1]（表2）．

RAとSScの合併は，SScの6.2〜32%と報告されている[1]．RAとSScのオーバーラップ症候群におけるACPAの陽性率は64%，RFは60〜72%，抗Scl70抗体は17.9%，抗セントロメア抗体は28.8%とされている[1]．臨床的特徴に関しては，82.1%は限局皮膚硬化型，17.9%はびまん性皮膚硬化型であり，限局皮膚硬化型が主体である[1]．治療上は，エタネルセプト，リツキシマブが関節炎・皮膚硬化に対して有効な可能性が示唆されており，今後の展開が期待される[1]（表2）．

一方で，抗 Jo-1 抗体陽性の抗 ARS 症候群の 60 〜 90％ が 2010 年 ACR/EULAR の RA 分類基準[3]を満たすと報告されている[1]．RA と SS の合併例の詳細は **Q100** を参照のこと．

文献
1) Iaccarino L, et al.：Overlap connective tissue disease syndromes. *Autoimmun Rev* 2013；**12**：363-373.
2) Tani C, et al.：Rhupus syndrom.：assessment of its prevalence and its clinical and instrumental characteristics in a prospective cohort of 103 SLE patients. *Autoimmun Rev* 2013；**12**：537-541.
3) Aletaha D, et al.：2010 Rheumatoid arthritis classification criteri.：an American College of Rheumatology/European League Against Rheumatism collaborative initiative. *Arthritis Rheum* 2010；**62**：2569-2581.

〔坪井洋人〕

Q100　Sjögren 症候群を合併した関節リウマチの特徴は？

A 関節リウマチに合併する二次性 Sjögren 症候群（SS）の頻度は 10 〜 24％，二次性 SS に合併する膠原病の中では RA が最多と報告されています．SS を合併した RA，あるいは SS で高頻度に検出される抗 SS-A 抗体陽性の RA は，TNF 阻害薬に抵抗性である可能性が示唆されています．

関節リウマチ（RA）と Sjögren 症候群（SS）の合併

　Sjögren 症候群（SS）は唾液腺炎・涙腺炎を主体とし，様々な自己抗体の出現がみられる自己免疫疾患である．SS は他の膠原病の合併がみられない一次性 SS と，関節リウマチ（RA）や全身性エリテマトーデス（SLE）などの膠原病を合併する二次性 SS とに大別される．RA に合併する二次性 SS の頻度は報告者によって違いがあるものの，10 〜 24％ とされている[1]．2011 年に厚労省「自己免疫疾患に関する調査研究班（住田班）拡大 SS 分科会」で実施された SS に関する全国疫学調査（一次調査，二次調査）では，二次調査で全国の医療機関の 98 診療科から 2,195 例の SS 患者の臨床情報を解析した．わが国の SS 患者の平均年齢は 60.8 ± 15.2 歳，男性／女性の比率は 1/17.4，病型は一次性 SS／二次性 SS が 58.5％/39.2％ であった（図 1）．二次性 SS に合併する膠原病では，RA が 38.7％ と最多であり，次いで SLE が 22.2％ であった（図 1）．以上の結果から，RA と SS の合併例は比較的頻度が高く，臨床上最も重要な重複症候群の 1 つであると考えられる．

SS を合併した RA の臨床的特徴

　SS 合併 RA の臨床的特徴に関しては，症例数は 11 例と少ないが，対称性びらん性関節炎，リウマトイド因子，抗 CCP 抗体の陽性率は，SS 合併のない抗 SS-A 抗体陰性の RA と差がなかったとする報告がある[1]．一方で，2008 年のアメリカリウマチ学会（ACR）による RA に対する薬物療法のリコメンデーションでは，RA の予後不良因子の 1 つとして SS の合併が記載されていたが，2012 年に発表された up date 版では，予後不良因子として SS の合併の記載はない．

　抗 SS-A 抗体は SS の 70％ 前後で検出されるが，RA や SLE などの他の膠原病でも検出される．RA における抗 SS-A 抗体の陽性率は 3 〜 15％ と報告されている[2]．Matsudaira らは，

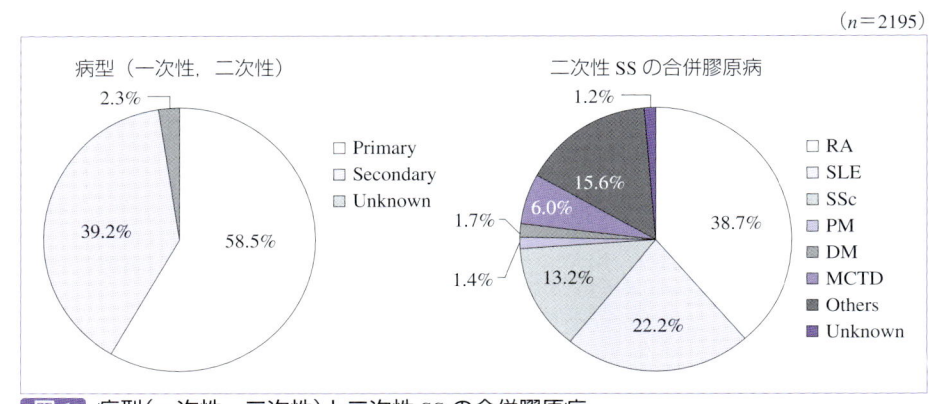

図1 病型(一次性, 二次性)と二次性SSの合併膠原病
Primary：一次性, Secondary：二次性, Unknown：不明, RA：関節リウマチ, SLE：全身性エリテマトーデス, SSc：強皮症, PM：多発性筋炎, DM：皮膚筋炎, MCTD：混合性結合組織病, Others：その他
厚労省「自己免疫疾患に関する調査研究班(住田班) 拡大SS分科会」によるSSに関する全国疫学調査(二次調査)
(文献1より引用)

TNF阻害薬(インフリキシマブ, エタネルセプト, アダリムマブ)をはじめての生物学的製剤として投与した190例のRA患者に関して, 投与開始時の抗SS-A抗体のプロファイルと, TNF阻害薬に対する治療反応性について解析し, 興味深い結果を報告している[3]. TNF阻害薬開始24週後に, 治療反応性がみられた群では, みられなかった群と比較して, 抗SS-A抗体の陽性率, SSの合併率は有意に低値であった($p < 0.05$)[3]. 抗SS-A抗体陽性群と陰性群を比較すると, 24週, 56週後のDAS28-CRPの改善は, 陰性群の方が有意に優れており($p < 0.05$), 特にインフリキシマブ治療群において顕著であった. さらに多変量解析では, 24週後の治療抵抗性に関連する独立したリスク因子として, 抗SS-A抗体が抽出された(オッズ比 5.22, 95%信頼区間 1.75-15.57, $p = 0.003$)[3]. 以上の結果から, RAにおけるSSの合併, 特に抗SS-A抗体の存在は, TNF阻害薬に対する治療抵抗性に関連する可能性が示唆された.

文献

1) Tsuboi H, et al.：Primary and secondary surveys on epidemiology of Sjögren's syndrome in Japan. *Mod Rheumatol* 2014；**24**：464-470.
2) Cavazzana I, et al.：Anti-Ro/SSA antibodies in rheumatoid arthritis：clinical and immunologic associations. *Clin Exp Rheumatol* 2006；**24**：59-64.
3) Matsudaira R, et al.：Anti-Ro/SSA antibodies are an independent factor associated with an insufficient response to tumor necrosis factor inhibitors in patients with rheumatoid arthritis. *J Rheumatol* 2011；**38**：2346-2354.

(坪井洋人)

付 録

- ●主な臨床研究
- ●主な略語
- ●主な薬剤

付録1　主な臨床研究

略名	正式名
ACCEPT	Assessing the Cardiovascular Risk Between Celecoxib and Nonselective Nonsteroidal Antiinflammatory Drugs in Patients With Rheumatoid Arthritis and Osteoarthritis
ADACTA	Adalimumab Actemra
ALTAIR	Abatacept Leading Trial for RA on Imaging Remission
AMPLE	Abatacept Versus Adalimumab Comparison in Biologic-Naive rheumatoid arthritis（RA） Subjects With Background Methotrexate
ATTAIN	Abatacept Trial in Treatment of Anti-TNF Inadequate Responders Trial
ATTEST	Abatacept or infliximab versus placebo, a Trial for Tolerability, Efficacy and Safety in Treating RA
BeSt	Behandel Strategieën Study
DIRECT	Denosumab Fracture Intervention Randomized placebo Controlled Trial
FREEDOM	Fracture Reduction Evaluation of Denosumab in Osteoporosis Every 6 Months
GO-AFTER	Golimumab after Former Antitumour Necrosis Factor α Therapy Evaluated in Rheumatoid Arthritis
GO-FORTH	—
HONOR	Humira Discontinuation without Functional and Radiographic Damage Progression Following Sustained Remission
HOPEFUL	Adalimumab,a human anti-TNF Monoclonal Antibody,Outcome Study for the Persistent Efficacy under Allocation to Treatment Strategies in Warly RA
IDEA	Infliximab as Induction Therapy in Early Rheumatoid Arthritis
IMPROVED	Induction Therapy with Methotrexate and Prednisone in Rheumatoid or Very Early Arthritic Disease
JESMR	Japanese Etanercept Switching on Methotrexate Resistant
J-RAPID	Japanese RA Prevention of Structural Damage
OPTIMA	Study of the Optimal Protocol for Methotrexate and Adalimumab Combination Therapy in Early Rheumatoid Arthritis
PRECISION	The Prospective Randomized Evaluation of Celecoxib Integrated Safety versus Ibuprofen Or Naproxen
PRESERVE	A Randomized, Double-Blind Study Comparing the Safety & Efficacy of Once-Weekly Etanercept 50 mg, Etanercept 25 mg, & Placebo in Combination With Methotrexate in Subjects With Active Rheumatoid Arthritis
RADIATE	The Research on ACTEMRA Determining Efficacy after Anti-TNF Failures
RRR	Remission Induction by Remicade in RA Study
TICORA	Tight Control in the Treatment of Rheumatoid Arthritis
VIGOR	Vioxx Gastrointestinal Outcomes Research

付録2　主な略語

略語	欧名	和名
ABT	abatacept	アバタセプト
ACPA	anti-citrullinated peptide antibody	抗シトルリン化ペプチド抗体
ACR	American College of Rheumatology	アメリカリウマチ学会
ADA	adalimumab	アダリムマブ
ADL	activities of daily living	日常生活動作
AIIRD	Autoimmune inflammatory rheumatic disease	自己免疫性炎症性リウマチ性疾患
ALT	alanine aminotransferase	アラニンアミノ基転移酵素
ANA	antinuclear antibodies	抗核抗体
APRIL	a proliferation inducing ligand	増殖誘導リガンド
APS	anti-phospholipid antibody syndrome	抗リン脂質抗体症候群
APTT	activated partial thromboplastin time	活性化部分トロンボプラスチン時間
ARA	American Rheumatism Association	アメリカリウマチ協会
ARS	aminoacyl-t-RNA synthetase	抗アミノアシルトランスファーRNA合成酵素
AST	aspartate aminotransferase	アスパラギン酸アミノ基転移酵素
BAFF	B cell activating factor belonging to the TNF family	TNFファミリーに属するB細胞活性化因子
BAFF-R	BAFF receptor	BAFF受容体
BCMA	B cell maturation antigen	B細胞成熟抗原
bDMARDs	biological DMARDs	生物学的DMARDs
BLyS	B lymphocyte stimulator	Bリンパ球刺激因子/B細胞活性化因子
bsDMARDs	biosimilar DMARDs	生物学的DMARDs後発品
CCP	cyclic citrullinated-peptide	環状シトルリン化ペプチド
Ccr	creatinine clearance	クレアチニンクリアランス
CDAI	clinical disease activity index	臨床疾患活動性指数
CRP	cyclic AMP receptor protein	サイクリックAMP受容蛋白質
CRP	C-reactive protein	C反応性蛋白
csDMARDs	conventional synthetic DMARD	従来型合成DMARDs
CVD	cardiovascular disease	心血管疾患
CZP	certolizumab pegol	セルトリズマブ・ペゴル
DAREA	disease activity index for reactive arthritis	疾患活動性スコア
DAS	disease activity score	疾患活動性評価
DAS28	disease activity score-28	28関節の評価による疾患活動性評価
DC	dendritic cell	樹状細胞
DE	dry eye	ドライアイ
DHODH	dihydroorotate dehydrogenase	ジヒドロオロト酸オキシダーゼ
DIP（関節）	distal interphalangeal joint	遠位指節間関節
DMARDs	disease modifying anti-rheumatic drugs	疾患修飾性抗リウマチ薬
EBV	Epstein Barr virus	Epstein Barrウイルス
eGFR	estimate glomerular filtration rate	推算腎糸球体濾過量
ELISA	enzyme linked immunosorbant assay	固相化酵素抗体法

EMA	European Medicines Agency	欧州医薬品庁
ERK	extracellular signal-regulated kinase	細胞外シグナル制御キナーゼ
ESR	erythrocyte sedimentation rate	赤血球沈降速度
ETN	etanercept	エタネルセプト
EULAR	The European League Against Rheumatism	ヨーロッパリウマチ学会
ExRA	rheumatoid arthritis with extra-articular manifestation	関節外症状を伴うリウマチ
FANA	fluorescent ANA	自己抗体
FDA	Food and Drug Administration	米国食品医薬品局
FLS	fibroblast-like synovial cells	線維芽細胞様滑膜細胞
GH	global health	患者総合評価
GLM	golimumab	ゴリムマブ
GWAS	genome-wide association study	全ゲノム関連解析
HAQ	health assessment questionnaire	健康評価質問票
HAQ-DI	health assessment questionnaire disability index	健康評価質問票障害指数
HBV	hepatitis B virus	B 型肝炎ウイルス
HCV	hepatitis C virus	C 型肝炎ウイルス
HLA	human histocompatibility leukocyte antigen	ヒト組織適合白血球抗原
HSPG	heparan sulfate proteoglycan	ヘパラン硫酸プロテオグリカン
IFX	infliximab	インフリキシマブ
IGRA	interferon-gamma release assays	インターフェロンγ遊離試験
IMPDH	inosine 5-monophosphate dehydrogenase	イノシン -5'- 一リン酸デヒドロゲナーゼ
JAK	janus kinase	ヤヌスキナーゼ
JCR	Japan College of Rheumatology	日本リウマチ学会
JNK	c-jun N-terminal kinase	c-jun N- 末端キナーゼ
LPD	lymphoproliferative disorders	リンパ腫・リンパ増殖性疾患
LTBI	latent tuberculosis infection	潜在性結核感染症
MAPK	mitogen-activated protein kinase	分裂促進因子活性化蛋白質キナーゼ
MCP（関節）	meta carpophalangeal joint	中手指関節
MCTD	mixed connective tissue disease	混合性結合組織病
MDGA	physician global assessment	医師全般評価
mHAQ	modified health assessment questionnaire	—
MK	MAPK-activated protein kinases	MAPK 活性化プロテインキナーゼ
MMP-3	matrix metalloproteinase-3	マトリックスメタロプロティナーゼ -3
MRA	malignant rheumatoid arthritis	悪性関節リウマチ
MSK	mitogen-and stress-activated kinases	マイトジェンおよびストレス活性化プロテインキナーゼ
MTP（関節）	meta tarsophalangeal joint	中足趾節関節
mTSS	modified total Sharp score	総 Sharp スコア変法
MTX	methotrexate	メトトレキサート
mΦ	macrophage	マクロファージ
NAG	N-acetyl-β-D-glucosaminidase	尿中β-D-N アセチルグルコサミニダーゼ
NFAT	nuclear factor of activated T-cells	活性化 T 細胞核内因子

NSAIDs	nonsteroidal anti-inflammatory drugs	非ステロイド性消炎鎮痛薬
NSIP	nonspecific interstitial pneumonia	非特異的間質性肺
NTM	nontuberculous mycobacterial infection	非結核性抗酸菌感染症
NYHA	New York Heart Association	ニューヨーク心臓協会
OA	osteo arthritis	変形性関節炎
OP	organizing pneumonia	器質性肺炎
OPG	osteoprotegerin	オステオプロテジェリン
OTIS	Organization of Teratology Information Specialists	先天異常情報専門家の組織
PAD	peptidyl arginine deiminase	ペプチジルアルギニンデイミナーゼ
PCP	pneumocystis pneumonia	ニューモシスチス肺炎
PD	pharmacodynamics	薬力学
PGA	patient global assessment	患者全般評価
PIP（関節）	proximal interphalangeal joint	近位指節間関節
PK	pharmacokinetics	薬物動態
PM	polymyositis	多発性筋炎
PMDA	Pharmaceuticals and Medical Devices Agency	医薬品医療機器総合機構
PMS	post marketing surveillance	市販後全例調査
PPAD	porphyromonas gingivalis peptidyl-arginine deiminase	ポルフィロモナスジンジバリスペプチジルアルギニンデイミナーゼ
PPI	proton pump inhibitor	プロトンポンプインヒビター（阻害薬）
PRAC	Pharmacovigilance Risk Assessment Committee	ファーマコビジランス・リスク評価委員会
PrGA VAS	provider global assessment VAS	—
PSL	prednisolone	プレドニゾロン
PtGA VAS	patient global assessment VAS	—
PTH	parathyroid hormone	副甲状腺ホルモン
QOL	quality of life	生活の質
RA	rheumatoid arthritis	関節リウマチ
RAI	Ritchie articular index	リッチー関節指数
RANKL	receptor activator of nuclear factor kappa B ligand	核因子カッパBリガンドの受容体アクチベーター
RF	rheumatoid factor	リウマトイド因子
RRR	remission induction by remicade in ra	関節リウマチのレミケードによる寛解導入
RS3PE	remitting seronegative symmetrical synovitis with pitting edema	—
RV	rheumatoid vasculitis	リウマチ性血管炎
SASP	salazosulfapyridine	サラゾスルファピリジン
Scl70	topoisomerase1	トポイソメラーゼ1
SDAI	simplified disease activity index	単純疾患活動性インデックス
SJC	swollen joints count	腫脹関節痛
SLE	systemic lupus erythematosus	全身性エリテマトーデス
SNPs	single nucleotide polymorphism	一塩基多型
SS	Sjögren syndrome	シェーグレン症候群
SSc	systemic sclerosis	強皮症

STIR	short-T1・inversion recovery	STIR法
Syk	spleen tyrosine kinase	—
T2T	treat-to-target	目標達成に向けた治療
TAC	tacrolimus	タクロリムス
TACI	transmembrane activator and calcium modulator and cyclophilin ligand interactor	膜貫通アクチベーターおよびカルシウムモジュレーターおよびシクロフィリンリガンド相互作用因子
TCZ	tocilizumab	トシリズマブ
TJC	tender joints count	疼痛関節数
TNF	tumor necrosis factor	腫瘍壊死因子
TRAFs	TNF receptor-associated factors	TNF受容体関連因子
tsDMARDs	target synthetic DMARD	標的型合成DMARDs
UIA	undifferentiated inflammatory arthritis	未分類炎症性関節炎
UIP	usual interstitial pneumonitis	通常型間質性肺炎
VAS	visual analogue scale	—
ZAP70	zeta-chain-associated protein kinase 70	タンパク質キナーゼ70のゼータ鎖関連

付録3　主な薬剤

分類	一般名	商品名（会社名）	剤形・規格	適応	用法用量	禁忌
免疫調節薬	金チオリンゴ酸ナトリウム	シオゾール（高田）	注：10 mg、25 mg	関節リウマチ	10 mgから増量、毎週若しくは隔週に1回筋肉内注射．この間に効果発現をみた場合には適当な最低維持量の投与を継続． (1) 徐々に増量する方式：第1〜4週1回10 mg、第5〜8週1回25 mg、第9〜12週1回50 mg、第13週以降1回50 mg、場合によっては100 mg (2) 比較的急速に増量する方式：初期量1回10 mg、2週間目1回25 mg、3週間目以降1回50 mg、場合によっては100 mg 年齢、体重、体質及び症状に応じて適宜増減．	腎障害、肝障害、血液障害、心不全、潰瘍性大腸炎のある患者及び放射線療法後間もない患者．金製剤による重篤な副作用の既往のある患者．キレート剤（D-ペニシラミン）を投与中の患者．妊婦又は妊娠している可能性のある婦人及び授乳婦
	ペニシラミン	メタルカプターゼ（製造販売：大正/発売：大正富山）	カプセル：50 mg、100 mg	関節リウマチ	消炎鎮痛剤などで十分な効果が得られない場合に使用．1回100 mgを1日1〜3回、食間空腹時に経口投与．年齢、体重、症状、忍容性、本剤に対する反応等に応じて適宜増減．一般的には成人、初期量を1日100 mgとし、増量は4週以上の間隔をおいて100 mgずつ漸増．維持量は効果が得られる最低用量に調節．また、投与を再開するときは、低用量から開始．なお、1日300 mgでは効果不十分で増量により有効性が期待される場合には、患者の状態を十分に観察しつつ1日600 mgまで増量することもできる．ただし、効果が得られた後は減量して有効最少量で維持する．	血液障害のある患者．腎障害のある患者．SLEの患者．成長期の小児で結合組織の代謝障害のある患者．金剤が投与されている患者．妊婦又は妊娠している可能性のある婦人 【原則禁忌】 高齢者、手術直後の患者、骨髄機能の低下している患者、全身状態が悪化している患者、授乳婦
	ロベンザリット	カルフェニール（中外）	錠：40 mg、80 mg	関節リウマチ	他の消炎鎮痛剤等とともに、1日量240 mgを3回に分割経口投与．症状により適宜増減	重篤な腎障害のある患者．妊婦、妊娠している可能性のある婦人
	オーラノフィン	リドーラ（グラクソ・スミスクライン）	錠：3 mg	関節リウマチ（過去の治療において非ステロイド性抗炎症剤により十分な効果の得られなかったもの）	1日6 mg（本剤2錠）を朝食後及び夕食後の2回に分割経口投与．なお、1日6 mgを超える用量は投与しない	金製剤による重篤な副作用の既往歴のある患者．金製剤に対して過敏症の既往歴のある患者．腎障害、肝障害、血液障害あるいは重篤な下痢、消化性潰瘍等のある患者．妊婦又は妊娠している可能性のある婦人．小児
	ブシラミン	リマチル（参天）	錠：50 mg、100 mg	関節リウマチ	消炎鎮痛剤などで十分な効果が得られない場合に使用．1回100 mgを1日3回（300 mg）食後に経口投与．年齢、症状、忍容性、本剤に対する反応等に応じ、また、効果の得られた後には1日量100〜300 mgの範囲で投与．1日最大用量は300 mg	血液障害のある患者及び骨髄機能が低下している患者．腎障害のある患者．本剤の成分に対し過敏症の既往歴のある患者 【原則禁忌】 手術直後の患者、全身状態の悪化している患者
	アクタリット	オークル（日本新薬）モーバー（田辺三菱）	錠：100 mg	関節リウマチ	他の消炎鎮痛剤等とともに、1日300 mgを3回に分割経口投与	妊婦又は妊娠している可能性のある婦人、授乳婦
	サラゾスルファピリジン	アザルフィジンEN（製造販売：ファイザー/発売：参天）	錠：250 mg、500 mg	関節リウマチ	消炎鎮痛剤などで十分な効果が得られない場合に使用．1日投与量1 gを朝食及び夕食後の2回に分割経口投与する	サルファ剤又はサリチル酸製剤に対し過敏症の既往歴のある患者．新生児、低出生体重児

付録3　主な薬剤

分類	一般名	商品名（会社名）	剤形・規格	適応	用法用量	禁忌
免疫調節薬	イグラチモド	ケアラム（エーザイ）コルベット（製造販売：富山化学/販売：大正富山）	錠：25 mg	関節リウマチ	1回25 mgを1日1回朝食後に4週間以上経口投与．以降，1回25 mgを1日2回（朝食後，夕食後）に増量	妊婦又は妊娠している可能性のある婦人．重篤な肝障害のある患者．消化性潰瘍のある患者．本剤の成分に対し過敏症の既往歴のある患者．ワルファリンを投与中の患者
	メトトレキサート	リウマトレックス（ファイザー）	カプセル：2 mg	関節リウマチ	1週間単位の投与量を6 mgとし，1週間単位の投与量を1回又は2〜3回に分割して経口投与．分割投与の場合，初日から2日目にかけて12時間間隔で投与．1回又は2回分割投与の場合は残りの6日間，3回分割投与の場合は残りの5日間は休薬．これを1週間ごとに繰り返す．年齢，症状，忍容性及び本剤に対する反応等に応じて適宜増減．1週間単位の投与量として16 mgを超えない	妊婦又は妊娠している可能性のある婦人．本剤の成分に対し過敏症の既往歴のある患者．骨髄抑制のある患者．慢性肝疾患のある患者．腎障害のある患者．授乳婦．胸水，腹水等のある患者．活動性結核の患者
	レフルノミド	アラバ（サノフィ）	錠：10 mg 20 mg 100 mg	関節リウマチ	1日1回100 mg錠1錠の3日間経口投与から開始し，その後，維持量として1日1回20 mgを経口投与．また，1日1回20 mgの経口投与から開始することもできる．なお，維持量は，症状，体重により適宜1日1回10 mgに減量	本剤の成分に対し過敏症の既往歴のある患者．妊婦，妊娠している可能性のある婦人又は授乳中の婦人．慢性肝疾患のある患者．活動性結核の患者
免疫抑制薬	ミゾリビン	プレディニン（旭化成）	錠：25 mg 50 mg	関節リウマチ（過去の治療において，非ステロイド性抗炎症剤さらに他の抗リウマチ薬の少なくとも1剤により十分な効果の得られない場合に限る．）	1回50 mgを1日3回経口投与．症状により適宜増減．ただし，腎機能の程度により減量等を考慮する	本剤に対し重篤な過敏症の既往歴のある患者．白血球数3,000/mm^{3}以下の患者．妊婦又は妊娠している可能性のある婦人
	タクロリムス	プログラフ（アステラス）	カプセル：0.5 mg 1 mg	関節リウマチ（既存治療で効果不十分な場合に限る）	3 mgを1日1回夕食後に経口投与．高齢者には1.5 mgを1日1回夕食後経口投与から開始，症状により1日1回3 mgまで増量可	本剤の成分に対し過敏症の既往歴のある患者．シクロスポリン又はボセンタン投与中の患者．カリウム保持性利尿剤投与中の患者．妊婦又は妊娠している可能性のある婦人
	トファシチニブ	ゼルヤンツ（製造販売：ファイザー/販売：武田）	錠：5 mg	既存治療で効果不十分な関節リウマチ	1回5 mgを1日2回経口投与	本剤の成分に対し過敏症の既往歴のある患者．重篤な感染症（敗血症等）の患者．活動性結核の患者．重度の肝機能障害を有する患者．好中球数が500/mm^{3}未満の患者．リンパ球数が500/mm^{3}未満の患者．ヘモグロビン値が8 g/dL未満の患者．妊婦又は妊娠している可能性のある婦人
生物学的製剤	サイトカイン阻害薬/TNF-α阻害薬					
	インフリキシマブ	レミケード（田辺三菱）	点滴静注用：100 mg	既存治療で効果不十分な関節リウマチ（関節の構造的損傷の防止を含む）	体重1 kg当たり3 mgを1回の投与量とし点滴静注．初回投与後，2週，6週に投与し，以後8週間の間隔で投与．6週の投与以後，効果不十分又は効果が減弱した場合には，投与量の増量や投与間隔の短縮が可能．これらの投与量の増量や投与間隔の短縮は段階的に行う．1回の体重1 kg当たりの投与量の上限は，8週間の間隔では10 mg．投与間隔を短縮した場合では6 mg．最短の投与間隔は4週間．メトトレキサート製剤による治療に併用して用いる．	重篤な感染症（敗血症等）の患者．活動性結核の患者．本剤の成分又はマウス由来の蛋白質（マウス型，キメラ型，ヒト化抗体等）に対する過敏症の既往歴のある患者．脱髄疾患（多発性硬化症等）及びその既往歴のある患者．うっ血性心不全の患者

付録3　主な薬剤

分類	一般名	商品名（会社名）	剤形・規格	適応	用法用量	禁忌
生物学的製剤	エタネルセプト	エンブレル（製造販売：ファイザー/販売：武田）	皮下注用：10 mg、25 mg　皮下注シリンジ：25 mg（0.5 mL）、50 mg（1 mL）　皮下注ペン：50 mg（1 mL）	既存治療で効果不十分な関節リウマチ（関節の構造的損傷の防止を含む）	10〜25 mg を1日1回，週に2回，又は25〜50 mg を1日1回，週に1回，皮下注射する	敗血症の患者又はそのリスクを有する患者，重篤な感染症の患者，活動性結核の患者，本剤の成分に対し過敏症の既往歴のある患者，脱髄疾患（多発性硬化症等）及びその既往歴のある患者，うっ血性心不全の患者
	アダリムマブ	ヒュミラ（製造販売：アッヴィ/販売：エーザイ）	皮下注シリンジ：40 mg（0.8 mL）	関節リウマチ（関節の構造的損傷の防止を含む）	40 mg を2週に1回，皮下注射．効果不十分な場合，1回 80 mg まで増量可	重篤な感染症（敗血症等）の患者，活動性結核の患者，本剤の成分に対し過敏症の既往歴のある患者，脱髄疾患（多発性硬化症等）及びその既往歴のある患者，うっ血性心不全の患者
	ゴリムマブ	シンポニー（製造販売：ヤンセン/発売：田辺三菱）	皮下注シリンジ：50 mg	既存治療で効果不十分な関節リウマチ（関節の構造的損傷の防止を含む）	【メトトレキサートを併用する場合】50 mg を4週に1回，皮下注射．患者の状態に応じて1回 100 mg を使用可　【メトトレキサートを併用しない場合】100 mg を4週に1回，皮下注射	重篤な感染症（敗血症等）の患者，活動性結核の患者，本剤の成分に対し過敏症の既往歴のある患者，脱髄疾患（多発性硬化症等）及びその既往歴のある患者，うっ血性心不全の患者
	セルトリズマブ・ペゴル	シムジア（製造販売：ユーシービージャパン/発売：アステラス）	皮下注シリンジ：200 mg	既存治療で効果不十分な関節リウマチ（関節の構造的損傷の防止を含む）	1回 400 mg を初回，2週後，4週後に皮下注射，以後1回 200 mg を2週間の間隔で皮下注射．症状安定後には，1回 400 mg を4週間の間隔で皮下注射可	重篤な感染症（敗血症等）の患者，活動性結核の患者，本剤の成分に対し過敏症の既往歴のある患者，脱髄疾患（多発性硬化症等）及びその既往歴のある患者，うっ血性心不全の患者
	サイトカイン阻害薬/IL-6阻害薬					
	トシリズマブ	アクテムラ（中外）	点滴静注用：80 mg、200 mg、400 mg　皮下注シリンジ：162 mg　皮下注オートインジェクター：162 mg	既存治療で効果不十分な関節リウマチ（関節の構造的損傷の防止を含む）	【点滴静注用】1回 8 mg/kg を4週間隔で点滴静注　【皮下注シリンジ/オートインジェクター】1回 162 mg を2週間隔で皮下注射	重篤な感染症を合併している患者，活動性結核の患者，本剤の成分に対し過敏症の既往歴のある患者
	細胞標的薬					
	アバタセプト	オレンシア（製造販売：ブリストル・マイヤーズ/提携：小野）	点滴静注用：250 mg　皮下注シリンジ：125 mg（1 mL）	関節リウマチ（既存治療で効果不十分な場合に限る）	【点滴静注用】以下の用量を1回の投与量とし点滴静注．初回投与後，2週，4週に投与し，以後4週間の間隔で投与．患者の体重 60 kg 未満 500 mg 2バイアル，60 kg 以上 100 kg 以下 750 mg 3バイアル，100 kg 超 1 g 4バイアル　【皮下注シリンジ】投与初日に負荷投与としてアバタセプト（遺伝子組換え）点滴静注用製剤の点滴静注後，同日中に本剤 125 mg の皮下注射を行い，その後，本剤 125 mg を週1回，皮下注射．また，本剤 125 mg の週1回皮下注射から開始可	本剤の成分に対し過敏症の既往歴のある患者，重篤な感染症の患者

（医薬品添付文書をもとに作成．本薬剤を実際に用いるときは，最新の添付文書を参照してください）

索 引

和 名

あ行

悪性関節リウマチ 5, 17, 37, 194
悪性腫瘍 102, 178
悪性リンパ腫 102
アクタリット 107, 117
朝のこわばり 20
アダリムマブ 131, 203
圧痛 21
アナフィラキシーショック 99
アバタセプト 133, 140, 194
アミロイドーシス 17, 194, 201
アメリカリウマチ学会の分類基準 29
イグラチモド 107, 117
イソニアジド 129
一次性SS 209
遺伝的因子 12
イブプロフェン 160
医療格差 190
医療経済 189
インターフェロンγ遊離試験 109
インターロイキン-17 185
インフリキシマブ 52, 131, 189, 194
インフルエンザワクチン 104
ウイルス肝炎 108
うっ血性心不全 103
エタネルセプト 52, 131, 194, 203
オステオプロテジェリン 183
オーバーラップ症候群 207
オーラノフィン 107

か行

開始時投与量 110
角膜潰瘍 199
滑膜炎 6, 7, 55
滑膜切除術 163, 166
滑膜肥厚 55
寛解 136
——基準 73
——達成 124
環境因子 12
環軸椎亜脱臼 18
間質性腎炎 197
間質性肺炎 196
間質性肺疾患 142
間質性肺病変 109
肝障害 113
眼症状 5
関節エコー 55
関節炎 21
関節温存 168
関節温存術 163
関節外症状 4, 37
関節外臓器病変 17
関節外病変 194
間接蛍光抗体法 50
関節形成術 163
関節固定術 163
関節腫脹 21
関節症状 4
関節痛 20
関節内注射 157
関節破壊 13, 48, 58, 136
——の評価法 152
関節面の破壊像 52
関節リウマチ 146, 168, 174, 183, 199, 204
関節裂隙(の)狭小化 13, 52
感染 157, 170
感染症 155, 178
喫煙 13
キナーゼ阻害薬 175
機能的寛解 74, 76, 93
急性関節炎 21
休薬 124, 171
共通配列 2
強皮症 207
強膜炎 199
局所症状 194
金製剤 107
金チオリンゴ酸ナトリウム 107
クレアチニンクリアランス 118
グレースケール滑膜炎 27
経口DMARDs 84
経口低分子量化合物 175
血液学的異常 143
血液障害 108
結核 142
——の再燃 98
血管炎 5, 37
血漿交換療法 200
血清アミロイドA 202
腱縫合術 165
抗ARS抗体 41
抗CCP抗体 5, 25, 41, 47
抗IL-17 174
抗TNF-α阻害薬 52
抗アミノアシルトランスファーRNA合成酵素症候群 207
抗核抗体 41, 50
膠原病 50
高抗体価 50
構造的寛解 76, 93, 137
抗体価 51
抗体製剤 128
後発医薬品 188
——指数 192
好発年齢 8, 9
呼吸器障害 109
骨髄障害 113
骨粗鬆症 204
骨びらん 13, 52
ゴリムマブ 131
コンパクトMRIスコア 59

さ行

細気管支炎 196
催奇形性 122
細菌感染症 98
細菌性肺炎 142
サイクリックAMP受容蛋白質 25
再手術 171
サイトカイン 128

――標的　174
細胞表面分子標的　174
サラゾスルファピリジン　106，117
ジェネリック医薬品　188，191
ジクロフェナク　160
自己抗体　50，51
自己免疫　50
自己免疫疾患　50
脂質異常　103
歯周病　5，12
疾患活動性　72
疾患特異抗核抗体　51
疾患特異的な自己抗体　51
シトルリン化フィブリノゲン　47
尺側変形　21
周術期　165
――管理　170
重篤感染症　142
手術　168
術後管理　170
受容体製剤　128
消化管障害　158
除外診断　35
腎アミロイドーシス　198
心血管イベント　159
心血管系の障害　15
心血管疾患　206
人工関節置換術　163，166，170
心障害　5
腎排泄性　118
新分類基準（2010年）　30，36
推算腎糸球体濾過量　108
ステロイド　109，155，157，204
――性骨粗鬆症　205
――の関節破壊抑制効果のエビデンス　153
――の適応　154
――の副作用発現用量　154
――の有効用量　153
スワンネック変形　21
性差　8
生物学的製剤　52，83，97，128，136，146，156，168
――使用例　52
生命予後　15

赤沈　64
赤血球沈降速度　25
切除関節形成術　167
セルトリズマブ　131
セレコキシブ　162
線維芽細胞様滑膜細胞　8
潜在性結核感染症　119，129
全身症状　3，194
全身性エリテマトーデス　207
走化性因子　8
早期RA　35
早期診断　33
早期治療　33

た行
第1選択薬　95
胎児毒性　144
胎盤通過性　144
タクロリムス　107，115
脱髄性疾患　143
単純X線写真　52
単純疾患活動性インデックス　94
蛋白分解酵素　48
超音波検査　27
腸管穿孔　143
治療アルゴリズム　88
治療戦略　91
治療反応性　72
動脈硬化症　206
トシリズマブ　133，139，202
ドプラシグナル　55
ドライアイ　199
ドラッグフリー　138
二次性SS　209
ニューモシスチス肺炎　98，109，142
尿細管性アシドーシス　197
妊娠と薬情報センター　123，144
脳血管障害　206

は行
肺炎球菌ワクチン　104
バイオ医薬品　186
バイオ後続品　187
バイオシミラー　186，189
バイオフリー　138

肺外結核　102
肺障害　5
破骨細胞　183
播種性結核　102
パワードプラ滑膜炎　27
パンヌス　2，7
B型肝炎　98
――ウイルス　99
――ウイルス（HBV）の既往感染者　119
非結核性抗酸菌感染症　130
皮膚潰瘍　5
皮膚病変　194
日和見感染症　196
副作用　157
ブシラミン　106，117
プロテアーゼ　48
閉塞性内膜動脈炎　200
β-D-グルカン　130
D-ペニシラミン　107
包括的寛解　33
ボタンホール変形　21

ま行
膜性腎症　197
末梢神経障害　5
マトリックスメタロプロティナーゼ-3　25，41
慢性関節炎　21
ミゾリビン　107，115
メトトレキサート　95，107，108，113，131，139，202
――の用法・用量　110
免疫原性　189
免疫調節薬　116

や行
薬剤フリー寛解　33
有病率　8
葉酸の投与法　111
予防策　155

ら行
リウマチ結節　17
リウマチ性血管炎　43
リウマチ性疾患患者　50
リウマトイド因子　5，25，40，42，43，45

索　引

リコメンデーション　88
リツキシマブ　133, 194
臨床試験　188
臨床的寛解　76, 93, 136

リンパ球　177
リンパ腫・リンパ増殖性疾患
　114
リンパ節腫脹　194

レフルノミド　107, 115
ロイコボリン®　114
ロベンザリット　107

欧　名

数字
2008年ACR治療推奨　80, 83
2012年ACR治療推奨　84
2012年改訂　81
28関節の評価による疾患活動性評価　93

A
ABT　140
ACCEPT研究　162
ACR　21
ACR改善率　71
ACRコアセット　21, 71
ADACTA試験　134
ALTAIR試験　137
aminoacyl-tRNA synthetase　41
AMPLE試験　133
APRIL　181
A proliferation inducing ligand　181
ATTAIN試験　148
ATTEST試験　146

B
BAFF　181
bare area　7
B cell activating factor belonging to the TNF family　181
bDMARDs　136
BeSt研究　34, 124, 154
Bevans型　201
Boolean寛解　76
Boolean寛解基準　73
Boolean法　21
　　──による寛解定義　94
Bywaters型　201
B型肝炎　98
　　──ウイルス　99
　　──ウイルス(HBV)の既往感染者　119
B細胞　6

C
CCP　46
Ccr　118, 120
CD20抗原　135
CDAI　21, 67
clinical disease activity index　21, 72
conventional synthetic DMARDs　124, 139
COX-2選択的阻害薬　159
CRP　25, 65
csDMARDs　124, 139
CTLA4-Ig　133
cyclic AMP receptor protein　25
cyclic citrullinated peptide　46

D
DAS　21, 68
DAS28　67, 68, 93
DAS44　68
DE　199
△TSS　76
de novo B型肝炎　113, 129
DIRECT試験　183
disease activity score　21, 89
　　──28　93
drug-free remission　124
dry eye　199
D-ペニシラミン　107

E
eGFR　108
eGFRcreat　118, 120
eGFRcys　118, 120
Epstein Barrウイルス　13
erythrocyte sedimentation rate　25
ESR　25, 64
EULAR推奨生物学的製剤　133
ExRA　38

F
FANA　50
　　──染色パターン　50
Felty症候群　18
fibroblast-like synoviocyte　8
FLS　8
fostamatinib　178
FREEDOM試験　183

G
genome-wide association study　10
GO-AFTER試験　148
GO-FORTH試験　147
GWAS　10

H・I・J
HAQ-DI　74, 76
HBV　99
　　──*de novo*肝炎　99
HBV-DNAモニター　100
health assessment questionnaire disability index　74
hepatitis B virus　99
HLA-DRB1　10
HLA-DR遺伝子多型　2
HONOR試験　149
HOPEFUL試験　147
IDEA試験　137
IgG型RF　42
IL-17　185
IL-6　202
　　──受容体　134
IMPROVED試験　137
INH　129
JAK　175, 176
JESMR試験　137
J-RAPID試験　137

L
Larsen分類　53
latent tuberculosis infection　129

LPD　114
LTBI　129
lymphoproliferative disorders　114

M
malignant rheumatoid arthritis　17, 37
MAPK　180
　　　-activated protein kinases　181
Matrix metalloproteinase-3　25, 48
mHAQ　75
mitogen-activated protein kinase　180
mitogen-and stress-activated kinases　181
MK　181
MMP-3　25, 48, 65
modified HAQ　75
MRA　17, 37, 194
MRI 検査　27
MSK　181
MTX　108, 113, 139, 202
　　　――診療ガイドライン　95
　　　――治療抵抗性　177
　　　――肺炎　113

N
nonspecific interstitial pneumonia　200
nontuberculous mycobacterial infection　130
NSAIDs　158
NSIP　200
NTM　130

O
OMERACT-RAMRIS　59
OP　201
OPTIMA 試験　34
organizing pneumonia　201

P
p38 MAPK　180
PAD　48
PADI4　11
pain VAS　63
peptidyl arginine deiminase　48
PRECISION 研究　162
PRESERVE 研究　138
PtGA　63

R
RA　146, 174, 199
RADIATE 試験　148
RANKL　183
RA 鑑別疾患難易度別リスト　36
RA 治療（の）リコメンデーション　34
RF　5, 25, 43, 45
rheumatoid arthritis with extra-articular manifestation　38
rheumatoid factor　5
rheumatoid vasculitis　38
ritchie articular index　68
RRR 試験　34, 138

RV　38

S
SDAI　21, 67
serum amyloid A　202
shared epitope　2
simplified disease activity index　21, 72
Sjögren 症候群　5, 199, 207, 209
Steinbrocker 分類　53
subclinical inflammation　58, 77
SyK　178

T
T2T　80, 91, 202
TCZ　103, 139, 202
Th17 細胞　185
TICORA 試験　91
TNF 阻害薬　102, 139
TNF 阻害療法　52
Treat to Target　80, 91, 202
T-SPOT　129
tumor necrosis factor 阻害療法　52
T 細胞　6

U・V・X
UIP　200
usual interstitial pneumonitis　200
VAS　63
VIGOR 試験　160
X 線検査　28

- **JCOPY** 〈(社)出版者著作権管理機構 委託出版物〉
  本書の無断複写は著作権法上での例外を除き禁じられています．複写される場合は，そのつど事前に，(社)出版者著作権管理機構（電話 03-3513-6969，FAX03-3513-6979，e-mail：info@jcopy.or.jp）の許諾を得てください．

- 本書を無断で複製（複写・スキャン・デジタルデータ化を含みます）する行為は，著作権法上での限られた例外（「私的使用のための複製」など）を除き禁じられています．大学・病院・企業などにおいて内部的に業務上使用する目的で上記行為を行うことも，私的使用には該当せず違法です．また，私的使用のためであっても，代行業者等の第三者に依頼して上記行為を行うことは違法です．

関節リウマチクリニカルクエスチョン100　　ISBN978-4-7878-2122-5
2014年10月31日　初版第1刷発行

編　　　集	住田孝之（すみ だ たかゆき）
発 行 者	藤実彰一
発 行 所	株式会社 診断と治療社
	〒100-0014　東京都千代田区永田町2-14-2　山王グランドビル4階
	TEL：03-3580-2750（編集）　03-3580-2770（営業）
	FAX：03-3580-2776
	E-mail：hen@shindan.co.jp（編集）
	eigyobu@shindan.co.jp（営業）
	URL：http://www.shindan.co.jp/
表紙デザイン	株式会社 クリエイティブセンター広研
印刷・製本	広研印刷 株式会社

©Takayuki SUMIDA, 2014. Printed in Japan.　　　　　　　　　　　　　　　［検印省略］
乱丁・落丁の場合はお取り替えいたします．